アセスメント力を磨く
助産師のための フィジカル イグザミネーション
第2版

編集

我部山キヨ子　京都大学名誉教授

大石時子　高崎健康福祉大学保健医療学研究科 助産学分野教授

執筆（執筆順）

我部山キヨ子

大石時子

佐世正勝　山口県立総合医療センター 総合周産期母子医療センター長

中根直子　前日本赤十字社医療センター 看護副部長

神谷整子　みづき助産院院長

水野克己　昭和大学医学部教授・小児科学

水野紀子　一般社団法人 日本母乳バンク協会研究員

桂木真司　宮崎大学医学部附属病院産婦人科教授

千草義継　京都大学医学部附属病院産科婦人科助教

加部一彦　埼玉医科大学総合医療センター 総合周産期母子医療センター新生児部門教授

石川紀子　総合母子保健センター愛育病院 看護部長

中村明子　京都大学医学部附属病院 NICU看護師長・新生児集中ケア認定看護師

髙田昌代　神戸市看護大学看護学部教授

鈴木栄治　京都大学医学部附属病院乳腺外科臨床教授

医学書院

アセスメント力を磨く
助産師のためのフィジカルイグザミネーション

発　行	2008年 9月 1日　第1版第1刷
	2015年11月 1日　第1版第5刷
	2018年 3月 1日　第2版第1刷©
	2023年 2月 1日　第2版第4刷

編　集　我部山キヨ子・大石時子
　　　　（かべやまきよこ）（おおいしときこ）

発行者　株式会社　医学書院
　　　　代表取締役　金原　俊
　　　　〒113-8719　東京都文京区本郷 1-28-23
　　　　電話　03-3817-5600（社内案内）

印刷・製本　アイワード

本書の複製権・翻訳権・上映権・譲渡権・貸与権・公衆送信権（送信可能化権を含む）は株式会社医学書院が保有します．

ISBN978-4-260-03548-4

本書を無断で複製する行為（複写，スキャン，デジタルデータ化など）は，「私的使用のための複製」など著作権法上の限られた例外を除き禁じられています．大学，病院，診療所，企業などにおいて，業務上使用する目的（診療，研究活動を含む）で上記の行為を行うことは，その使用範囲が内部的であっても，私的使用には該当せず，違法です．また私的使用に該当する場合であっても，代行業者等の第三者に依頼して上記の行為を行うことは違法となります．

JCOPY〈出版者著作権管理機構　委託出版物〉
本書の無断複製は著作権法上での例外を除き禁じられています．複製される場合は，そのつど事前に，出版者著作権管理機構（電話 03-5244-5088，FAX 03-5244-5089，info@jcopy.or.jp）の許諾を得てください．

第2版 まえがき

　本書初版の発行から10年が経過した。出産難民が社会現象化していた当時からすると，周産期医療の危機的状況はやや落ち着きを取り戻したかにみえるが，課題はいまだ山積している。すなわち，晩婚化・晩産化はますます進行し，30歳以上の出産は64.3％（35歳以上の出産は28.1％，いずれも2015年）となり，体外受精児は19人に1人（2015年），麻酔分娩や帝王切開分娩の増加，低出生体重児の出生割合の高止まり，児童虐待相談件数の激増など，母児ともにハイリスクな傾向は加速している。

　一方，2000年代初頭，少子化に端を発した分娩取扱施設の廃止の動きが顕著となり，産婦人科・産科を標榜する施設数および産科医は，現在でも年次ごとに減少傾向が続いている。このような社会背景から，2015年日本産科婦人科学会は深刻化する産科医不足への対応策として，地域の基幹病院に産科医を集約化し，医師一人ひとりの負担を減らすとともに，24時間安心して出産できる場所を確保することを柱とした行動計画をまとめた。この計画には，高い能力をもつ助産師の育成も盛り込まれている。また，同時期に日本助産実践能力推進協議会は，助産実践能力が一定水準に達していることを客観的に評価する仕組みとして，助産実践能力習熟段階（CLoCMiP）レベルⅢ認証制度を創設し，運用を開始した。

　このような周産期医療の背景を踏まえて，助産師に求められる実践能力も変化してきている。すなわち，従来はローリスク妊産褥婦・新生児を主な対象としていた助産師であるが，それに加えて，ハイリスク妊産褥婦・新生児の増加に伴い，正常からの逸脱の診断を適時にかつ正確に行い，早い段階で医師の診察を促し，協働して母子の安全・安心を守ることがより一層求められるようになってきた。そこには，従来にもまして高いフィジカルイグザミネーション能力とアセスメント能力が求められている。

　それは単に診察（フィジカルイグザミネーション）をして身体情報を集め，正常・異常のアセスメントをするだけでなく，**鑑別診断**に向かってさらにどのような診察や検査が必要であるかも思考し，実施し，**臨床推論**をできるだけ進めていく能力である。そのことによって必要な情報を必要な専門職に，迅速かつ的確に提供し，チーム医療の力を発揮することができる。

　第2版ではこれらを踏まえて，新しい知見や基準を加筆するとともに，妊娠期・分娩期・産褥期の異常，ハイリスク妊産褥婦についての解説を充実させ，「助産師が知っておきたい異常（呼吸器・循環器系，脳神経系，代謝系）」，早産児・低出生体重児等「新生児のフィジカルイグザミネーション」を新設した。

　加えて「周産期のウィメンズヘルス」として，子宮頸がん，性感染症，乳腺疾

患・乳がん，配偶者からの暴力(DV)などもフィジカルイグザミネーションとアセスメントの視点から取り上げ，詳述している．検査法についても新国家試験出題基準を反映して，腟鏡診，顕微鏡診等を取り入れた．

　また，豊富な写真とイラストを使用した解説は初版と同様であるが，全頁をカラー化することにより，一層の見やすさ，わかりやすさに配慮した．

　本書は，助産師を志す学生からベテランの助産師まで幅広く活用できる，十分手応えのある内容になったと考えている．学習テキストとして，また多くの助産師諸姉の臨床技術や診断能力の向上に，ご活用頂ければと願っている．

2018年1月

我部山キヨ子・大石時子

初版　まえがき

　近年，フィジカルアセスメントやフィジカルイグザミネーションを扱った出版物は数多く見受けられるようになったが，助産師が専門とする生殖領域のフィジカルイグザミネーションを扱った出版物は，国内外ともに見当たらない，あるいはわずかなページ数が割かれているのみで詳細に記述されていない。筆者らは，助産師が助産診断を行うために必要不可欠な Physical Examination（身体診察法）の実際について，真に役立つ参考書の必要性を痛感してきた。

　助産師教育では，保健師・看護師教育と比較すると，技術教育のウエイトが大きい。しかし，これまでの大学教育では，看護専門職として広い教育基盤に支えられた豊かな人間性の醸成が重視され，臨床実習の時間数が削られる方向性にあった。さらに，1996（平成8）年の改正カリキュラムでは，分娩の取り扱いが「10回以上」から「10回程度」とされたが，これは欧米諸国での助産師の資格取得のために必要な臨床経験（分娩介助数20～60例）と比較すると2分の1以下にすぎない。しかも，それらの欧米諸国では，我が国では決められていない分娩介助件数以外の他の技術項目や継続ケースの経験数をも決められており，欧米に比べると日本の助産師の資格取得のための技術経験数はきわめて低いと言わざるを得ない。

　このような状況のなかで教育される学生の卒業時の技術能力の低下への批判から，看護職の技術教育のあり方が高い専門性を追求する方向性にあり，修士課程の教育においても研究者育成のための教育よりも高度実践指導者育成のための教育が重視されるようになっている。すなわち，1998年大学審議会は「21世紀の大学像」のなかで，研究者養成に傾きがちだった大学院から，高い専門知識をもった職業人を養成するための実務型大学への転換を打ち出し，2003年には高度の専門性が求められる職業を担うための深い学識および卓越した能力を培うことを目的とした専門職大学院設置基準が制定された。

　しかし，助産学領域に目を転じると，分娩件数の減少や妊産褥婦の権利保護などから学生の受け持ち経験数がますます減少し，学校教育や臨床経験のなかでは助産師の診断能力や技術能力を育成し，錬磨することは非常に困難になってきている。このような現状から，臨床に出る前の演習および，貴重でわずかな臨床経験のなかで，正確なフィジカルイグザミネーション技法を身につけることが，以前にも増して切実に求められるようになってきた。

　さらに昨今，少子化の進行，産科医不足，分娩取り扱い施設の閉鎖などにより出産の場所がない妊婦＝「出産難民」といわれる現象が全国のあちこち（特に地方や過疎地）に生じ，社会問題化し，連日のようにマスメディアでも取り上げられている。出産手当金の増額や女性産科医の職場復帰支援などの方策を含めて，産

科医の減少防止対策が取られようとしているが，現在の産科医の高齢化・それに伴う退職，新人医師の産科希望の減少などを考慮すると，この潮流を止めることは非常に難しいと考えられる。

このような産科医不足や分娩取り扱い施設の閉鎖は，一方では施設助産師の活用を促進する動きを生み出し，「助産師外来」「院内助産院」の創設が各地で報告されるようになってきた。地域医療に関する関係省庁連絡会議においても，「病院・診療所における正常妊産婦を対象とした助産師による外来や助産所との連携を図ることにより，産科医師と助産師の役割の分担・連携を進める」という方向性が示されている（平成17年8月11日）。すなわち，今や開業助産師だけでなく，施設助産師においても**正常妊産褥婦の健康診査の実施，正常出産の取り扱い，正常から逸脱した場合の判断**などを自立して行えなければ，その職責を果たせない社会情勢や職場環境が作られようとしている。

ヨーロッパ等の多くの国でなされている，異常出産は産科医，正常出産は助産師という役割分担が我が国でも根付き，助産師に求められる役割と責任が大きく拡大するか否かは，現在の助産師個々の努力や活動が極めて重要である。このチャンスを逃すことなく，各々の助産師が強い自覚を持って，より高い知識と技術を修得すべく努力研鑽し，活動を起こしたいものである。そうできることが妊産婦を主体にしたケアの推進・向上に大きく寄与し，医師中心の医学モデルから受益者中心の社会モデルへ真に転換を図ることになると考える。そのためにはまず，地域における「助産院」や施設における「助産師外来」や「院内助産院」などで，助産師が自立して活動するために必要不可欠である助産師のための診断能力の源となるフィジカルイグザミネーションの知識・技術を正確に身につけることが急務である。

このような状況から，助産師に必要なフィジカルイグザミネーションのスキルを「助産雑誌」にて連載し（59巻4号〜60巻10号），多くの方の意見をいただきながら，このたび大幅に加筆・修正を行い，単行本として世に出された。臨床および開業助産師の方々の臨床技術の向上に，また助産師教育機関における学習教材にと，さまざまな目的で活用していただければ幸いである。

2008年7月

我部山キヨ子・大石時子

本書の目的と構成

　本書の目的は,「高い専門知識・技術に裏付けられた助産師となるために必要な,診断能力の基礎となるフィジカルイグザミネーションを行い,またそこから得られた知見を正しくアセスメントするための基本的知識・技術から高次の知識・技術までを正確に,そして詳細に提供すること」にある。

　そのために,初学者でも明確にわかるようにフィジカルイグザミネーションの実際について,カラー写真や図を多く使用している。また,正確で緻密なアセスメントができるように,診断基準(数値など)を随所に記載した。さらに,普通の妊婦診察では助産師は行わないが,より高次のフィジカルイグザミネーションとアセスメントができるように,「Another Step Advanced」として,より専門的な診断技術法を織り込んでいる。

　内容に関しては,助産師業務のコアである周産期領域のフィジカルイグザミネーションとアセスメントを中心に構成したが,近年,普遍的に行われるようになってきた超音波診断などの臨床機器の使用法や診断も,図や写真を用いてわかりやすく解説している。

　妊娠・分娩・産褥の各期に共通する項目については,各期でそれぞれに説明するのではなく,代表的な章にまとめている。たとえば,レオポルド触診法は妊娠期で詳細に解説し,分娩期での説明は要点のみとしている。また,乳房については,妊娠期から観察すべきであるが,その内容は産褥期の章で扱っている。

　また,周産期のウィメンズヘルスとして,性感染症,子宮頸がん,乳がん,ドメスティックバイオレンス(DV)といった項目を取り上げている。これらは,妊娠期,分娩期,産褥期の診察や検査に関わる項目であり,各期の診察項目に入れてもよいものであるが,周産期以外の女性にとっても重要な診察・検査内容であるため,包括的にウィメンズヘルスとして別章とし,内容を充実させた。

目次

まえがき	我部山キヨ子・大石時子	iii
初版まえがき		v
本書の目的と構成		vii
検査法・検査項目一覧		x

序章　フィジカルイグザミネーションの基本　　我部山キヨ子　　1

1　フィジカルイグザミネーションにおける助産師の基本的姿勢　　1
2　フィジカルイグザミネーションの基本的技術　　1

第Ⅰ章　妊娠期のフィジカルイグザミネーション　　6

1　問診：すべての診察の基礎　　我部山キヨ子　　6
2　身体計測・骨盤計測　　15
3　頭部，頸部，胸部，四肢　　大石　時子　　28
4　腹部　　我部山キヨ子　　39
5　生殖器のフィジカルイグザミネーション　　大石　時子　　59
6　妊娠期のトラブルと胎児の診察・アドバンスト編　　我部山キヨ子　　76

第Ⅱ章　超音波診断装置によるフィジカルイグザミネーション　　佐世　正勝　　83

1　超音波診断装置の使用法　　83
2　妊娠初期（4〜13週）の超音波検査　　86
3　妊娠中期（18〜20週）の超音波検査　　92
4　妊娠後期（28週以降）の超音波検査　　95
5　分娩中の評価　　108
6　産褥期の超音波検査　　111
7　助産師による超音波検査　　112

第Ⅲ章　分娩期のフィジカルイグザミネーション　　115

1　産婦のフィジカルイグザミネーション　　中根　直子　　115
2　胎児のフィジカルイグザミネーション　　125
3　分娩時および分娩後に遭遇する異常出血のフィジカルイグザミネーション　　我部山キヨ子　　135

第Ⅳ章　産褥期のフィジカルイグザミネーション　139
1　分娩後2時間（分娩第4期）の子宮の変化とフィジカルイグザミネーション　　神谷　整子　140
2　産褥期の全身の変化とフィジカルイグザミネーション　144
3　帝王切開後の診察とフィジカルイグザミネーション　146
4　産褥期の心理・精神の変化とフィジカルイグザミネーション　148
5　乳房のフィジカルイグザミネーション　　水野　克己・水野　紀子　152

第Ⅴ章　助産師が知っておきたい異常　171
1　呼吸器・循環器系　　桂木　真司　171
2　脳神経系　　千草　義継　176
3　代謝系　180

第Ⅵ章　新生児のフィジカルイグザミネーション　185
1　出生直後のフィジカルイグザミネーション　　加部　一彦・石川　紀子　185
2　身体計測のフィジカルイグザミネーション　198
3　運動・神経機能のフィジカルイグザミネーション　202
4　バイタルサインのチェック　203
5　新生児に特徴的な所見　207
6　子ども虐待発見のフィジカルイグザミネーション　　髙田　昌代　214

第Ⅶ章　周産期のウィメンズヘルス　221
1　子宮頸がん　　大石　時子　221
2　性感染症（STI）　227
3　乳腺疾患，乳がん　　鈴木　栄治　231
4　妊娠期における配偶者からの暴力（DV）　　我部山キヨ子　234

索引　237

Another Step Advanced

臨床的骨盤計測法	我部山キヨ子	27
胎向と児頭嵌入の診断		47
マニングのスコア		57
妊娠中の超音波使用の安全性		58
分娩監視装置による継続モニタリングの効果の検討	大石　時子	131
早産児におけるフィジカルイグザミネーション	中村　明子	211

イラスト：角　愼作
装丁：hotz design inc.

検査法・検査項目一覧

欧文

HPV 検査	226
IGFBP-1	73
REEDA スコア	143

あ行

アプガースコア	193
移動痛（CMT）	69
インスリン様成長因子結合蛋白1型	73
エムニオテスト®	73
エムニケーター®	73
悪露の変化	143

か行

外陰部ヘルペス	71, 229
ガウス頤部触診法	126
下肢周囲測定	35
顆粒球エラスターゼ	70
癌胎児性フィブロネクチン	70
胸囲［新生児］	201
クスコ腟鏡の使い方	63
クラミジア頸管炎の腟鏡診	229
クラミジア抗原検査	65
クローヌス	37
原始反射	202
呼吸状態［妊婦］	31
呼吸状態［新生児］	204
骨盤X線計測	25
骨盤外計測	24
骨盤負荷テスト	77
コントラクションストレステスト	51

さ行

細菌性腟症の顕微鏡診	66
ザイツ法	45
産後の外子宮口の変化	142
GBS（B群溶連菌）の検査	71
痔核	72
子宮腟部硬度	120
子宮頸管展退度	120
子宮頸管の挫（滅）創の診断	142
子宮頸部細胞診	222
子宮頸部の移動痛（CMT）	69
子宮口の位置	120
子宮頸管開大度	120
子宮底の高さ［妊娠期］	23
子宮底の高さ［産褥期］	141
子宮底の長さ［妊娠期］	21
子宮底の長さ［産褥期］	141
子宮の収縮状態	140
子宮付属器診察法	69
膝蓋腱反射	36
児頭下降度	120, 126
児頭嵌入の診察	47
心音［妊婦］	31
心音［胎児］	46
心音［胎児, 超音波ドプラー法］	49
心音［胎児, トラウベ聴診器］	49
身長［妊婦］	15
身長［新生児］	200
成熟度評価	195
切迫早産の徴候	70
双合診	68

た行

胎向の診断	47
胎児心音	46
胎児心音［超音波ドプラー法］	49
胎児心音［トラウベ聴診器］	49
胎児振動音刺激試験	54
胎児心拍数モニタリング	51
体重［妊婦］	15
体重［新生児］	198
胎動カウント	81
チェックPROM®	73
腟カンジダ症の顕微鏡診	66, 229
腟鏡診	63
腟トリコモナス症の腟鏡診	230
超音波検査	83
帝王切開後の子宮収縮	147
ティネルサイン	33
デュボウィッツ法	196
頭位［新生児］	201

な行

乳がんの自己検診の指導	233
乳がんの視診	231
乳がんの触診	232
尿検査	16
尿道口ミルキング	67
ノンストレステスト	51

は行

バイオフィジカルプロフィールスコア	104
バイタルサイン［妊婦］	19
バイタルサイン［新生児］	203
梅毒（血清反応, RPRカードテスト, TPHA法, FTA-ABS法）	229
破水の診断	73, 124
パパニコロウのスメア	222
バルトリン腺の触診	67
ビショップスコア	120
ピンチテスト［陥没乳頭］	154
ファーレンテスト	34
腹囲	21
浮腫の圧診	36
ホーマンズサイン	35

ら行

ラピッドチップ®fFN	70
淋菌抗原検査	65
臨床的骨盤計測法	27
レオポルド触診法	42
肋骨脊柱角（CVA）の打診	38

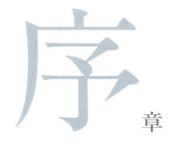

序章

フィジカルイグザミネーションの基本

1 フィジカルイグザミネーションにおける助産師の基本的姿勢

表序-1は，妊産婦に対するフィジカルイグザミネーションを行う際に助産師に求められる基本的姿勢を示したものである。フィジカルイグザミネーションを適切に行うためには，十分なインフォームド・コンセントのもと，妊婦との信頼関係を築くことが極めて重要である。

2 フィジカルイグザミネーションの基本的技術

1）臨床データの種類

臨床で扱うデータには2種類ある。その1つは主観的データで，これには対象（妊産婦）が説明する背景情報，主訴，現病歴（産科歴），既往歴（既往妊娠分娩歴），生活歴，家族歴がある。

もう1つは専門家（助産師）による観察あるいは測定によって得られる客観的データで，これには身体診査および臨床検査によって得られるデータが該当する。

フィジカルイグザミネーションの目的は，客観的データを得ることにある。すなわち，フィ

表序-1 フィジカルイグザミネーションにおける基本的姿勢

1. 妊産婦には氏名で呼びかける（特に最初は事故防止のためフルネームで）
2. 助産師の自己紹介（氏名・所属・職）を行う
3. 敬意と思いやりをもって，真摯な態度で妊産婦に接する
4. やさしく落ち着いた態度で接する
5. 妊産婦と助産師が対等な人間として接する
6. 言葉遣いや身だしなみに注意する
7. 診察前と診察中に，目的・手順について説明する
8. 専門用語の使用をできるだけ避ける
9. 妊産婦の人格を尊重し，プライバシーを保護する
10. 診察中の注意散漫や診察の中断を避け，不必要な時間の延長を防ぐ
11. インフォームド・コンセントに基づく診察を行う
12. 妊産婦と十分なコミュニケーションをはかり，信頼される関係を築く
13. 家族にも十分な説明を行い，家族も納得したうえで，診察を受けられるようにする
14. 他の医療専門職に対して，同じ医療に従事するパートナーとして良好な関係を築く
15. 診察室の整頓・アメニティに配慮する

表序-2 診察法の種類と順序

1. 視診：直接的に観察すること
2. 触診：手で直接触れること
3. 測診：メジャー・体重計・陣痛計などの機器を用いて計測すること
4. 聴診：聴診器や超音波診断装置などの医療機器を用いて聴取すること
5. 打診：指先や打診器などを用いて必要部位を叩くこと
6. 内診：女性内性器や小骨盤腔内を触診すること

ジカルイグザミネーションは後者に属するデータを収集する最も主要な手段である。このフィジカルイグザミネーション技能の巧拙が，正しいデータを収集できるか否か，それに基づいた正しい診断を導くことができるか否かを決定する。したがって，専門職として働くためには，正しいフィジカルイグザミネーション技能を身につけることが必要不可欠である。

2）フィジカルイグザミネーションの順序

フィジカルイグザミネーションは，次の一連の順序で行う（表序-2）。この一連の順序を踏むことによって，各系統における診査データを落とさずに得ることができる。一般的には，視診 ⟶ 触診 ⟶ 測診 ⟶ 聴診 ⟶ 内診の順に系統的に行い，打診は部位によって実施する。

3）妊婦診察の順序

診察室は，明るく・ゆったりした雰囲気で，静かでプライバシーが保たれるように配慮する。

妊婦診察の手順は，初診時と再診時で異なる。初診時には妊娠の診断と今後の妊娠経過および経腟分娩が可能か否かを予測するための全身の診察が重要で，再診以降には妊娠経過の診断と正常経過からの逸脱の有無の診断が重要となる（図序-1，図序-2）。

多くの妊婦にとって初診時は，身体的には流産をしやすい時期であり，精神的には妊娠が確定されるか否かの不安定な状態にあるため，なかには興奮した状態にある妊婦もいる。熟練した手技で妊婦の心身の負担にならないように診察を行う。また，一時期にすべての診察を行うのではなく，必要に応じて診察や検査のうちのいくつかを次回来院時に延ばすといった配慮も重要である。

女性（妊婦）は月経が遅れると産科施設を訪れるが，観察は妊婦が診察室に入室したときから始まる。低身長や歩行，姿勢や表情などの観察から始まり，健康度や妊娠への受け止めなどの心理状態も，観察によってある程度は予測可能である。図序-3は，妊婦の定期健康診査の妊娠週数別項目である。

4）妊婦診察時の留意点

周産期に行う診察は，生殖器の診察が中心となる。男女ともに身体の診察自体は羞恥心を伴うものである。特に女性生殖器や乳房に対する診察は，身体のなかでも羞恥心をきわめて強く

序章　フィジカルイグザミネーションの基本

図序-1　初診時の妊婦診察の内容と進め方

- 妊婦の入室時点より，体型・歩行動作・表情などの全身状態を観察
- 医療面接（問診-病歴の聴取）
  既往歴，産科歴（既往妊娠分娩歴），現在の妊娠歴，家族歴，社会歴
- 尿検査（妊娠反応検査，尿たんぱく・尿糖・尿混濁・色）
- 身長測定
  体重測定
  血圧測定，他のバイタルサインの測定
  （体温・脈拍・呼吸）
- 通常の診察台にて診察を行う
  頭部→顔面→頸部→胸部→腹部→上肢→下肢
  （心臓・肺・口腔・骨盤に注意）
  の順に系統的に診察する
  （妊娠8週以降の腹部診察では児心音聴取を行う）
- 内診台にて診察を行う→妊娠の確認・妊娠時期
  子宮体部・子宮頸部の診察（子宮頸部細胞診を含む）
  外陰部の診察
  超音波検査
  （妊娠10週頃までは経腟走査，それ以降は経腹走査）
- 以上の診察結果から，医療面接の補足
- **基本検査**を行う（臨床検査）
  血液一般，血液型，Rh因子，梅毒検査，風疹検査，
  肝炎ウイルス抗原・抗体（B・C）
  特殊検査（腟スメア，トキソプラズマ，クラミジア，
  成人T細胞白血病，HIVなど）
- 医療面接，身体所見，基本検査所見から
  問題リストを作成し，助産診断を行い，
  助産計画を立案する

■の部分がフィジカルイグザミネーションに該当する

図序-2　再診時の妊婦診察の内容と進め方

- 尿検査（尿たんぱく・尿糖）
- 体重測定
  血圧測定
  他のバイタルサインの測定
  （体温・脈拍・呼吸）

  ｛血圧や他のバイタルサインの測定は，来院直後ではなく，来院後しばらくして落ち着いてから測定すると正確な値が得られる

- 妊婦の入室時点より，体型・歩行動作・表情などの全身状態を観察
- 医療面接（問診）
  経過・正常からの逸脱徴候の聴取

  ｛前回までの経過・上記の観察・検査結果を考慮に入れて面接する

- 通常の診察台にて診察を行う
  頭部→顔面→頸部→胸部→腹部→上肢→下肢の
  順に系統的に診察する
  腹部診察については
  ①腹囲・子宮底長の測定，②レオポルド触診法，
  ③児心音聴取を行う
  （ただし，①・②は妊娠20～24週頃以降から）
  骨盤外計測（妊娠後期）
- 超音波検査（胎児・胎盤・羊水などの胎児付属物）
  内診台にて診察を行う（特に妊娠後期）
  子宮頸部・外陰部の診察
- 以上の診察結果から，医療面接の補足
- **基本検査**などを行う
  一般検査：血液一般，血液型，Rh抗体
  （妊娠中期および後期），梅毒検査（妊娠後期）
  特殊検査：母体血清トリプルマーカー検査，
  羊水検査，胎児・胎盤機能検査，不規則抗体
  スクリーニング，GBS検査，凝固機能検査，
  超音波検査（胎児血流動態），NSTなど
- 医療面接，身体所見，各種検査から問題リストを
  作成し，助産診断を行い，助産計画を立案する

序章　フィジカルイグザミネーションの基本

妊娠週数		4～12週	13～19週	20週頃	24週頃	26週頃	30週頃	33～36週	37週頃	41週～
妊婦健診		～11週 3回程度	12～23週 1回/4週	←	24～35週 1回/2週	→		← 36週～ 1回/週 →		
理学検査	身長	○								
	体重	══════════════════════════════════════								
	血圧	══════════════════════════════════════								
	子宮底長		16週～ ════════════════════════════							
	腹囲		16週～ ════════════════════════════							
	胎児心拍	══════════════════════════════════════								
	浮腫	══════════════════════════════════════								
	胸部打聴診	○								
	乳房観察	○		○					○	
	骨盤外計測	△							○	
尿検査	たんぱく	══════════════════════════════════════								
	糖	══════════════════════════════════════								
内診・腟鏡診		○		△(G○)	△(G○)		△(G○)		○	○
子宮頸がん細胞診		○								
超音波検査	胎嚢・頭殿長	○								
	胎児心拍確認	○								
	胎児発育			○			○		○	
	胎盤位置・羊水量			○			○			
	胎位			○			○		○	
	頸管長				○ (20～24週)					
耐糖能検査	随時血糖*	○				○ (24～28週)				
	50 gGCT*					○ (24～28週)				
血液検査	血算	○					○		○	
	血液型・不規則抗体・風疹・梅毒・HBs抗原・HVC抗体・HIV抗体・HTLV-1抗体 トキソプラズマ抗体	○								
細菌関連検査	*細菌性腟炎*	○ (10～15週)								
	クラミジア	○ (初診～30週)								
	GBS							○ (33～37週)		
胎児well-being検査										○

注)『産婦人科診療ガイドライン産科編2017』を参照し、図式化。数字は妊娠週数を表す。△: 必要に応じて実施, (G○): ガイドラインでは実施, ○: 実施, 斜字は推奨レベルC(実施することなどが考慮される)を示す。耐糖能異常スクリーニングは妊娠初期随時血糖と妊娠中期50 gGCTによる二段階法で行う。*はいずれか一方で可

図序-3 リスクのない単胎妊婦の定期健康診査のスケジュール

感じる部位であることから，助産師は妊婦の羞恥心を理解し，診察にあたっては，以下の点に十分配慮して実施することが重要である。
①話しやすい雰囲気をつくり，身体の緊張をとり，リラックスした状態で行う。
②身体の上から下へ系統的に診察を行う（頭から爪先の方向へ）。
③妊婦の皮膚を傷つけないように手の爪を切り，ソフトなタッチで行う。
④腹部を刺激しないように手や医療機器を温めて診察を行う。
⑤身体の露出部を最小限にする。
⑥保温に留意する。
⑦妊婦の言葉や反応を十分に観察し重視する。
⑧私語を慎む（特に内診時）。

　フィジカルイグザミネーションはその原理・原則を十分に理解したうえで，自分の目で確認し，自分の手で身体の感触・感覚を実感し，自分の耳で身体音を聞いて初めて実践できたことになる。人の顔がそれぞれ違っているように，人体の特徴も個々人により異なるので，フィジカルイグザミネーションの基本的原理・原則にしたがい，ただ漫然とではなく，自分の五感を最大限に用いて各診察技術や手順を省略することなく正確に実施することが重要である。この経験を積み重ねることによって，人体の感覚の微妙な違いを知覚し，区別することができ，正確な身体のデータを採取できるフィジカルイグザミネーション技能を身に付けることができる。

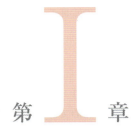

第 I 章

妊娠期のフィジカルイグザミネーション

1 問診：すべての診察の基礎

　診断の過程は，問診・身体的検査・臨床検査・診断の一続きのものである。つまり，問診はフィジカルイグザミネーションに先だって，またフィジカルイグザミネーションを行いながら同時期に実施されるものである。問診を系統的に，詳細に行うことは，フィジカルイグザミネーションを詳細に行う部位を特定することにもつながり，診断の大きな助けとなる。

1 問診の目的

1) 助産師として備えるべき素質

　妊産褥婦を把握するために行う問診はさまざまあるが，対象から診断および保健指導に必要かつ十分な情報を引き出すためには，真に対象に近づき，理解することが重要である。そのためには，思いやりのある態度で共感をもって聴き，話を聴くことに十分な時間をかける必要がある。

　共感とは身体的・心理的問題を有する対象を相手にする医療職がもつべき最も望ましい特質であり，繊細な感覚であり，他者がもっている感情を感じ取れる能力でもある。対象とする妊産褥婦以外のことに注意を向けるような状況で行うことは，信頼を損なうことになるので厳に慎まなければならない。

　リチャード(Richard D. Judge)ら[1]は「よき医師」になるための条件として，①よき観察者，②よきコミュニケーター，③よき批評家，④よき意志決定者，⑤よき学生－現在もその後も，の5つを挙げている。この⑤は未熟であるがゆえに真摯で懸命であるという態度と考えられる。したがって，著者は①〜④に，⑤を初心を持ち続ける者と置き換え，⑥よき理解者を加えて，これら6条件を「よき助産師になるための条件」であり，助産師として備えるべき特質としたい。

2) 問診の目的と注意事項

　妊婦診察における問診の目的は，以下の4つである。
　①妊娠の診断に必要な情報を得る。

1 問診：すべての診察の基礎

> **表Ⅰ-1 問診時のポイント**
> 1. 妊婦との関係を確立する。
>   ・妊婦を取り巻く環境を把握し，理解することを通して，妊婦との意思の疎通をはかり，人間関係を構築する。これが問診を行う第一段階であり，同時にフィジカルイグザミネーションに続く診断への第一歩である。
> 2. フィジカルイグザミネーションや診断に貴重な情報を提供する。
>   ・経験豊かな助産師は，注意深く聴取された問診記録によって，妊婦の最終的な診断をおおよそ予測できる。

②妊娠時期別の情報や異常症状など，妊娠経過の診断に必要な情報を得る。
③ハイリスク因子の発見などスクリーニングとしての意味をもつ。
④妊婦の身体的・心理的・社会的状態および生活環境を知り，その後の妊娠・分娩管理に必要な情報を得る。

問診時のポイントを，表Ⅰ-1に示す。また，問診時の主な注意事項は，以下の6つである。
①清潔なユニフォームと落ち着いた服装を着用し，誰に対しても常にていねいな言葉遣いで，かつわかりやすい表現で尋ねること
②主訴やその経過から，経過の予測や正常からの逸脱や異常などを想定しつつ，関連した症状の有無を聞くこと
③妊婦の話が不自然であったり，要点を得なくても，感情を表情や言葉に出さないこと
④夫や親に知られたくない身体的および心理的情報もあるので，よき聞き手であると同時に，プライバシーの保護や個人情報の保護に十分留意すること
⑤これまでに受けた治療などに対して，妊婦に誤解を与えるような批判や批評をしないこと
⑥妊婦の疲労や心理を考慮して，短時間で要点を聞き出す訓練をすること

2 具体的な問診項目と留意点

問診の必須項目は，①個人の特定（氏名や年齢など），②主訴，または受診の目的，③現病歴，④月経歴，⑤妊娠分娩歴，⑥既往歴であり，かつ，この順序で尋ねるのが一般的である。問診表を用いて，短時間に要領よく要点を聞き出すことが重要である。

ここでは問診項目を，1)個人的・社会的背景，2)身体的背景，3)心理的背景，4)日常生活背景に分けて記述する（表Ⅰ-2）。個人的・社会的背景に関する問診項目は，氏名や年齢などの個人の情報，職業，結婚歴，家族歴に分類できる。

身体的背景に関する問診項目は，非妊時の体格，主訴（今回の妊娠経過），月経歴，既往妊娠・分娩・産褥歴，現病歴，既往歴に分類できる。

心理的背景に関する問診項目は，妊婦のパーソナリティ，妊娠の受容，情緒の変化，育児経過，家族・近隣との関係に分類できる。

日常生活背景に関する問診項目は，生活環境，生活習慣，栄養，排泄，姿勢や運動，休息や睡眠，清潔・衣生活，性生活に分類できる。特に心理的背景や日常生活背景に関する問診では，妊娠初期・中期・末期による変化にも留意して聴取する。

第Ⅰ章　妊娠期のフィジカルイグザミネーション

表Ⅰ-2 フィジカルイグザミネーションに必要な妊娠期の問診項目

1）個人的・社会的背景

項目	具体的内容	留意点
氏名	・戸籍に記載された正しい文字や読み方を確認し，病歴に正確に記載する。出生届をはじめとする各種の法的書類を正しく記載するためにも正確さが要求される。 ・同姓同名者がいる場合には，誤認を避ける工夫を行う。	・未婚，更年期女性など，中絶の希望者は偽名を使用することがあるので注意する。
年齢	・母体の年齢は妊娠合併症や妊娠異常の発症に関係する因子であり，分娩の難易度にも影響する。 ・加齢に伴い先天異常の発生頻度が高くなり，特殊な検査を必要とする場合もあるので，正しい年齢を把握する。 ・20歳未満（特に18歳以下）の若年妊婦，35歳以上の初産婦，40歳以上の経産婦はハイリスク妊婦として管理する。	・保険証を使用せず，1回のみの受診の場合は，年齢詐称があるので注意する。
住所	・**現住所，分娩後に生活する住所，およびそれぞれの電話番号**を聴取し，連絡先を把握しておく。 ・通院および入院時の交通手段も確認する。 ・里帰り分娩の場合は，自宅に戻る時期と実家住所を聴取する。 ・退院後住居変更による連絡不能が多いので，家庭訪問による継続ケアのためにも，実家住所や夫の勤務先などの確認も必要である。	・保険証を持参しない場合や外国人の場合には，架空住所の場合があるので注意する。 ・家族成員が増えること，子どもの生育環境のためなどから，妊娠や出産を契機に住居変更が多い。
専門教育・学歴	・保健指導を行ううえで，妊婦のもつ情報や理解力を知る手がかりとなる。	・医療従事者，保育士，栄養士などの場合には，各分野の指導内容を考慮する一助となる。
職業	・**職種，業務形態，通勤手段**などを聴取する。 ・長時間の立位，不規則な就労時間，振動のある職場，重い荷物を持つ作業，温度調節装備がない職場など身体的負担の大きい業務に従事している場合には，妊娠継続に影響を及ぼすことがあるので，職場環境などを聴取して保健指導の資料とする。 ・**妊娠，出産に対する職場の母性保護規定への知識の有無** ・農業，漁業などの第1次産業や自営業（商業など）に従事する妊婦は生活環境に個人差が大きく，一般に過重労働になりやすいので，就労状況を詳しく聴取する。	・就労状況（職種，内容，就労形態）が妊婦に及ぼすリスクを考慮しながら聴取する。 ・本人と夫の職業などから経済的に問題があると判断される場合には，異常発生頻度が高くなるので，注意深く聴取する。
パートナー	・職種，業務形態，勤務時間と残業時間，単身赴任の有無などを聴取する。	・夫がサポート要員として機能するか否かにも着眼して，就労状況を聴取する。
結婚歴	・**未婚や既婚の別，初婚や再婚の別，結婚年齢**（戸籍上の結婚年月日や事実上の同居年齢），**同居や別居の別，近親婚の有無**などを聴取する。 ・戸籍上の結婚年数よりも実質年数（同棲期間や性生活年数など）が，分娩時の軟産道伸展状況，産後の避妊指導に関係するので注意する。 ・避妊をしていないにもかかわらず，結婚してから妊娠までの期間が長期に渡るときには，妊娠年齢が若くとも異常発生頻度が高くなるので注意する。	・妊婦の社会的・経済的背景を知るための情報の1つであり，不妊や遺伝性疾患に関する情報が得られる。 ・妊婦の性機能の未熟に関連する。 ・通常の夫婦生活を営んでいて2年（米国では1年）を経過しても妊娠しない場合は，不妊症と判断する。
家族歴	・**家族歴**：精神神経疾患，先天性心疾患，アレルギー疾患，血液疾患，先天性奇形（口唇・口蓋裂，無脳症，脊椎破裂，内反足）などの係累の有無や健康状態（故人があれば死因とその年齢）を聴取する。 ・**妊婦の両親の健康状態**：両親の健康状態，兄弟姉妹の数や健康状態を聴取する。高血圧，糖尿病，アレルギー，家族の遺伝的疾患の有無などはハイリスク因子の予測に役立つ情報である。 ・**実母・姉妹の妊娠・分娩に関する情報**：妊娠合併症の有無，分娩の難易度，多胎や児の発育異常の有無，死産や先天奇形をもつ児を分娩した者の有無，異常出血や出血傾向，乳汁分泌の良否を確認する。	・家族歴は妊婦の遺伝的素因を知るうえで重要である。 ・家系内に遺伝性疾患がある場合は慎重に聴取し，不必要に妊婦や家族に不安を与えないようにする。 ・妊娠・分娩・産褥管理上の参考となる情報である。 ・実母や姉妹が難産の場合は，不安が大きいので注意して聴取する。
パートナー	・**配偶者**：氏名，年齢，既往歴，体格，現在の健康状態，血液型，係累の遺伝性疾患の有無を聴取する。	・夫との身長差（25cm以上）は，経腟分娩の可否や難産の予測因子の1つである。

1 問診：すべての診察の基礎

2）身体的背景

項目	具体的内容	留意点
非妊時の体格	・**非妊時の体重**を聴取し，肥満度を判定する。非妊時体重は栄養摂取状態の適否を判断する重要な指標の1つであり，また，妊娠中の体重増加を判断し，肥満，やせの妊婦に適正な増加量を指導する基礎資料となる。 ・**身長**は骨盤の大きさと関連するので，妊娠初期に実測を行う。	・150 cm 以下の低身長，特に 145 cm 以下の場合は，狭骨盤が疑われるので，実際に身長を計測する。 ・低身長の人は実際より身長を高く，肥満の人は実際より体重を軽く申告する傾向があるので必ず実測する。
主訴（今回の妊娠経過）	・妊婦の自覚症状として，**月経停止**（無月経），悪心・嘔吐などの**消化器症状**，全身倦怠感，頭痛などの**神経症状**，乳房の緊満・浮腫・熱感などの**黄体ホルモンに起因する症状**，その他の**不快症状**（帯下の増量，めまい），**異常症状**（下腹痛や腰痛）を聴取する。	・妊娠徴候と異常症状に注意して聴取する。
月経歴	・**初経年齢，月経周期，持続日数，月経血量，順・不順，随伴症状の有無**を聴取する。月経随伴症状や月経前緊張症などの障害がある場合はその症状と程度，治療の有無を聞く。 ・月経の停止は妊娠以外でも起こりうるが，月経周期が順調であったものが，予定の日より2週間過ぎても次の月経が発来しない場合は妊娠の可能性が高い。 ・月経周期が不順な場合は，2〜3周期前にさかのぼって聴取する。 ・また，最終月経の次の月経相当日にわずかの量の出血（**着床期の出血**）をみることがあるので，以前の月経と比較して異常がなかったか否かを，特に時期と量に注意して聴取する。	・妊婦の性機能や生殖器の器質的疾患の有無を判断する情報である。 ・初経の遅延は，子宮の発育不全などが疑われることもある。 ・最終月経の情報（周期の長短や不順）は，超音波検査などの所見とともに分娩予定日の決定資料となるので，最終月経の開始日を含めて正確に聴取する。
既往妊娠・分娩・産褥歴	・**妊娠期**：流産や死産も含め，最初の妊娠から経年的に把握できるように詳しく聴取する。妊娠高血圧症候群の既往者は，症状の程度，出現時期を把握しておく。また，流早産，死産，先天異常の有無を聴取する。不妊症の治療経験の有無も大切な情報である。 ・**分娩期**：早期産・正期産・過期産の別，分娩様式，産科手術や分娩時処置の有無，分娩所要時間，分娩異常や産科異常の有無，分娩の難易度，出血量など ・**産褥期**：産褥経過および性器復古の良否，合併症の有無，乳汁分泌状態や乳房トラブルの有無，母乳栄養の状況と終了時期など ・**新生児期**：性別，出生時体重，出生時の状態，児の健康状態や異常の有無，母乳栄養の有無と継続期間など	・今回の妊娠を含まない回数で示す。 ・過去の分娩経験をどのように捉えているかを把握する。 ・過去の母乳栄養の良否は，今回の母乳意欲に影響するので注意する。 ・出生後の児の健康状態や転帰の情報は育児経験の情報となるので注意して聴取する。
現病歴	・疾患名，症状の程度，治療内容を聴取する。 ・運動機能や感覚機能障害がある場合は，障害の程度を把握し，健診の進め方と以後の妊娠・分娩・育児のリスクを検討する。	・妊婦の健康状態を把握するために重要である。 ・股関節開排制限などは，健診（特に内診）や分娩様式を考慮する。
既往歴	・小児期の骨・関節の疾患，高血圧，心疾患，腎疾患（腎炎，腎盂炎など），呼吸器系疾患（肺結核，喘息，慢性上気道炎など），結核性疾患，糖尿病，甲状腺疾患，肝機能障害，膠原病，性感染症やウイルス性疾患などの感染症，薬物アレルギーなどを聴取する。 ・**婦人科疾患**（炎症，子宮筋腫，性器奇形や性器位置異常，付属器腫瘍，不妊症など）を聴取する。 ・**手術歴**（特に婦人科的開腹術）がある場合は疾患名・時期と術式，手術所見，輸血歴など妊婦が知らされている範囲で詳細に聴取する。乳房の手術（豊胸）などを受けている場合は，産後の授乳に影響するので注意して聞く。	・既往歴は妊娠・分娩に与える影響が大きいので，妊婦の健康状態を把握するために重要である。 ・婦人科疾患は妊娠の成立や継続に関係する。 ・輸血歴などは，肝炎罹患の可能性もあるので注意する。

3）心理的背景

項目	具体的内容	留意点
パーソナリティ	・性格特性，人格的成熟度，知的理解度をコミュニケーションや観察を通して把握する。	・パーソナリティは妊娠の受容，心理的変化，周囲の人々との関係性に影響するので注意深く観察する。

妊娠の受容	・妊娠は計画的か否か。 ・妊娠を予測したとき，確定したときの気持ちはどうか。	・妊娠の計画性や妊娠を知ったときの気持ちは妊娠の受容と関連する。
不安などの情緒の変化	・妊娠に伴う情緒的変化はあるか。 ・身体的変化や生活の変化は情緒に影響をしているか。 ・不安の内容と程度	
育児経験	・妊婦の養育経験，育児経験の程度 ・母親役割準備はどうか。	・育児経験や養育経験は産後の育児知識や技術の教育
家族・近隣との関係	・家族形態，家族間の人間関係 ・家族の妊婦に対する支援，支援が必要なときに求められる地理的環境に家族や親族がいるかどうか。 ・友人や近隣との付き合い：近所に相談する友人や隣人はいるかどうか。	・家族間の人間関係に葛藤はないか，家族や友人からサポートを得られる環境にあるか否かに留意する。 ・友人・隣人との人間関係などの情報は，サポート資源を知るのに役立つ。

4）日常生活背景

項目	具体的内容	留意点
生活環境	・**居住地**：都市部か郡部か，工場地帯か商業地帯か農村か，戸建か集合住宅か，自宅か借家か，高層階か否か，周辺の交通手段を含む生活の利便性，大気・水・騒音など健康に影響する問題はないかなどを把握し，妊婦の日常生活行動や育児環境に関する保健指導の資料とする。	・妊婦の生活の場を知る重要な手がかりで，居住地の物理的・科学的環境・人的環境・経済的環境の予測に役立つ。
生活習慣	・規則正しい生活習慣をしているかどうか。妊婦の健康や胎児の発育に不良な影響を及ぼす生活習慣はないかどうか。 ・常備薬の有無	・胎児奇形などを引き起こす常備薬に注意する。
栄養	・非妊時の食習慣 ・食欲や食嗜好の変化，つわりの食生活への影響 ・**タバコ（受動喫煙を含む）・アルコールなどの嗜好品**の摂取状況（頻度や量）	・胎児の発育状況や形態異常を引き起こす食習慣や嗜好品に注意する。
排泄	・排尿および排泄習慣の変化，不快あるいは異常症状	
姿勢・運動	・非妊時の運動習慣 ・妊娠中の姿勢と運動	
睡眠・休息	・非妊時の睡眠時間や休憩時間，妊娠による変化と対処法 ・睡眠や休憩を妨げる要因	
清潔・衣生活	・非妊時の清潔習慣，妊娠による変化と対処法 ・非妊時の衣生活習慣，妊娠による変化と対処法	
性生活	・性生活の変化，不安や苦痛	

3 妊娠リスクスコア

1）妊婦の自己評価表

　図Ⅰ-1は妊娠初期の，図Ⅰ-2は妊娠後半期の妊婦自身が行う自己評価表である。妊娠初期・後半期ともに，合計0～1点：現在のところ問題なし，2～3点：ハイリスク妊娠に対応可能な病院と密接に連携している施設での妊婦健診，分娩を考慮，4点以上：ハイリスク妊娠に対応可能な病院での妊婦健診，分娩を考慮とされている。

図I-1 妊娠初期の自己評価表

初期妊娠リスク自己評価表（A）
（妊娠がわかったときに確かめましょう）

1. あなたがお産をするときの年齢は何歳ですか？
   16−34歳：0点，35−39歳：1点，15歳以下：1点，40歳以上：5点　　□点

2. これまでにお産をしたことがありますか？
   はい：0点，いいえ初めての分娩です：1点　　□点

3. 身長は150 cm以上ですか？
   はい：0点，いいえ150 cm未満です：1点　　□点

4. 妊娠前の体重は何kgですか？
   65 kg未満：0点，65−79 kg：1点，80−99 kg：2点，100 kg以上：5点　　□点

5. タバコを1日20本以上吸いますか？
   いいえ：0点，はい：1点　　□点

6. 毎日お酒を飲みますか？
   いいえ：0点，はい：1点　　□点

7. 抗精神薬を使用していますか？
   いいえ：0点，はい：2点　　□点

8. これまでに下記事項にあてはまればチェックしてください
   （　）高血圧があるが薬は服用していない，（　）先天性股関節脱臼
   （　）子宮がん検診での異常（クラスⅢb以上）があるといわれた，（　）肝炎
   （　）心臓病があるが，激しい運動をしなければ問題ない
   （　）甲状腺疾患があるが症状はない，（　）糖尿病があるが薬は服用も注射もしていない
   （　）風疹の抗体がない
   　　　　　　　　　　　　　　　　　　　　　＊チェック数×1点＝□点

9. これまでに下記事項にあてはまればチェックしてください
   （　）甲状腺疾患があり管理不良，（　）SLE，（　）慢性腎炎，（　）精神神経疾患
   （　）気管支喘息，（　）血液疾患，（　）てんかん，（　）Rh陰性
   　　　　　　　　　　　　　　　　　　　　　＊チェック数×2点＝□点

10. これまでに下記事項にあてはまればチェックしてください
    （　）高血圧で薬を服用している，（　）心臓病があり，少しの運動でも苦しい
    （　）糖尿病でインスリンを注射している，（　）抗リン脂質抗体症候群といわれた
    （　）HIV陽性
    　　　　　　　　　　　　　　　　　　　　＊チェック数×5点＝□点

第Ⅰ章　妊娠期のフィジカルイグザミネーション

11. これまでに下記事項にあてはまればチェックしてください

　　（　）子宮筋腫，（　）子宮腟部の円錐切除術後

　　前回妊娠時に（　）妊娠高血圧症候群軽症（血圧が140/90以上160/110未満）

　　（　）産後出血多量（500 mL以上），（　）巨大児（4 kg以上）

　　　　　　　　　　　　　　　　　　　　　　　　＊チェック数×1点＝[　]点

12. これまでに下記事項にあてはまればチェックしてください

　　（　）巨大子宮筋腫，（　）子宮手術後，（　）2回以上の自然流産

　　（　）帝王切開，（　）早産，（　）死産，（　）新生児死亡，（　）児の大きな奇形

　　（　）2,500 g未満の児の出産

　　　　　　　　　　　　　　　　　　　　　　　　＊チェック数×2点＝[　]点

13. これまでに下記事項にあてはまればチェックしてください

　　前回妊娠が（　）妊娠高血圧症候群重症（血圧が160/110以上）

　　（　）常位胎盤早期剝離

　　　　　　　　　　　　　　　　　　　　　　　　＊チェック数×5点＝[　]点

14. 今回不妊治療は受けましたか？

　　いいえ：0点，排卵誘発剤の注射：1点，体外受精：2点　　　　　　　[　]点

15. 今回の妊娠は

　　予定日不明妊娠：1点，減数手術を受けた：1点，長期不妊治療後の妊娠：2点　[　]点

16. 今回の妊婦健診について

　　28週以後の初診：1点，分娩時が初診：2点　　　　　　　　　　　　[　]点

17. 赤ちゃんに染色体異常があるといわれていますか？

　　いわれていない：0点，疑いがある：1点，異常が確定している：2点　[　]点

18. 妊娠初期検査で異常があるといわれていますか？

　　B型肝炎陽性：1点，

　　性感染症（梅毒，淋病，外陰ヘルペス，クラミジア）の治療中：2点　[　]点

〈1～18の点数を合計してみてください〉

0～1点：現在のところ大きな問題はなく心配はいりません

2～3点：ハイリスク妊娠に対応可能な病院と密接に連携している施設での妊婦健診，分娩を考慮してください

4点以上：ハイリスク妊娠に対応可能な病院での妊婦健診，分娩を考慮してください

＊医学的に不明な点や，適切な医療機関の情報等については主治医にお尋ねください

（厚生労働省研究班，2005）

図 I-2 妊娠後半期の自己評価表

後半期妊娠リスク自己評価表（B）
（妊娠 20～36 週に再度チェックしましょう）

1. 妊婦健診は定期的に受けていましたか？
   受けていた：0 点，妊婦健診は 2 回以下であった：1 点 　　□点
2. Rh 血液型不適合があった方にお聞きします
   抗体は上昇しなかったといわれた：0 点，
   抗体は上昇し赤ちゃんへの影響が考えられるといわれた：5 点 　　□点
3. 多胎の方にお聞きします
   2 卵性双胎：1 点，赤ちゃんの体重差が 25％以上ある 2 卵性双胎：2 点，
   1 卵性双胎あるいは 3 胎以上の多胎：5 点 　　□点
4. 妊娠糖尿病といわれている方にお聞きします
   食事療法だけでよい：1 点，インスリン注射を必要とする：5 点 　　□点
5. 妊娠中に出血はありましたか？
   なし：0 点，20 週未満にあった：1 点，20 週以後にあった：2 点 　　□点
6. 破水あるいは切迫早産で入院しましたか？
   なし：0 点，34 週以後にあった：1 点，33 週以前にあった：2 点 　　□点
7. 妊娠高血圧症候群（妊娠中毒症）といわれましたか？
   なし：0 点，軽症（血圧が 140/90 以上　160/110 未満）：1 点，
   重症（血圧が 160/110 以上）：5 点 　　□点
8. 羊水量に異常があるといわれましたか？
   なし：0 点，羊水過少：2 点，羊水過多：5 点 　　□点
9. 胎盤の位置に異常があるといわれましたか？
   なし：0 点，低位胎盤：1 点，前置胎盤：2 点，前回帝切で前置胎盤：5 点 　　□点
10. 赤ちゃんの大きさに異常があるといわれましたか？
    なし：0 点，異常に大きい：1 点，異常に小さい：2 点 　　□点
11. 赤ちゃんの位置に異常があるといわれましたか（妊娠 36 週以降）？
    なし：0 点，初産で下がってこない：1 点，逆子あるいは横位：2 点 　　□点

〈1～11 の点数を合計してみてください〉

0～1 点：現在のところ大きな問題はなく心配はいりません
2～3 点：ハイリスク妊娠に対応可能な病院と密接に連携している施設での妊婦健診，分娩を考慮してください
4 点以上：ハイリスク妊娠に対応可能な病院での妊婦健診，分娩を考慮してください

＊医学的に不明な点や，適切な医療機関の情報等については主治医にお尋ねください

（厚生労働省研究班，2005）

2）妊娠リスクスコア

最近では図Ⅰ-3に示す医療従事者が行う妊娠リスクスコアも活用されている。中林ら[2]が諸外国で用いられている妊娠リスクスコアを参考にして，わが国に合った項目に重みづけを行い，厚生労働科学研究班で作成したものである。妊娠初期は基本情報，既往歴，産婦人科既往歴（表a）を，妊娠後半期は現在の妊娠経過（表b）をチェックし，その合計を妊娠リスクスコアとしている。低リスク群（0～1点），中等度リスク群（2～3点），ハイリスク群（4点以上）に分類される。リスクスコアが高くなるほど帝王切開術，分娩時出血多量，早産率などが高くなる（表c）。

図Ⅰ-3 妊娠リスクスコア

表a　妊娠リスクスコア（初期）

	リスクスコア		リスクスコア
1. 基本情報			
40歳以上	(5)	15歳以下，35～39歳	(1)
体重100 kg以上	(5)	身長150 cm未満	(1)
		BMI 25以上	(1)
		初産婦	(1)
2. 既往歴（内科疾患合併）			
高血圧；投薬中	(5)	慢性腎炎	(2)
糖尿病；薬物療法中	(5)	気管支喘息	(2)
抗リン脂質抗体症候群	(5)	SLE	(2)
3. 産婦人科既往歴			
重症妊娠高血圧症候群	(5)	早産既往	(2)
早剥既往	(5)	死産・新生児死亡既往	(2)
		IUGR既往	(2)
		帝切既往	(2)

表b　妊娠リスクスコア（後半期）

	リスクスコア		リスクスコア
4. 現在の妊娠について			
感作されたRh陰性	(5)	ART妊娠	(2)
MD双胎，3胎以上	(5)	性感染症	(2)
糖尿病：インスリン療法中	(5)	DD双胎	(2)
重症妊娠高血圧症候群	(5)	切迫早産	(2)
羊水過多	(5)	前期破水	(2)
前回帝切＋前置胎盤	(5)	羊水過少	(2)
		前置胎盤	(2)
		IUGR	(2)
		骨盤位	(2)

（次ページへつづく）

(つづき)

表c　妊娠リスクスコアによる周産期予後判別

周産期予後 \ リスクスコア	低リスク群 (0～1点)	中等度リスク群 (2～3点)	ハイリスク群 (4点以上)
帝王切開率	4.3%	15.7%**	43.6%**
分娩時出血多量(1L以上)	3.3%	9.4%*	21.6%**
早産率(37週未満)	2.3%	8.2%**	25.3%**
NICU入院率	2.8%	7.4%**	21.6%**

* $P<0.01$
** $P<0.001$

(表a～cとも)中林正雄：ハイリスク妊婦の評価と周産期医療システム．日産婦誌59(9)：N257-N260，2007

2 身体計測・骨盤計測

　身体計測は妊婦健康診査においては，必ず毎回実施するので，初心者にとっては正しい妊娠期のフィジカルイグザミネーションの基本的知識と技法を身につけることが極めて重要である．また，経験者は自分が現在行っているフィジカルイグザミネーション技法と本書の技法を比較して，その相違点や自分の不明確な部分を確認，探求しながら，毎日の業務のなかで実施し，自分のフィジカルイグザミネーション技能の向上を目指していただきたい．

　まず，妊婦診察において毎回実施する身体計測の実際を，身長と体重，尿検査，バイタルサイン，腹囲・子宮底の測定に分けて具体的に詳述する．また，身体計測の一環として，経腟分娩が可能か否かを判断するために重要な診査の1つである骨盤計測についてもここで解説する．さらに，p27に，骨盤計測方法に関する上級編として「Another Step Advanced」を付記した．

1 身長と体重

1) 身長

　一般に，女性は身長が低い人は高く，高い人は低く報告する傾向があるので，妊娠初期(一般的には初診時)に必ず身長を正確に計測する必要がある．かかとをきちんと底面につけ，両上肢は垂直に下ろし，下顎を軽く引いて，前方を水平に見ている状態で，頭部の先端を計測する(図Ⅰ-4)．

　小柄な女性よりも，病気や栄養不良で低身長になった場合が特に問題である．

2) 体重

　体重の重い人は自己申告の際，本当の値よりも軽い値を報告することがあるので，助産師が測定と記録を行う必要がある．体重測定は，非妊時と近似値の体重を知るために初診時に測定

第Ⅰ章 妊娠期のフィジカルイグザミネーション

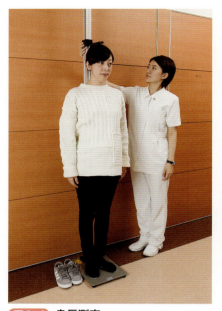

図Ⅰ-4 身長測定
(撮影協力:日本赤十字社医療センター 中根直子,
鈴木麻衣子,竹内友理奈,村井里香)

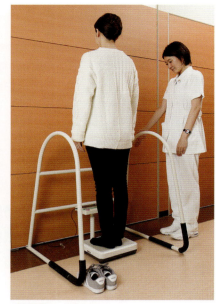

図Ⅰ-5 体重測定
(撮影協力:日本赤十字社医療センター 中根直子,
鈴木麻衣子,竹内友理奈,村井里香)

し,以後診察ごとに測定する(図Ⅰ-5)。

妊娠持続期間は平均して280日(÷30日=9.3か月)と長期間にわたり,この間に衣服の重さが変わるため,計測時には衣服を脱ぎ,所定のガウンを着せると,正しい体重測定と体重増減の比較が可能である。それが不可能な場合には,計測時は上着などを脱ぎ,できるだけ衣服の重さが一定になるようにして測定するよう指導する。

平均体重増加は妊娠初期1.1 kg,中期4.9 kg,後期5 kgで,合計約11 kg[注1]である。妊娠中期以降の推奨体重増加量は,平均0.3〜0.5kg/週程度で,一般に500 g/週の体重増加は潜在浮腫を疑う。体重増加不良には胎児発育不全(fetal growth restriction;FGR)などの疑いがある。

なお,最近は身長と体重を同時に測定し,かつBMI表示機能も備えたデジタルの身長測定器も使用されている。

2 尿検査

尿検査は,妊婦定期健診時,毎回行う。視診(尿混濁・色)・臭気および尿たんぱく・尿糖の定性検査を行う。この定性検査には,通常ウロペーパーを用いる(図Ⅰ-6)。妊娠中は帯下が増量するために,尿に混じると尿たんぱく擬陽性(または陽性)になることがあるので,最初に少

注1 妊娠中の体重増加指導の目安として,妊娠前にBMI 18.5未満の低体重(やせ)だった人は妊娠中に12〜15kg,BMI 18.5以上25未満の普通体重(標準体重)の人は10〜13kg,BMI 25以上30未満の肥満(1度)の人は7〜10kgの体重増加,BMI 30以上の肥満(2度以上)の人は個別対応(上限5kgまでが目安)を提示している(日本産科婦人科学会:妊娠中の体重増加指導の目安,2021.3)。

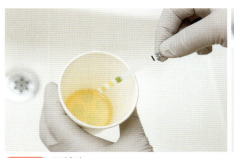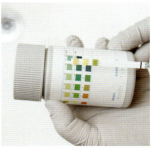

図Ⅰ-6 尿検査
（撮影協力：日本赤十字社医療センター　中根直子）

し放尿した後，中間尿を採取するように指導する．

1）尿たんぱく

たんぱく尿は，妊娠高血圧症候群[注2]の症状の1つとして重要である．腎盂腎炎や慢性腎炎などによっても，たんぱく尿を認めることがある．また，尿に多量のたんぱくが流出する場合には，蓄尿するとたんぱくが容器の下部に白く沈でんする．

尿中のたんぱくが9 mg/dL以下（−），10〜19 mg/dL（±），20〜79 mg/dL（＋），80〜199 mg/dL（艹），200〜399 mg/dL（卌），400 mg/dL以上（卌）に相当する．

2）尿糖

妊娠すると腎の糖閾値が低下して，尿糖がみられることがある（妊娠糖尿）．また，糖分の多い食品の摂取後にも，一過性に尿糖がみられることがあるので，食事摂取後2時間以上の間をおいて検査することが望ましい．糖尿病を合併している場合，尿が果実のような甘酸っぱいにおいになることがあるので，臭気にも注意する．

定性法の結果の解釈は，21〜49 mg/dL（±），50〜149 mg/dL（＋），150〜299 mg/dL（艹），300〜999 mg/dL（卌），1,000 mg/dL以上（卌）に相当する．

3）尿ケトン体

妊娠悪阻などで糖質の摂取量が減少している妊婦や糖尿病を合併している妊婦では，尿中にケトン体がみられることがある．尿は濃縮されて色が濃く，高比重である．ケトン体の検出にはケトスティックス試験紙などを用いる．

4）尿潜血

腟出血・膀胱炎・腎炎・尿管結石などがあると，尿に赤血球が混じり，尿潜血反応が陽性に

注2　従来，妊娠中毒症と称した病態は，妊娠高血圧症候群という名に改称（2005年4月から）．なお，妊娠高血圧症候群はFIH（pregnancy induced hypertension）という略称が使われてきたが，2016年の日本妊娠高血圧学会でHDP（hypertensive disorders of pregnancy）と変更されている．
定義：妊娠20週以降，分娩後12週まで高血圧がみられる場合，または，高血圧にたんぱく尿を伴う場合のいずれかで，かつ，これらの症状が単なる妊娠の偶発合併症によるものではないものをいう（日本産科婦人科学会）．

でることがある。

　腟出血は子宮や腟からの出血が尿に混じったもので，拭き取り時のペーパーや下着にも血液が付着するので，ほかの出血とは比較的容易に区別できる。

　腎炎などのときには尿が鮮赤色を呈し，肉眼でも明確に識別できることがある。いずれも微量のときには肉眼ではわからないが，ヘマスティックス試験紙で尿中の血液が検出可能である。

5）細菌尿

　妊娠中は尿管が緊張を失い，膨張・よじれ・圧縮などを起こしやすくなるので，尿が停滞して細菌が増殖しやすい。2〜7％の妊婦に無症候性細菌尿がみられ，妊娠9〜17週で出現頻度は最も高くなり，そのうちの約25％は急性の有症候性尿路感染症に移行するといわれる。

診察のポイント：ここが大事！

妊娠反応検査

　妊娠が成立すると，絨毛組織からヒト絨毛性性腺刺激ホルモン（hCG）が分泌され，血中から尿中に排泄される。妊娠検査薬はこのhCGなどを免疫学的に検出するものである。現在使用されている妊娠検査薬は，すべて単クローン性の抗hCG抗体（モノクローナル抗体）を用いるもので，LH（黄体化ホルモン）との交差反応をほとんど示さない。妊娠検査薬のhCGの測定感度は25〜50 IU/Lと高く，妊娠4週で陽性になる。

　一般には右図に示すように，検体尿をトランスファーピペットで3滴サンプルウェルに滴下し，反応終了マークがピンクまたは赤色になったら判定ウェルに現れた結果（＋／−）を確認する。通常，約5分後に判定するが，強陽性検体では滴下後1分で発色する。

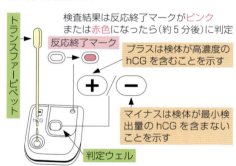

妊娠反応検査（例．HCGテストパック）

尿検査の方法

　ブドウ糖，たんぱく質，pH，比重，潜血，ビリルビン，ケトン体，ウロビリノーゲン，亜硝酸塩（細菌），白血球，クレアチニンなどが一度に測定できる試験紙やコンパクトな尿分析器がある。

　試験紙の製品名は，ウロペーパー，マルチスティックスPRO，Comburテストなどである。これらは試験紙を採取した尿に浸して，その色の変化を色調表と比べて最も近い色を結果とする方法で，判定時間は検査項目により，直ちにから2分までの時間差がある。時間の経過に伴い試験紙の呈色変化が進むので，最適な判定時間を保つことが必要である。

　尿分析器はこれらの試験紙を尿に浸して，分析器にのせるだけで分析結果がでるもので，医療者の主観による判定の相違を避けることができる。妊婦診察の初診時には，ほかの疾患がないことを確認するスクリーニングとして，多くの検査項目を有するこれら試験紙または尿分析器を使用することも一方法である。

2 身体計測・骨盤計測

表Ⅰ-3 尿検査における留意すべき疾患

項目	留意すべき疾患
尿たんぱく	妊娠高血圧症候群，腎炎・ネフローゼ症候群などの腎臓疾患，熱性たんぱく尿や起立性たんぱく尿などの腎臓以外の疾患
尿糖	妊娠糖尿病 糖尿病合併妊娠
尿ケトン体	妊娠悪阻 糖尿病合併妊娠
尿潜血	膀胱炎，腎炎，腎臓や尿管の結石 腟出血
細菌尿	無症候性細菌尿 有症候性尿路感染症

症状としては尿の混濁がみられ，pH はアルカリ性に傾き（健常人では弱酸性），たんぱくが検出され，尿比重も高い。発熱があり，尿中に 100,000/mL 以上の細菌がみられ，側腹部に圧痛（通常は右側腹部。妊娠子宮は右側に傾斜するので，右尿管が圧迫されやすいため）があれば，尿路感染が疑われる。また，細菌によって尿素が分解されアンモニアが生じ，不快なアンモニア臭が発生することがある。

表Ⅰ-3 は，尿検査の各項目における留意すべき疾患の一覧である。

3 バイタルサイン

1）血圧

血圧とは，血管のなかの圧力に打ち勝つように血液を送り出す圧力をいう。血圧は心臓の収縮期は最高値を，弛緩期は最低値を示し，両者の差を脈圧という。脈圧は最高血圧の約 1/3（40 mmHg）が正常である。高血圧は妊娠高血圧症候群の主要な症状であるので，来院ごとに測定し，その推移を観察する（図Ⅰ-7，図Ⅰ-8）。

なお，血圧は体調やさまざまな条件（緊張，興奮，運動，温度，天気，飲酒，喫煙など）で変動するので，室温に注意し，測定は来院直後ではなく，安静状態で測定することが必要である。妊婦によっては興奮や疲労で一時的に血圧が上昇する人がいるので，血圧が高く脈拍が速い場合には，10～20 分くらいの間をあけて再度測定する。また，心臓疾患を合併しているような場合には，仰臥位または側臥位で測定することが望ましい。

WHO の分類によると，収縮期血圧 130～139 mmHg，拡張期血圧 85～89 mmHg の範囲を正常高血圧とし，それ以上（収縮期血圧 140 mmHg 以上，拡張期血圧 90 mmHg 以上）を高血圧としている（表Ⅰ-4）。現在は通常，血圧測定には自動血圧計が使用されている。血圧は普通，上腕動脈の血圧を指すので，上腕動脈がマンシェット（腕帯）で正しく圧迫されるように，背筋を伸ばして上腕部を腕帯に通し，腕帯の中心が心臓（乳頭）と同じ高さになるようにして測定する。また，厚手の衣服を着たまま腕を通すと正しく測定できないので，素肌か薄手の衣服などで測定するように指導する。

第Ⅰ章 妊娠期のフィジカルイグザミネーション

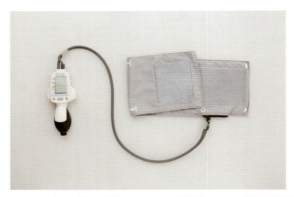

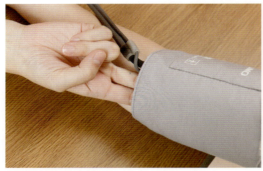
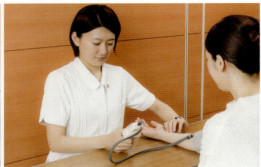

図Ⅰ-7 血圧測定
(撮影協力:日本赤十字社医療センター 中根直子,鈴木麻衣子,竹内友理奈,村井里香)

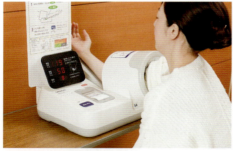

図Ⅰ-8 自動血圧測定器
(撮影協力:日本赤十字社医療センター 中根直子,鈴木麻衣子,竹内友理奈,村井里香)

表Ⅰ-4 血圧の分類

・血圧測定-上腕動脈の血圧

血圧の分類	収縮期血圧	拡張期血圧
至適血圧	120 mmHg 未満	80 mmHg 未満
正常血圧	120〜129 mmHg	80〜84 mmHg
正常高値血圧	130〜139 mmHg	85〜89 mmHg
高血圧	140 mmHg 以上	90 mmHg 以上
高血圧(軽症)	140〜159 mmHg	90〜99 mmHg
高血圧(中等症)	160〜179 mmHg	100〜109 mmHg
高血圧(重症)	180 mmHg 以上	110 mmHg 以上

(WHO,1999)

2)脈拍・呼吸・体温

■脈拍

　自動血圧計は血圧と同時に,脈拍数も測定できる。脈拍数は妊娠3〜4か月頃より増加し始め,妊娠7〜8か月頃には最高に達し,その後次第に減少する。脈拍数は妊娠が心臓に及ぼす負荷を知る指標となるので,特に心臓病合併や心悸亢進などを訴える場合には,数・性状・訴

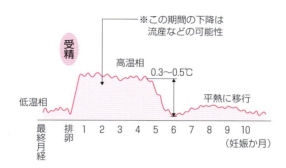

図I-9 バイタルサインにも注意

えなどを診療録に記載する。

■呼吸

妊娠子宮の増大で横隔膜は挙上され，胸郭は横に拡大する。呼吸数はほとんど変化しないが，妊娠が進行するにつれ胸式呼吸となり，1回換気量，分時換気量は増加する（「第Ⅴ章 1．呼吸器・循環器系」参照）。また，多呼吸から過換気となり，アルカローシスとなることがあるので，呼吸数や異常呼吸に注意する。

■体温

体温は排卵後に上昇して高温相が続くが，妊娠4～5か月から下降して，妊娠6～7か月以後はほぼ平熱に戻る。妊娠初期の体温下降は，流産などの可能性もあるので注意する（図Ⅰ-9）。

これらバイタルサインは，妊娠経過とともに変化するので，異常な徴候がある場合には診療録に記載し，推移を確認することが重要である。

4 腹囲・子宮底長の測定：胎児発育の指標

1）腹囲

胎児発育の指標として，妊娠中期以降は腹囲と子宮底長を計測する。腹囲は下腹部の最大周囲部で計測する方法と，同一部位での腹囲の大きさの推移を比較するために，計測位置を統一して臍部（臍の真上）で計測する方法があり，後者が一般的である（図Ⅰ-10）。

いずれも，腹部に回したメジャーが診察台と垂直になるようにして，両膝を伸展させた状態で呼気時に目盛りを判読する。腹囲が1m以上の場合，多胎妊娠，羊水過多症，肥満を疑う。なお，メジャーの先端が金属の場合は，腹部に触ると寒冷刺激となったり，皮膚を傷つけることがあるので，金属でないものを使用する。

2）子宮底

■子宮底の長さ

妊婦は診察台に仰臥位になり，子宮底長は両膝を伸ばして計測する方法（安藤の方法）と両膝を曲げて計測する方法（今井の方法）の2種類がある（図Ⅰ-11，表Ⅰ-5）。今井の方法は膝の曲げる角度によって計測値に差がでやすいので，膝を伸ばして計測する安藤の方法が一般的である。

安藤の方法（図Ⅰ-12）：両膝を曲げた状態で，レオポルド手技第1段によって子宮底の最高

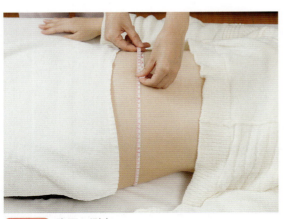
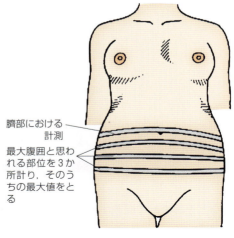

臍部における計測

最大腹囲と思われる部位を3か所計り，そのうちの最大値をとる

図Ⅰ-10 腹囲の測定
（撮影協力：日本赤十字社医療センター　中根直子，鈴木麻衣子，竹内友理奈，村井里香）

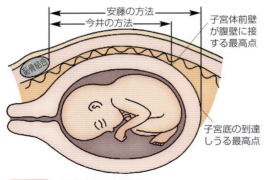

安藤の方法
今井の方法
恥骨結合
子宮体前壁が腹壁に接する最高点
子宮底の到達しうる最高点

図Ⅰ-11 子宮底長の計測法

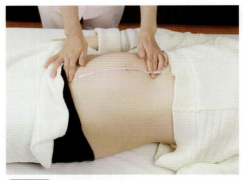

図Ⅰ-12 子宮底長の測定
（撮影協力：日本赤十字社医療センター　中根直子，鈴木麻衣子，竹内友理奈，村井里香）

表Ⅰ-5 子宮底の長さ

妊娠月数	妊娠週数	今井	安藤	恥骨結合上縁から子宮底までの長さ	子宮底長の概算法
第4か月			10 cm	12 cm	妊娠月数×3
第5か月	妊娠19週	15 cm	15 cm	15 cm	
第6か月	妊娠23週	18 cm	20 cm	18〜21 cm	妊娠月数×3+3
第7か月	妊娠27週	21 cm	24 cm	21〜24 cm	
第8か月	妊娠31週	24 cm	28 cm	24〜27 cm	
第9か月	妊娠35週	27 cm	31 cm	27〜30 cm	
第10か月	妊娠39週	30 cm	35 cm	30〜33 cm	

部位を触知する。次に両膝を伸ばした状態で，メジャーの先端を恥骨結合上縁中央部に当てて一方の示指で保持し，他方の示指と中指でメジャーを把持し，中指と薬指で子宮底の最高点を触知し，メジャーを子宮壁の彎曲に沿わせて，恥骨結合上縁中央部から子宮底の最高点間の距離を計測する。

　子宮底長の測定においてはこの方法が広く採用されているが，妊娠中期や腹壁が厚く，妊娠子宮が腹壁に接していない場合などは，計測のために両膝を伸展させると子宮底の最高点が不明瞭となり，妊婦に再度両膝を曲げてもらい確認する作業が必要になる。そのような場合には，子宮底部の最高点を触知したら，その部位にメジャーの先端を当てて示指と中指で把持し，次にゆっくりと両膝を伸ばしてもらい，メジャーを子宮壁の彎曲に沿わせて，他方の示指と中指で恥骨結合上縁中央部にメジャーを当てて，その距離を計測してもよい。

　今井の方法：両膝を曲げた状態で恥骨結合上縁中央から子宮体前壁が腹壁に接する最高点までの距離を正中線上で計測する。今井の数値は安藤のものと比べると，約1か月少なく（小さく）なる。

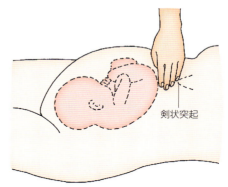
図Ⅰ-13　子宮底の高さの計測法

■ 子宮底の高さ
　子宮底の伸びを長さで表すのでなく，高さで表す方法である。妊婦が診察台で仰臥位になり，両膝を伸展させた状態で，助産師の指幅で恥骨結合上縁，臍部および剣状突起を指標として，これらと子宮底部の関係を計る（図Ⅰ-13，図Ⅰ-14，表Ⅰ-6）。

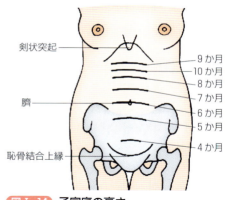
図Ⅰ-14　子宮底の高さ

表Ⅰ-6　妊娠月・週数に伴う子宮の大きさと子宮底の高さ

妊娠月数	週数	子宮の大きさ	子宮底の高さ
2	7	鷲卵大	
3	11	手挙大	恥骨結合上縁の高さ，または僅かに上
4	15	小児頭大	恥骨結合上2～3横指
5	19	大人頭大	恥骨結合上縁と臍との間で臍下3分の1の部位
6	23		臍高
7	27		臍上2～3横指
8	31		臍と剣状突起のほぼ中央
9	35		剣状突起下2～3横指
10	39		臍と剣状突起のほぼ中央

第Ⅰ章　妊娠期のフィジカルイグザミネーション

5 骨盤計測：児頭と骨盤の不均衡を判断する

　骨盤の内部には，膀胱・卵巣・子宮・直腸などの骨盤内臓器が入っている。骨盤は全骨格中で男女の形態の差異が最も大きい。左右の恥骨が連結する恥骨結合の下の恥骨弓角は，男性が鋭角（75～80度）なのに対して，女性は鈍角（90～100度）[3]である（図Ⅰ-15）。小児の頃は腸骨・坐骨・恥骨に分かれて軟骨で結合しているが，16～17歳頃，遅くとも23歳頃までには，軟骨が骨化し，骨結合して1つの寛骨になる（図Ⅰ-16）。

1）骨盤外計測

　骨盤外計測は，大骨盤の諸径線を皮膚の上から測定することによって，小骨盤の大きさなどを推定するものである。計測部位を正しくみつけ，正確な測定値を得るためには，骨盤部の解剖を頭に描きながら，妊婦に正しい姿勢をとらせて計測することが重要である。

■ 骨盤計の種類

　代表的なものに，マルチン骨盤計とブライスキー骨盤計がある（図Ⅰ-17）。

■ 計測法

① 立位（または仰臥位）とし，両下肢を伸ばして両膝を密着させる。
② 助産師は骨盤計の両端を，ペンを持つように示指と母指で把持し，中指の先端で測定部位

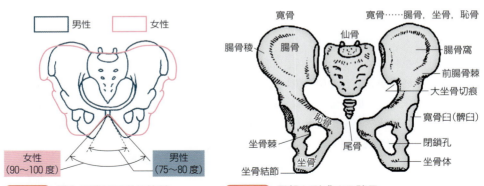

図Ⅰ-15　男女の恥骨弓角の比較　　　図Ⅰ-16　骨盤を形成する諸骨

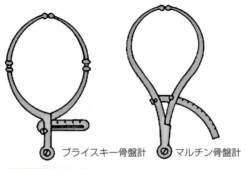

図Ⅰ-17　骨盤計

（検査すべき部位）を触知して，丸い骨盤計端を測定部位に固定して 2 点間の直線距離（棘間径・稜間径・大転子間径）を測定する。
③助産師は妊婦の側方に位置する。仰臥位で測定している場合には，妊婦を左側臥位（または右側臥位）とし，両膝を伸ばして両下肢を上下に重ねる姿勢をとる。
④外結合線・外斜径・側結合線を計測する。
⑤ポイントは，皮下脂肪厚の影響をできるだけ避けるように，計測にあたっては，骨盤計の脚端を強く圧迫して，なるべく骨に接近させて行うことである。ただし，妊婦に痛みを与えないこと。

■ 計測部位と部位の見分け方
計測部位としては，棘間径・稜間径・大転子間径（あるいは転子間径）・外結合線・外斜径・側結合線の 6 径線を計測する（図 I-18）。

2）骨盤 X 線計測

骨盤 X 線計測を行う必要がある妊婦は，狭骨盤，骨盤骨折の既往，遷延分娩，吸引・鉗子分娩の既往，低身長（150 cm 以下，特に 145 cm 以下は注意），子宮底長 36 cm 以上（特に 38 cm 以上は注意），CPD（児頭骨盤不適合）の疑い（初産婦における floating head[注3]，ザイツ法＋），外結合線 18 cm 以下，側結合線 15 cm 以下，恥骨弓角 80 度以下などの妊婦である。
助産師が直接行うことはないが，産婦に正しい体位のとらせ方を指導するために，また計測結果の判定のために，知識をもっていることが大切である。

■ 骨盤の側面撮影法
〔グースマン法（Guthmann）〕
妊婦の体幹と診察台が垂直になるように，正しく側臥位をとらせて上方から撮影するか，立位で側面から撮影する。産科真結合線と X 線フィルム面が平行で，左右の大転子が重なるように体位をとらせる。児頭大横径，産科真結合線，仙骨の彎曲度を知ることができる（図 I-19a）。

■ 骨盤の入口撮影法
〔マルチウス法（Martius）〕
妊婦に半座位をとらせ，恥骨結合上縁と第 5 腰椎の棘突起を結んだ線がフィルム面と平行になるようにして撮影する。骨盤入口部の形，諸径線の長さ，坐骨棘間距離および児頭と骨盤の適合状態を推定する（図 I-19b）。

引用文献
1) 日野原重明，高久文麿（監訳）：患者診断学　アートとサイエンスを活かして．p6，メディカル・サイエンス・インターナショナル，1984
2) 中林正雄：ハイリスク妊婦の評価と周産期医療システム．日産婦誌 59(9)：N257-N260，2007
3) 荒木勤：最新産科学　正常編　改訂第 22 版．p118，文光堂，2008

注3　floating head（児頭浮動）：初産婦の場合，妊娠後期になると児頭が骨盤内に嵌入してくるが，妊娠 37 週以降になっても，児頭が骨盤入口上で浮動している状態をいう。

第Ⅰ章 妊娠期のフィジカルイグザミネーション

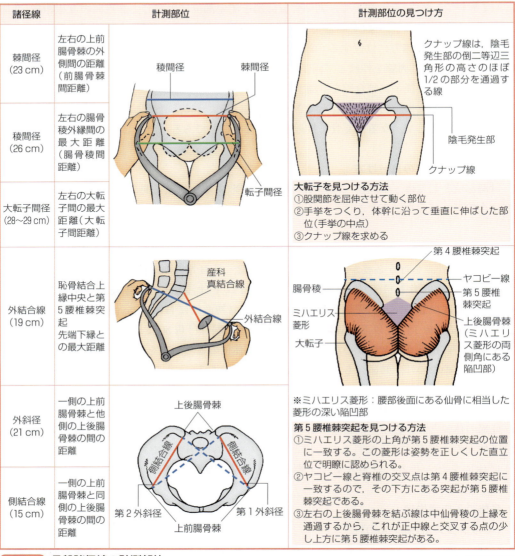

図Ⅰ-18 **骨盤諸径線の計測部位**　　　　　　　　　　　　　（　）内は標準値

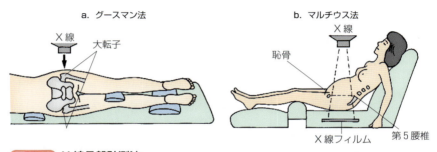

図Ⅰ-19 **X線骨盤計測法**

臨床的骨盤計測法　Another Step Advanced

　助産師は骨盤X線計測を行うことはできないので，以下のように臨床的骨盤計測法といえる用指による骨盤計測を行う。この方法は，経験を積めば，かなり正確に骨盤の大きさを測ることができる。

●対角結合線：恥骨結合下縁から岬角(こうかく)中央までの距離（平均値12.5〜13 cm）

目的：対角結合線を測ることにより，産科真結合線の長さを推測する。

時期：妊娠34〜36週の間に行う。この時期は，腟・骨盤底の柔軟性が増しているため，計測がしやすく，妊婦にとってもそれほど負担でない。

方法：①妊婦は膀胱を空虚にし，砕石位をとる（または仰臥位で膝を引き上げる）。
　　　②外陰部消毒を行い，大腿部に布を掛ける。
　　　③助産師の左手（または右手）に手袋をつけて，示指と中指にイソジン®ゲルやイソジン®希釈液などを塗って腟内に挿入し，岬角に達するまで指を進める。
　　　④左手（または右手）が恥骨下縁に接する点に，右手（または左手）の示指で印を付ける（図Ⅰ-20a）。
　　　⑤左手（または右手）を抜き取り，中指先端と上記印の間の距離を定規で測り，その値から2 cm（恥骨の奥行）を引いた値がほぼ産科真結合線の値である（図Ⅰ-20b）。

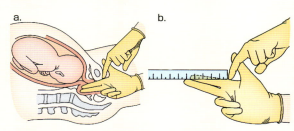

図Ⅰ-20　対角結合線の計測法

留意点：正しい岬角の位置を知るために，事前に骨盤モデルで手技を確認する。事前に中指の先から親指の付け根までの距離を測り，自分の手の長さを認識しておく。一般的な手の長さで岬角が触れる場合は狭骨盤である。

●骨盤出口の計測：両坐骨結節間の距離（横径）（平均値8 cm以上）

目的：両坐骨結節間の距離を推測する。

方法：①妊婦は膀胱を空虚にし，砕石位（または右側臥位）をとる。
　　　②助産師は手拳を作り，その幅を定規で計測し，手袋を着ける。
　　　③手拳を坐骨結節の間の会陰部に置く。
　　　④手拳の中指関節を坐骨結節間に挿入して，坐骨結節間の距離を判定する（図Ⅰ-21）。

留意点：坐骨結節間距離は平均11 cmであるが，殿部の皮下脂肪のためにかなり短くなる。出口部の横径を正確に計ることは困難であるが，この方法で骨盤出口部を計り，手拳幅（8 cm）が進入できるかどうかの判定を繰り返すことによって，自分の手拳の大きさとの関係で平均的な坐骨結節間距離が判断できるようになる。

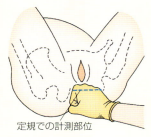

定規での計測部位

図Ⅰ-21　骨盤出口の計測法

第Ⅰ章　妊娠期のフィジカルイグザミネーション

3　頭部，頸部，胸部，四肢

　妊娠は妊婦の全身にさまざまな生理的変化を起こす。したがって，全身の各器官をもらさず診察し，全身の変化が正常範囲を逸脱していないかアセスメントすることが重要である。

1　頭部のフィジカルイグザミネーション

1）頭痛の有無

■観察項目と方法

　問診（痛み方，場所，前駆症状，随伴症状の有無），血圧測定，神経症状の有無〔顔面の左右対称性（片麻痺の有無），ろれつが回らない，複視〕

■正常・異常の判断

　妊娠前から<u>片頭痛</u>（片側〜両側性）があった人は，妊娠による増悪の可能性が強い。片頭痛は閃輝暗点などの前駆症状があることが多く，光・音・においに対して過敏になったり，悪心・嘔吐などを伴う。ストレス，心配事，睡眠不足などがあり，上記の神経症状がなければ，<u>緊張型頭痛</u>（両側性）の可能性が高い。突然起きた強い頭痛や神経症状を伴う頭痛は，命に関わることがあるので細心の注意を払ってアセスメントする（「第Ⅴ章　2．脳神経系」参照）。

2　顔のフィジカルイグザミネーション

1）皮膚の色（色素沈着）

■観察項目と方法

　視診で額，頬，鼻梁，あごなど，皮膚，そばかすの色を確認する。

■正常・異常の判断

　ホルモンによる着色により，そばかすがより黒っぽくなったり，小斑が細かく無数に額や頬に出現する。これら妊娠性肝斑（図Ⅰ-22）は鼻梁の両側に斑紋状に左右対称な形に見られることが多い。これらは正常な変化である。

　妊娠に伴う循環血液量の増大により，顔，頸部，胸や腕にくも状に血管が拡張したり（<u>くも状血管腫</u>），以前からあった血管腫が増大したりもする。

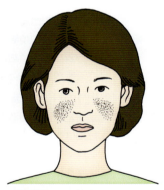

図Ⅰ-22　妊娠性肝斑

2）浮腫（特に眼瞼）

■観察項目と方法

　視診で，浮腫（特に眼瞼に現れる浮腫）の有無を確認する。

■正常・異常の判断

　顔面の観察で浮腫を発見した場合，他の部位の浮腫の有無を確認し，他の症状の有無と統合して，妊娠高血圧症候群（hypertensive disorders of pregnancy；HDP）や心不全，甲状腺機能低下などの可能性の鑑別を行う。

3 頭部，頸部，胸部，四肢

3）眼球突出
■ **観察項目と方法**

視診により，眼球の突出をみる．正面からより側面から観察するとわかりやすい．

■ **正常・異常の判断**

眼球突出がある場合はバセドウ病合併妊娠を疑う．

バセドウ病は甲状腺機能亢進疾患であるが，甲状腺機能亢進症状である頻脈，多汗，動悸，息切れなどは妊娠性変化でもありうるので，それらが正常範囲の変化であるか，それともバセドウ病のように異常な亢進なのかをアセスメントする（後述のp30「甲状腺」の項参照）．

4）鼻出血・鼻づまり感
■ **観察項目と方法**

鼻出血や鼻づまり感，声の変化などの有無を問診する．

■ **正常・異常の判断**

エストロゲンや循環血液量の増加などにより妊娠中は鼻粘膜が充血し，鼻づまり感や鼻出血を起こしやすい．

問診にて風邪やアレルギー性鼻炎，または副鼻腔炎の可能性を鑑別する．副鼻腔炎は，顔面の副鼻腔上を触診（診察指で押す）し，痛みがあるかをみる（図Ⅰ-23）．また，鼻出血では高血圧や血小板減少性紫斑病との関連性の検討が必要となる．

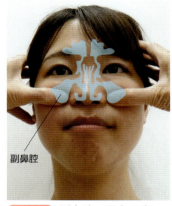

図Ⅰ-23 副鼻腔の圧痛の確認

5）歯，歯肉
■ **観察項目と方法**

視診で口腔内を観察する．色，浮腫，出血，肥厚，肉芽，腫脹の有無を確認し，また，手袋をした手で歯肉を軽く触診し，浮腫や硬結，痛みがないかをみる．

妊婦はエストロゲンや循環血液量増加の影響により歯肉炎を起こしやすく，しかも出血しやすい．したがって，フィジカルイグザミネーションのなかで見落とさないようにしたい．

■ **正常・異常の判断**

歯肉炎：図Ⅰ-24のように歯肉に炎症や浮腫がみられる．妊婦の場合，通常の歯肉炎より炎症の程度が強く，発赤や出血が著明である[1]．

歯肉腫：部分的な歯肉の肉芽腫は歯肉腫（妊娠性エプーリス）と呼ばれ，妊婦の0.5～1.2%に生じるといわれる．歯間乳頭から赤い軟らかい肉芽が生じ出血しやすい．

う蝕（う歯）：妊娠中は，う蝕が生じやすいといわれるが，唾液の粘性が増したり量が減少することで口腔内細菌が増えることが原因である．胎児への供給のためカルシウムが歯から奪われることはない[2]．

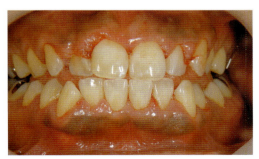

図Ⅰ-24 妊娠性歯肉炎
（写真提供：大楽歯科　小倉真澄氏）

妊娠中は口腔内環境やホルモンの影響により歯周病になりやすく，歯周病は早産や低出生体重児のリスク因子ともいわれる[1]。歯周病は妊娠が進むと治療しにくい場合もあるので，妊娠早期に一度う蝕や歯肉炎の診察をしておくことは重要である。

3 頸部のフィジカルイグザミネーション

1）甲状腺

妊娠中に頸部で診察すべき第一の部位は甲状腺である。

■ 観察項目と方法

まず，甲状腺の腫脹の有無，左右の対称性が損なわれていないかを視診にて確認する。

次に，甲状腺の位置を確認するため，妊婦に上を向いて首を伸展してもらったり，水や唾液を飲んでもらったりしながら，甲状軟骨と輪状軟骨の位置を確認する。甲状軟骨，輪状軟骨，そして甲状腺は嚥下と同時に上に移動してまた一緒に元に戻る。一般に「のどぼとけ」といわれる突起部は甲状軟骨の正中にあり，その下の軟骨が輪状軟骨である。その軟骨の0.5〜1.0 cmくらい下の場所に甲状腺峡部上縁があり，甲状腺はその両側に蝶の形のように輪状軟骨から甲状軟骨のほうへと広がっている（図Ⅰ-25）。

輪状軟骨の位置が確認できたら，その0.5〜1.0 cm下の位置で軟骨正中の両側に左手の親指と中指を置く。妊婦に水をもう一度嚥下してもらい，甲状腺峡部が指の位置で上下に移動することを確認しながら，峡部の腫脹がないかを指の腹で触診する。その後，親指はその位置に置いたまま左人差し指と中指で気管支を少し妊婦の左のほうへ押し動かし，左手の人差し指と中指を右胸鎖乳突筋の下のほうに入れ込むようにして，甲状腺右葉の腫脹を探す（図Ⅰ-26）。左葉についても右手で同様に行う。

■ 正常・異常の判断

左右の葉は親指くらいの大きさで，妊娠期は多少の腫脹がみられることがある。妊娠期は脈拍増加，発汗など，甲状腺機能亢進と似た生理的変化があるので，妊娠による生理的変化の範囲内であるかどうかのアセスメントが必要となる。びまん性の腫脹や左右非対称な腫脹は異常

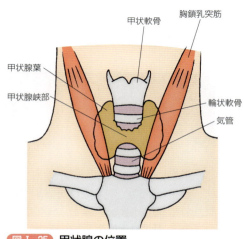

図Ⅰ-25 甲状腺の位置

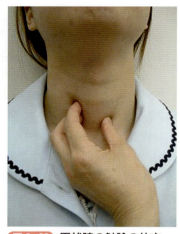

図Ⅰ-26 甲状腺の触診の仕方

3 頭部，頸部，胸部，四肢

と考えられる．バセドウ病や橋本病を疑う．異常を疑った場合は，血液検査による TSH（甲状腺刺激ホルモン）の測定値が参考になる．

甲状腺機能亢進症では流産・早産のリスク，甲状腺機能低下症では新生児のクレチン症（先天性甲状腺機能低下症）の発症のリスクが増す．

4 胸部のフィジカルイグザミネーション

1）心拍数，心音，外頸静脈

■観察項目と方法

心音とは，心臓の弁の閉鎖する音であり，4種類の弁の音が最もよく聴取できる部位で聞く．実際には，左右の第2肋間，左側の第3，4，5肋間で聴取する．心音の聴取部位を図 I -27 に示した．

右外頸静脈の怒張と拍動の有無を視診する（図 I -28）．仰臥位では外頸静脈がみえるのは正常であるが，45度の半座位から座位で外頸静脈がみえるのは怒張であり，右心房圧が上がっていることを意味する．

■正常・異常の判断

妊娠中の心拍数は約 10〜20 bpm 増加する．動悸を訴える妊婦も多い．心音も含め他の症状（浮腫，チアノーゼ，頸静脈の怒張の有無，呼吸状態）と併せて，妊娠による生理的変化の範囲内であるかを判断する（「第V章　1．呼吸器・循環器系」参照）．

妊娠による循環血液量増加により，妊娠20週あたりから心音に雑音がしばしば聞かれる．収縮期雑音は正常範囲だが，拡張期の雑音が聞こえるときは異常を疑う．

2）呼吸

■観察項目と方法

浅く速い呼吸，肩呼吸，起座呼吸がないかを観察する．咳，喘鳴，泡沫状のピンク色の痰，呼吸困難感や不安の有無を問診する．妊娠による生理的変化の範囲からの逸脱を疑った場合

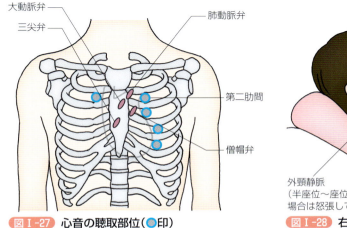

図 I -27　心音の聴取部位（●印）

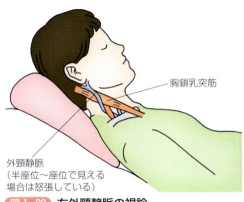

図 I -28　右外頸静脈の視診

第Ⅰ章　妊娠期のフィジカルイグザミネーション

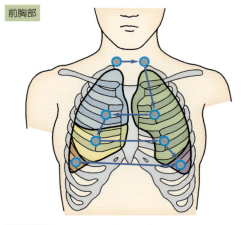
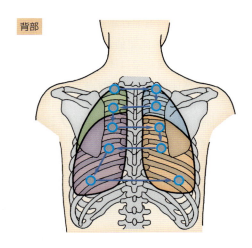

図Ⅰ-29　呼吸音の聴取部位（●印）

は，呼吸音を聴取する。呼吸音の聴取部位を図Ⅰ-29に示した。肺尖部から始め，左右差を聴取しながら，下葉まで聞き逃さないようにする。下葉は，前面では第6肋間の鎖骨中線より体側で，背面では，第10胸椎棘突起（第10肋間）の高さまで聴取する。背面では肩甲骨を避けて聴取する。

■ 正常・異常の判断

　妊婦の換気量は増加するが，呼吸数は変化しない。しかし，妊婦は横隔膜の挙上と換気量の増加によって過呼吸となり，呼吸が苦しく感じることがある。ほかの異常がなければ，妊娠による生理的変化の範囲内であることを説明し，意識的にゆっくりした胸式呼吸をするよう指導する。時々，立位や座位で横隔膜を下げ，両手を挙上して胸郭を広げるのも有効である。

　起座位でなければ呼吸が困難な場合は，肺水腫や心不全を疑う。その場合，呼吸音に水泡音や捻髪音が存在する（「第Ⅴ章　1．呼吸器・循環器系」参照）。これらは吸気時に聴こえる断続性の副雑音で，水泡音はブクブク，パチパチ，捻髪音は，パリパリ，バリバリといった音である。

　「甲状腺」の項でも述べたように，妊娠期は頻脈，動悸，息切れ，発汗などが生じることがあるため，妊娠期の生理的変化の範囲内であるかどうかを他症状をアセスメントしながら判断する必要がある。

5　上肢（腕，手，指）のフィジカルイグザミネーション

1）色，打撲，瘢痕

■ 観察項目と方法

　手掌全体に赤みが広がっていたり，腕に紅斑，丘疹，掻破痕がみられないかを，視診により確認する。手術の瘢痕だけでなく，DVを疑わせる打撲（内出血），火傷などの有無，リストカットの瘢痕の有無を左右両側で確認する。

■ 正常・異常の判断

　妊娠中，循環血液量の増大に伴い手掌紅斑がみられることがある。手掌の，主として母指球

と小指球に細かい点状の赤い斑が集合してつくられる。左右の手に対称性で自覚症状はない[3]。

　妊娠中期までに発症し，体幹から四肢に多発する強いかゆみを伴う丘疹や小結節は，アレルギーによる発疹などでなければ，妊娠性の痒疹である。しかし，かゆみには後述のような注意が必要である。

　DVやリストカットの傷あとは，妊婦自身は隠しておきたい場合が多い。必ず左右ともに視診するとともにその由来について慎重に問診し，妊婦の説明に齟齬がないかをアセスメントする（「第Ⅶ章　4．妊娠期における配偶者からの暴力（DV）」参照）。

2）浮腫
■観察項目と方法
　指のこわばった感じや，指輪がきつくなるなどの変化はないかを問診する。
■正常・異常の判断
　手に浮腫を認めた場合は，ほかの部位にも浮腫がないか，妊娠高血圧症候群や心不全の症状がないか確認する。

3）かゆみ
■観察項目と方法
　手掌や全身にかゆみがないかを問診する。
■正常・異常の判断
　乳房や腹壁の増大に伴うかゆみや，妊娠中期までに四肢を中心に発症する痒疹は妊娠性であり，胎児に影響はない。また，妊娠後期に腹部から始まる，強いかゆみを伴う蕁麻疹様丘疹や紅斑は，PUPPP（pruritic urticarial papules and plaques of pregnancy）と呼ばれ，母体や胎児に影響はなく，出産後軽快する。しかし，主に妊娠後半に発症し，皮疹を伴わない強いかゆみは，妊娠性肝内胆汁うっ滞症の症状である場合がある。早産児，胎児死亡，死産などの可能性があるので，注意が必要である[4]。

4）手根管症候群
■観察項目と方法
●問診
　母指から薬指までの手掌側に，刺すような痛みやしびれがないかを問診にて確認する。このような痛み・しびれは，手根管症候群と呼ばれ，妊婦によく生じるマイナートラブルと捉えられている。手根管症候群は，腕や手首の痛みを伴うこともあり，はじめ片側性であった症状が，両側性になることも多い。
●触診（打診）
　手首中心部の正中神経を軽くタッピングすると，痛みが母指から薬指など正中神経の走行に沿って派生する。これをティネルサイン（Tinel sign）（図Ⅰ-30）と呼び，手根管症候群の有無を鑑別する際に用いられる。

第Ⅰ章 妊娠期のフィジカルイグザミネーション

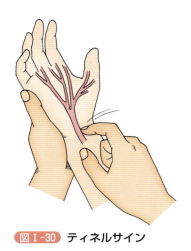

図Ⅰ-30 ティネルサイン

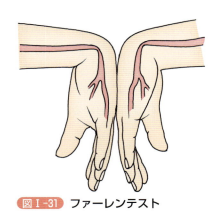

図Ⅰ-31 ファーレンテスト

● ファーレンテスト（Phalen test）

60秒ほど両側の手首を90度屈曲して両手を合わせると，正中神経が圧迫され手掌側の母指から薬指などに痛みが生じる（図Ⅰ-31）。これにより手根管症候群の有無を鑑別することができる。

■ 正常・異常の判断

手根管症候群については，妊娠性の浮腫が神経を圧迫していると考えられているが，原因は特定できていない。しかし，関節リウマチ，痛風，甲状腺機能低下，糖尿病などが根本にあり症状が現れている可能性を疑う必要もある。

6 下肢のフィジカルイグザミネーション

下肢のイグザミネーションは，妊娠高血圧症候群や深部静脈血栓（以下，DVT）との関係において重要である。特にDVTは妊娠中や産褥期に突然肺塞栓を起こし，死に至る場合もまれではないので，見落としてはいけない観察項目である。

1）色と体温

■ 観察項目と方法

視診により，①皮膚の色，②血管の色，③チアノーゼ，④潰瘍，⑤静脈瘤・腫瘤の有無などを確認する。また，静脈に沿った熱感がないか，一部分に冷感や浮腫がないかを触診する。

静脈瘤は立位で，よりはっきりみえる。静脈瘤を疑ったら，妊婦につま先立ちを10回続けて行ってもらう。静脈にかかる圧力が触診で感じられるが，静脈瘤があると，その圧が減じ元に戻るのに時間を要する。

■ 正常・異常の判断

静脈瘤は静脈が淡青色に拡張してみえる。腫瘤形成の場合もある。また，静脈に沿って熱感がある場合，静脈炎の可能性がある。冷たく白色またはチアノーゼを呈する部位が認められるときには，DVTを疑う。

2）痛みとホーマンズサイン

下肢の痛みは大切なチェック項目である。

■ 観察項目と方法

まず，下肢に鈍痛や重圧感がないかを問診する。

次に，腓腹筋を把持または圧した触診，静脈に沿った触診を行い，痛みの有無を調べる。

さらに，妊婦に仰臥位になって片方の足を伸展してもらい，助産師は片手で膝裏を支え，もう一方の手で妊婦の足を足裏から把持し，足首を背屈させる。このとき腓腹筋部に痛みが生じるかどうかをみる（図Ⅰ-32）。これはホーマンズサイン（Homans sign）と呼ばれ，下肢に静脈血栓がないかをスクリーニングするテストである。

■ 正常・異常の判断

上記の結果，痛みを認めた場合は，静脈瘤，静脈炎，DVT などの可能性が考えられるため，その鑑別が必要となる。

ホーマンズサインとともにチアノーゼや以下に述べるような片側性の浮腫や腫脹を認めた場合は，DVT の可能性があるため，医師による確定診断が必要である。左総腸骨静脈は右総腸骨動脈によって圧迫され，静脈血流が滞りやすいため，DVT は左下肢に好発する。

3）腫脹

腫脹は DVT を疑わせるものである。

■ 観察項目と方法

左右下肢の同じ部位の周囲をメジャーで計測する（図Ⅰ-33）。

■ 正常・異常の判断

下肢周囲の左右差が 2 cm 以上であれば DVT を疑う。

4）浮腫

■ 観察項目と方法

脛骨，腓骨，足背，内果の下あたりを母指または示指で圧迫する。脛骨稜での圧診が，わか

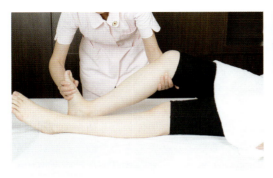

図Ⅰ-32　ホーマンズサイン
（撮影協力：日本赤十字社医療センター　中根直子，鈴木麻衣子，竹内友理奈，村井里香）

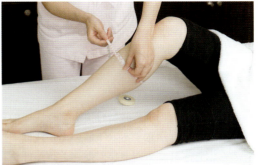

図Ⅰ-33　下肢の周囲測定
（撮影協力：日本赤十字社医療センター　中根直子，鈴木麻衣子，竹内友理奈，村井里香）

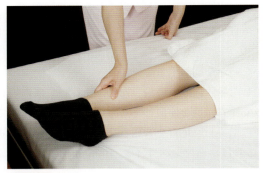

図Ⅰ-34 圧診
（撮影協力：日本赤十字社医療センター　中根直子，鈴木麻衣子，竹内友理奈，村井里香）

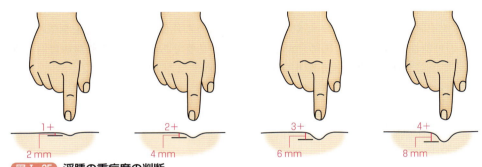

図Ⅰ-35 浮腫の重症度の判断

りやすい（図Ⅰ-34）。そして，左右差，皮膚の肥厚，潰瘍の有無などを視診で確認する。

■ 正常・異常の判断

浮腫は圧迫後のへこみの程度により，4ランクに分類されている（図Ⅰ-35）。

1＋＝軽度のへこみ，すぐに消失。
2＋＝1＋より深いが，10～15秒で消失。
3＋＝はっきりと深さがあり，1分くらい消失しない場合もある。腫脹が激しい。
4＋＝非常に深く，2～5分続く。変形が大きい。

浮腫が皮膚の肥厚や潰瘍を合併している場合にはDVTなどを疑う。妊娠浮腫は異常ではないが，3＋以上や，顔や手にも浮腫を伴う場合は妊娠高血圧症候群や心臓疾患なども疑う。

5）膝蓋腱反射

■ 観察項目と方法（打診）

妊婦に診察台の端に腰掛けてもらう。このとき，つま先が床についていたり膝が深く屈曲したりしないよう注意する。下肢の力が抜けて弛緩していることが必要であるため，妊婦に「足をぶらぶらさせてください」などと声かけをし，下肢の力を抜いてもらう。次に，膝蓋の位置を触診で確認して，その直下のくぼみを探す。くぼみをみつけたら，左右ともすばやく叩打する。

3 頭部，頸部，胸部，四肢

妊婦の下肢の力がなかなか抜けない場合は，図Ⅰ-36のように注意をそらすのも1つの方法である。妊婦に「手を左右に引いてください」と声かけし，妊婦が手を左右に引いている間に膝蓋のくぼみをすばやく叩打する。

叩打に使用する打腱器（ハンマー）は，三角形の尖端と底辺のどちらを使ってもよいが，慣れないうちは尖端部を使用すると，叩打する正しい部位をはずしてしまい，反射が出現しないという誤診を起こす可能性もあるため避けたほうがよい。ハンマーは柄の端を握り，手首を使って軽く振りおろす。

■ 正常・異常の判断

膝蓋を叩打し，大腿四頭筋反射の左右差をみる。反射反応は，0＝消失，1＋＝減弱，2＋＝正常，3＋＝増強，4＋＝亢進，という5段階で評価する。

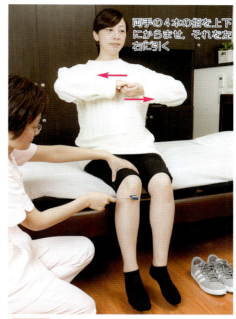

図Ⅰ-36 下肢の力を抜くための方法
（撮影協力：日本赤十字社医療センター　中根直子，鈴木麻衣子，竹内友理奈，村井里香）

2＋より亢進している場合は，妊娠高血圧症候群により反射が亢進して子癇を起こしやすいリスク状態であることを疑う。その場合，後述のクローヌスを伴うことがある。切迫早産の陣痛抑制や妊娠高血圧症候群による子癇発作を予防するために$MgSO_4$（硫酸マグネシウム）を使用している場合は，$MgSO_4$の副作用により弛緩性麻痺が起き，反射が減弱していないかをみる。

6）クローヌス

■ 観察項目と方法

膝蓋腱反射の検査で反射が亢進しているようであればクローヌス検査を行う。クローヌスとは，筋肉を急激に伸展させた際に筋肉が周期的に収縮と伸展をくり返す状態をいう。

膝蓋腱反射と同じように妊婦に診察台やベッドの端に座ってもらう。左手で妊婦の足首付近を把持し，下肢を支える。右手で妊婦の足裏から足首を足背の方向に屈曲し，その位置で止める（図Ⅰ-37）。この屈曲を鋭くすばやく行う。

この検査も妊婦が筋肉を弛緩していない

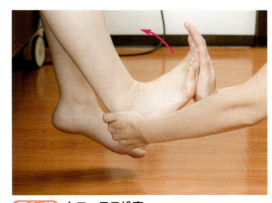

図Ⅰ-37 クローヌス検査
（撮影協力：日本赤十字社医療センター　中根直子，鈴木麻衣子，竹内友理奈，村井里香）

と正しく行えないので，足首の力を抜くように声をかけたり，足首を数回まわしたり，また足裏と足背の方向に何度か屈曲運動してから行ったりしてもよい。

■ 正常・異常の判断

何の反応もないのが正常であるが，中枢神経異常があると屈曲された足首が足背と，それとは反対の方向の間をパタパタと振戦する。

クローヌス検査により振戦を感知した場合は，妊娠高血圧症候群により反射が亢進して子癇を起こしやすいリスク状態であることを疑う。

7 背部のフィジカルイグザミネーション

■ 観察項目と方法

肋骨脊柱角（costovertebral angle；CVA，図Ⅰ-38）の圧痛を確認する。

腎臓は背部の第11肋骨と第12肋骨（最下部の肋骨）のあたりに位置している。第12肋骨と脊椎の間（CVA）に左手を置き，その上を右手で打診して痛みの有無をみる。左右，それぞれ同じように行う。

■ 正常・異常の判断

打診により痛みがあれば，腎盂腎炎が疑われる。腰痛や尿路感染症の症状がある妊婦にはこの診察を行い，腎盂腎炎を除外診断しておく必要がある。

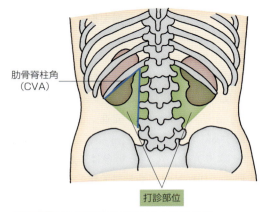

図Ⅰ-38　**肋骨脊柱角（CVA）と打診部位**

引用文献
1) 石川烈ほか：妊娠時の口腔変化．助産婦雑誌 56(11)：889～892，2002
2) Blackburn S: Maternal, fetal, and neonatal physiology; a clinical perspective. p380, W. B. Saunders Company, 1992
3) 横関博雄（編）：皮膚科臨床アセット18　紅斑と痒疹　病態・治療の新たな展開．p153, 中山書店，2013
4) 横関博雄（編）：皮膚科臨床アセット18　紅斑と痒疹　病態・治療の新たな展開．p245, 中山書店，2013

参考文献
5) Bickley, Lynn S: Bates' guide to physical examination and history taking. 8th ed, Lippincott, 2003
6) Bertlett V R & Brown KL (eds): Myles Textbook for Midwives. 13th ed, Churchill Livingstone, 1999
7) Varney H: Varney's Midwifery 4th ed. p552～553, Jones and Bartlett Publishers, 2004
8) Seidel M H, et al: Mosby's Guide to Physical Examination. 7th ed. Mosby, 2013
9) 日本産科婦人科学会／日本産科婦人科医会（編・監）：産婦人科診療ガイドライン　産科編2017．日本産科婦人科学会，2017

4 腹部

　妊娠期のフィジカルイグザミネーションのなかで，腹部診察は，非常に重要なものの1つである。腹部の診察法では，視診・触診・聴診・測診が代表的なものである（測診については「2．身体計測・骨盤計測」p21で既述した）。
　腹部診察の一連の流れを表Ⅰ-7にまとめた。

● ポイント
①妊婦の妊娠週数を把握して行う
②診察に必要な体位（特に膝関節の屈伸）を正確に指示し，腹部の緊張をとって行う
③触診，聴診などの各種診察法を開始する週数を把握しておく（表Ⅰ-7）
④妊娠週数に伴う胎児の発育の指標（腹囲・子宮底長・児心音の位置など）を頭に入れて行う
　さらに寒冷刺激による子宮収縮を防ぐために，助産師の手を温め，室温は24～25℃に調節しておく。正確で効率のよい診察を行うためには，妊婦に対して事前に腹部診察の目的・方法などを十分に説明して，協力を得ることが大切である。なお，これら一連の腹部診察がすべて可能となるのは，妊娠24週頃からである。

1 視診

　妊娠に伴う腹部の視診では，腹部の膨隆や瘢痕（手術創），皮膚の性状（新・旧妊娠線の有無，着色，皮下脂肪の増加，カレン徴候・血管怒張・発疹の有無など），臍窩の状態，浮腫の有無，胎動の状態（瞬間的な衝突様運動，連続的な隆起運動）を観察する。

1）腹部の形態の変化

　妊娠初期においては腹部の輪郭は左右対称で，どの部位にも膨隆や腫瘤，不自然な凹凸を認めないのが正常である。妊娠週数が進むに従って，腹部は子宮の増大に伴い次第に大きくな

表Ⅰ-7 腹部診察の順序

①触診前に，妊婦に排尿を済ませておくように指導する。 ②腹帯，ストッキングを取って準備する。→腹部診察だけならばストッキングは取らなくてもよい。 ③診察台では，両腕はゆったりと両脇に置き，背中は診察台に沈めるようにして仰臥位をとらせ，両膝を曲げて腹部の緊張をとる。このときに両膝の間を手拳1つ分ほど開けてもらうと，一層の腹部の弛緩が得られる。それでもなお，腹部の緊張が強い場合には，口を開かせ，ゆっくり静かに深呼吸を促すとよい。 ④腹部は十分に露出し，恥骨結合部より下の部位を綿毛布で覆い，保温・プライバシーの保護に努める。 ⑤腹部の観察を行う（**視診**）。 　→初診時から	⑥子宮底長および腹囲測定を行う（**測診**）。 　→子宮底長測定は妊娠20週前後から ⑦温めた両手で，レオポルド触診法を行う（**触診**）。 　→妊娠24週前後から。注）肝，脾，腎などの臓器の腫大や圧痛の有無にも注意する。 ⑧妊娠子宮底の位置や腫瘤の境界の確認，腹水の有無（濁音の位置や体位変換によるその移動），鼓腸を確認する（**打診**）。→注）問診・視診・触診で異常な所見がみられなければ行わなくてもよい。 ⑨両膝を伸ばしてもらい，腹壁を伸展させた状態で児心音の聴取を行う（**聴診**）。 　→妊娠8週前後から ⑩妊婦の身支度を整え，診察結果を説明する。

る。図Ⅰ-39 は，妊娠週数に伴う腹部の形態の変化である。子宮の形は，胎位が縦位であれば卵円形，横位であれば横長の卵円形となる。

　また，腹壁が緊張し前方に大きく突出しているものを尖腹，腹壁が弛緩して垂れ下がっているものを懸垂腹といい（図Ⅰ-40），前者は初産婦に，後者は多産婦に多く，妊娠後期に特徴的である。これら腹部の形態は，妊婦の立位時または歩行時に観察する。仰臥位における腹部の形態では，縦位でも前方後頭位と後方後頭位では腹部の輪郭が異なり，触診法による胎位の診断の参考となる（図Ⅰ-41）。

　一方，腹壁が増大する子宮によって生じる緊張に耐えられなくなると，腹直筋[注4]が正中線で引き離されて，左右に離開（腹直筋離開）することがある（図Ⅰ-42）。腹直筋離開の診察は妊婦に仰臥位をとらせ，背中を底面につけたまま頭部をもち上げてもらい，腹壁を緊張させるとわかりやすくなる。

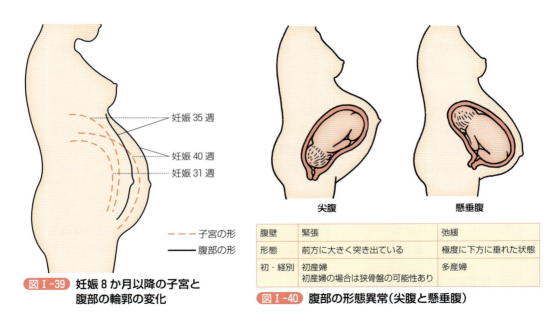

図Ⅰ-39 妊娠8か月以降の子宮と腹部の輪郭の変化

図Ⅰ-40 腹部の形態異常（尖腹と懸垂腹）

	尖腹	懸垂腹
腹壁	緊張	弛緩
形態	前方に大きく突き出ている	極度に下方に垂れた状態
初・経別	初産婦 初産婦の場合は狭骨盤の可能性あり	多産婦

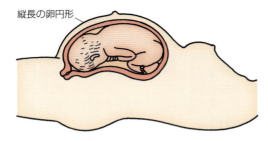

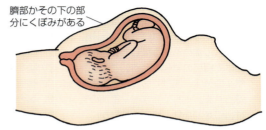

a. 前方後頭位　　　　　　　　　　　　　　b. 後方後頭位

図Ⅰ-41 前方後頭位と後方後頭位の腹部の輪郭

注4　腹直筋：前腹壁の筋で白線の両脇にあり，腱画によって筋腹がいくつかに仕切られている。起始：恥骨稜と恥骨結合，停止：剣状突起と第5〜7肋軟骨。作用：脊柱腰部を屈曲し，胸部を恥骨方向に引き下げる。

妊娠時は腹部に力を入れることは禁忌なので確認はかなり困難であるが，分娩後では腹壁が弛緩しているために確認は比較的容易である。

2）妊娠線
■ 新妊娠線

妊娠線とは妊娠8か月以後（まれに妊娠中期頃）から，皮膚の深部結合組織が伸展・断裂してできるもので，下腹部の皮膚に長さ約5～6 cm，幅5 mm程度の長紡錘形の線が出現する。滑らかで光沢があり，色は初めは青紫色を帯びており，やがて赤褐色となる。妊娠線は皮膚の分裂線に一致して走行し，数・大きさ・分布には，個人差が大きい。皮膚の伸展に加えて，妊娠中に増加するコルチコステロイドの作用が考えられている。

■ 旧妊娠線

妊娠線は分娩後に退色して瘢痕や瘢痕組織の光沢ある銀白色を呈し，旧妊娠線となる。したがって，旧妊娠線は経産婦にみられるもので，経産婦に次の妊娠で新たに妊娠線ができると，新旧妊娠線が混在することになる。

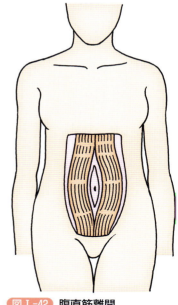

図Ⅰ-42　腹直筋離開

3）妊娠性色素沈着

腹壁正中線（特に臍から恥丘まで走行する）や臍窩などに色素の沈着が起こる。妊娠前半期から始まり，妊娠後半期に向かって次第に強くなり，特に経産婦に著しい。色は暗褐色，時に黒褐色となる。分娩終了後次第に退色するが，数年にわたって残ることもある。

4）臍窩の状態

臍窩は，増大した妊娠子宮によって押し出され，妊娠7か月頃から次第に浅くなり，ついには消失する。また，妊娠後期には皮膚面から軽く突出することもある。

5）腹部の浮腫

児心音の聴取にあたって，プローブ先端部またはトラウベ聴診器を腹壁から外すと，腹壁上に圧痕を認め，しばらく陥没したままであれば腹部の浮腫の証明となる。浮腫があると皮膚に光沢が生じる。

6）胎動の状態

通常，胎児の背部は母体の横または腹壁側にあることが多いために，腹壁上から胎動を観察しうるのは，胎児が四肢を大きく動かしたとき（衝突様運動）である。

一方，胎児の背部が母体の背部にある，すなわち後背位の場合には四肢の細かな運動のほと

んどが腹壁に伝わり，母体の腹壁が常に波打っているような波動を観察できる。これは胎児が大きくなる妊娠後期で，かつ腹壁の皮下脂肪が薄い場合には，特に顕著である。

7）その他の徴候・症状
■ **静脈瘤**
　妊娠時には下肢，会陰部，腟壁に静脈瘤ができることはよく知られているが，下腹部の表在性静脈にも静脈瘤が好発する。皮下を走行する静脈に拡張，屈曲，蛇行が認められ，皮膚より膨隆する。

■ **発疹**
　妊娠中は基礎代謝が約8〜15％亢進する。エクリン汗腺と脂腺も機能亢進し，多汗・汗疹が起こりやすい。特に夏期においては，乳房の下の皮膚が接する左右季肋部や心窩部には汗がたまりやすく，汗疹ができやすい。汗疹には，浅在性で透見できる小水疱でかゆみを伴わない水晶様汗疹と，紅色丘疹・小丘疹でチクチクした"痛がゆさ"を伴う紅色汗疹がある。発疹がある場合には，治療が必要な皮膚疾患（妊娠性疱疹など）との鑑別が必要である。

■ **妊娠性痒疹**
　妊娠性痒疹は，2回目以後の妊娠3〜4か月の妊婦にみられる。四肢伸側に多いが，時に躯幹に著しい掻痒を伴う丘疹が散在する。手で引っ掻くことにより表皮剝離，結痂（けっか），湿疹化をきたす。

■ **カレン徴候（Cullen sign）**
　異所性妊娠により腹腔内に多量の血液が貯留すると，腹腔内の血性滲出液が円靱帯に沿って皮膚筋膜内に達し，臍周囲の皮膚が青紫色を呈する。

2 触診

　腹部触診にはレオポルド触診法を用いる。腹壁上から触診できるのは，妊娠15週では子宮体，妊娠19週では子宮体と胎児，妊娠27週以降では胎位，胎向，胎勢などである。

1）レオポルド触診法：胎児の胎位・胎向・胎勢・下降度の判定
■ **方法**
　レオポルド触診法の手技は4段に分けられる。それぞれの手技の方法と，触診項目は図Ⅰ-43のとおりである。なお，多胎においては，レオポルド触診法で胎児数・胎位などを正確に把握することは困難な場合がある。

● ポイント
①妊婦と直接向かい合う姿勢をとる。助産師の躯幹が妊婦の躯幹の斜めの位置にあるときには，正しい触診ができない。
②助産師は腕や指先の力を抜いて，両手掌全体に力を分散させ，両手をしなやかに滑らせるようにやさしく丁寧に行う。指先に力が入ると胎児各部の微妙な感覚がわかりにくく，指先が当たっている部位に痛みを与える。
③腹部に加える手の圧力は強すぎず弱すぎず，適度な力で行う。

a. レオポルド手技第1段

方法：助産師は妊婦の側方に立ち，妊婦の顔面に向く。両手を彎曲させ，指をきちんと合わせて小指側を子宮底上縁に当てて，指腹を静かに圧しながら触診する。

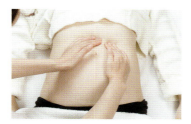

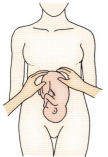

触診項目：子宮底の高さ・位置・形，胎児部分の種類・硬さ

b. レオポルド手技第2段

方法：子宮底部に当てた両手を子宮壁の両側に移動させ，手掌を平たくして子宮の両側壁に当て，左右の手でやさしく，しかし交互に深く子宮を圧して知知する。わかりにくい場合は，腹部の一側の手で子宮が揺れないように固定し，他側の手掌を環状に動かし，固定した反対側の子宮を上から子宮下部に至るまで触診すると，胎児の輪郭を触知できる。

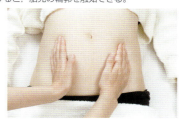

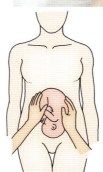

触診項目：子宮の形・大きさ，子宮壁の厚さ・弛緩・緊張度，羊水量，胎動，胎向（児背・小部分）

c. レオポルド手技第3段

方法：手の母指と残り4指を開いてゆっくり圧しながら，恥骨結合上に存する胎児部分をつかむ。先進部が嵌入していないときには可能性のある胎児部分を触知できる。

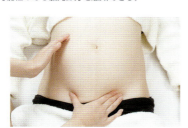

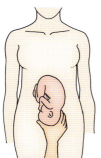

触診項目：胎児下降部分の種類・大きさ・硬さ・移動性・骨盤内進入程度

d. レオポルド手技第4段

方法：助産師は向きを変えて妊婦の足のほうに向かい，手の4指をそろえて少し彎曲させ，鼠径靱帯に並行して両手を進め，胎児下降部と恥骨との間に指先を静かにできるだけ深く進入させ，下降部の輪郭を触知する。

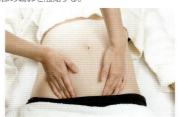

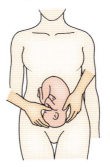

触診項目：胎児下降部の種類・位置・移動性・骨盤内進入程度

図Ⅰ-43　レオポルド触診法
（撮影協力：日本赤十字社医療センター　中根直子，鈴木麻衣子，竹内友理奈，村井里香）

④第1〜4段までを省略せず原則に基づいて，丁寧に実施する．これを継続することにより，胎児の各部分の感触がつかめる．

⑤手技中に子宮収縮を認めたときは，手技を中断し子宮が弛緩するのを待ってから再開する．なお，流早産徴候が認められたときには，腹部触診による刺激を避けるために，レオポルド触診法を行わず児心音聴取のみに留める．実施する場合でもレオポルド手技第1段・第2段による胎位や胎向の確認に留め，腹壁にかける圧も必要最小限で短時間にする．

■ **レオポルド触診法による判定基準**

● 胎勢による胎児部分の特徴

　図Ⅰ-44は，胎勢（屈位・反屈位などの胎児の姿勢）による胎児の形態的特徴である．胎勢の判定は，主にレオポルド手技第4段で行う．表Ⅰ-8は，胎勢による胎児部分の触診上の特徴である．

● 児頭と児殿部の鑑別

　レオポルド触診法による児頭と児殿部の鑑別は，表Ⅰ-9に示すとおりである．

● 羊水量の判定

　羊水量は主にレオポルド手技第2段で判断する．羊水量が多い場合は，胎児が羊水中に浮かんでいる様子がわかりやすいが，胎児を両手につかみにくいために，胎位・胎向が把握しにく

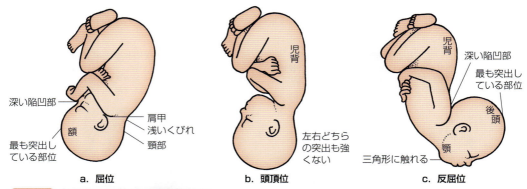

図Ⅰ-44 胎勢による胎児の形態的特徴

表Ⅰ-8 胎勢による胎児部分の特徴

胎勢	特徴
a. 屈位	額：最も突出しており，額と同側に大きい陥凹部を触れる 顎：最も突起している額の上方に，胸部との間に明らかな陥凹部として触れる 頸部：額より上位にあり，頸部の陥凹は軽度 肩甲：後頭がある側で，後頭の上方やや前方に緩やかな大きな隆起として触れる
b. 頭頂位	左右のいずれの側にも最も突出している部分を触れない
c. 反屈位	後頭：上位にあって，頸部の陥凹は深くなる 顎：下位にあり触れにくい，顎は三角形に触れる

注）上方と下方の区別：母親の身体を基準にして頭部の方面を上方，下肢の方面を下方として表記している．以下，位置関係は同じ表現とする．

表Ⅰ-9 児頭と児殿部の比較

項目	頭部	殿部
大きさ	胎児部分のうち最大	頭部よりやや小さい
形	球形，平滑で輪郭が明瞭	半球2個，輪郭がはっきりしない
硬さ	全体に骨様に硬い	頭より柔らかい
可動性	頭は躯幹と独立して動く	殿部は躯幹とともに動く
浮球感	著明（妊娠後期を除く）	はっきりしない
骨盤進入	初産婦では妊娠後期には進入固定	進入しがたく，骨盤腔空虚が多い

注）浮球感（ballottement，バロットマン）：胎児が小骨盤内に固定せず羊水中に浮かんでいるとき，腹壁上から手掌全体で軽く下に押すと，いったん沈むが再び浮き上がって元の位置にはね返り，手に硬いものが当たる感じをいう。妊娠前半期は胎児全体を浮球感として感じるが，妊娠後半期は児頭部で浮球感を強く感じる。

い場合がある。

　羊水過多の場合には腹部が著明に膨隆して，腹部の形態は球形を呈し，腹部緊満感や腹痛を訴えることがある。

　一方，羊水が少ない場合には，腹壁に密着して両手の直下で胎児を触れる感覚がある。

2）ザイツ法：児頭骨盤不均衡の判断

　レオポルド触診法と並んで，よく実施されるものにザイツ法がある。初産婦では妊娠10か月には，児頭は骨盤入口に嵌入する。したがって，特に初産婦において妊娠38週以降で児頭が嵌入していない場合には，ザイツ法を実施する。

■方法

　左手掌で児頭をつかみ，右手は恥骨結合部に添える。骨盤入口平面の傾斜（通常は60度）を考慮に入れて，左手掌全体を下後方に向けて慎重に圧をかけて押した状態で，右手の示指と中指を上方（臍部方向）に滑らせていき，恥骨結合上の児頭の重なりの程度（児頭前面と恥骨結合との関係）をみる（図Ⅰ-45）。また，左手だけで児頭をつかむのではなく，両手で児頭を挟んで，下後方に圧をかけてもよい。「押して下がる」「通る」という感触が得られなければ，医師の診察を促す。

■判定

　児頭前面が恥骨結合よりも低い場合（ザイツ−），同じ高さの場合（ザイツ±），隆起している場合（ザイツ＋）を判断する（図

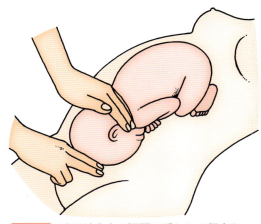

図Ⅰ-45 恥骨結合上の児頭の重なりの程度を診断する様子

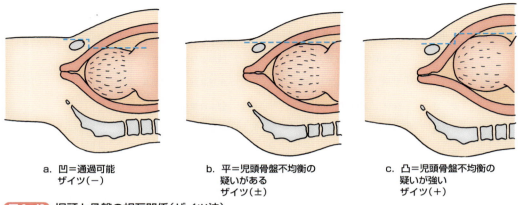

a. 凹＝通過可能
　　ザイツ（−）

b. 平＝児頭骨盤不均衡の
　　疑いがある
　　ザイツ（±）

c. 凸＝児頭骨盤不均衡の
　　疑いが強い
　　ザイツ（＋）

図Ⅰ-46　児頭と骨盤の相互関係（ザイツ法）

Ⅰ-46）。（−）は経腟分娩可能，（±）と（＋）はＸ線骨盤計測を行う指標となる。

3　聴診：胎児の生死の確認と胎児の異常の発見

　胎児の健康度を判断する方法で，最も大切なのは胎児心音の聴取である。胎児心音は数（徐脈・頻脈），強弱，リズムの整・不整に注意して聴取する。胎児心拍数は110～160 bpm[注5]である。通常は5秒間の数を3回連続して聴き，「11，12，12」のように表す。1分間聴取して，リズムや性状を把握することが重要である。

1）聴取部位

　図Ⅰ-47は，胎児心音が明瞭に聞こえる部位を示したものである。胎児心音が最も明瞭に聞こえるのは，一般に頭位の場合，妊娠20週から24週にかけては臍から下の正中線上で，それ以降では臍棘線（臍と上前腸骨棘を結ぶ線）上で明瞭に聞こえる。また，先進部の骨盤入口部への嵌入がかなり進んでいる場合は，胎児心音が恥骨結合の真上ぐらいで聞こえる。

　屈位では胎児の背部が子宮壁に最も接近する部位（胎児の肩甲骨と肋骨が腹壁で接する部位），反屈位では児背よりも胎児小部分の側で明瞭に聞こえる。

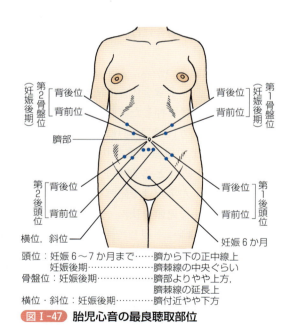

図Ⅰ-47　胎児心音の最良聴取部位

注5　bpm＝beat per minute，1分間の心拍数。従来胎児心拍数は正常脈120～160 bpmとされていたが，2003年に正常（整）脈110～160 bpm，徐脈110 bpm以下，頻脈160 bpm以上と改定された。

胎向と児頭嵌入の診断

Another Step Advanced

胎向の診断と児頭の嵌入の診断において，以下の技術を習得しておくと有用である。

●胎向の診断（児背・小部分の判断）：レオポルド手技第2段の変法

目的：胎向の診断に用いる。肥満者，羊水過多，胎児が小さい，第2分類（背後位）などの場合は，児背・小部分の判断が難しく，胎位・胎向が判定しにくい。このような場合にはレオポルド手技第2段の変法を行うと，児背を探るのに便利で胎向の診断が行いやすくなる。

方法：両手の指先を，腹部の一側から他側へゆっくりと移動させていく。移動するときに，指を慎重にまた腹壁のなかにかなり深く押し込むと，硬い児背と凹凸の小部分を区別できる（図Ⅰ-48）。また，腹壁上から左手で胎児を固定し，右手をゆっくりと移動させて，児背を探る方法も有効である。左利きの助産師は右手で固定し左手を移動させるとよい（利き腕のほうが手の感覚も鋭敏）。一般に背部は広く硬い板状の抵抗，弓状彎曲として，小部分（四肢）は不規則な数個の突起（または結節）として触れる。また，背部は移動性を欠くが，小部分は移動性がある。

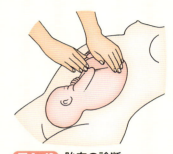

図Ⅰ-48　胎向の診断
児背・小部分の判断が難しいとき，両手の指先を，腹部の一側から他側へゆっくりと移動させてゆく

●児頭の嵌入の診察法（頭位の場合）

初心者にとってはいうまでもないが，経験者であっても，先進部が骨盤入口部にどの程度嵌入しているかを触診で判断することはかなり難しい。

方法：児頭が嵌入しているか否かを判断するためには，レオポルド手技第3段・第4段を，丁寧に行って判断する。第3段・第4段ともに，児頭の下降が進んでいるときには，恥骨結合下方に手を深く差し入れて診察する。第4段は児頭の形態をなぞりながら，両手掌を児頭に密接させたまま上方に向かってゆっくり滑らせると，肩甲・顎などの触知が可能である。

1）児頭が嵌入している場合の基準
①児頭は動かない（児頭をつかんでも左右に動かすこともできないし，上方に動かすこともできない）。
②両手で児頭を挟み込んだ感じが，非嵌入時よりも小さい。
③前在の肩甲は恥骨結合の約5cm上方に，骨盤内に深く児頭が嵌入した場合には恥骨結合の真上にある。

2）児頭が嵌入していない場合の基準
①児頭は高い位置にあって，自由に動く。
②児頭の大部分が骨盤入口上方にあり，頭部隆起（前頂部）は恥骨結合の約7～8cm上方にある。
③児頭が高い位置にあるときは，前在の肩甲は恥骨結合の約12cm上方に位置する。
※数値は児頭全体が骨盤入口上に触れる場合を基準としている。

> **ポイント**
> ①恥骨結合下方に手を深く差し入れるので，触診前に必ず膀胱を空にしておくこと。
> ②腹壁の緊張が強いと妊婦に痛みや不快感を与えるので，腹壁を弛緩させるために股関節と膝関節を十分に屈曲させ，口呼吸をさせて行うとよい。
> ③胎児の輪郭に沿って間隙なく丁寧に触知すること（各部位の形態的特徴は胎勢による胎児部分の特徴を参照：p44の図Ⅰ-44，表Ⅰ-8，p45の表Ⅰ-9）。
> ④児頭の嵌入の有無による前在肩甲と恥骨結合の位置関係などを頭に入れて行う。
> Marshall J, et al: Myles Textbook for Midwives, 16th ed, Churchill Livingstone, 2014 を参照

2）聴取方法

　胎児心音の聴診器として代表的なものは，超音波ドプラー（ドップラー）装置（図Ⅰ-49）とトラウベ聴診器である。腹壁上から胎児心音を聴取できる時期は，超音波ドプラー装置は妊娠

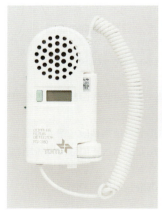

FD-380（トーイツ）

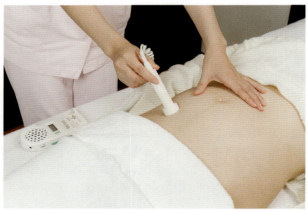

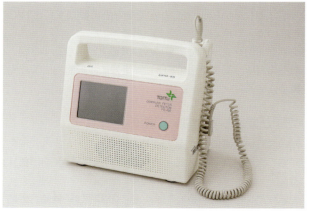

FD-490（トーイツ）

図Ⅰ-49　超音波ドプラー装置の一例
（撮影協力：日本赤十字社医療センター　中根直子，鈴木麻衣子，竹内友理奈，村井里香）

8～9週頃から，トラウベ聴診器は妊娠17～20週頃からである。

■ 超音波ドプラー法
● 方法
①妊婦に仰臥位をとらせて腹部を十分に露出させ，レオポルド触診法を行い，胎位・胎向を確認し，妊婦の下肢を伸展させる。
②プローブ先端に超音波用ゼリー（ゲル）を塗布する（ゼリーの代わりにオリーブ油・グリセリンでも可）。ゼリーを塗布するのは，腹壁とプローブの間に空気の膜をつくらないためである。
③スイッチを入れ，装置に異常がないことを確認する。
④音量を調節し，確認した腹壁上の最良聴取部位にプローブ先端を当て，円錐状にゆっくり動かしながら胎児心音が清澄に聞こえる部位を探す。
⑤1分間の胎児の心拍数とリズムを聴取する。
⑥妊婦に不快感を与えないように，妊婦の腹部に残ったゼリーをペーパーまたはガーゼで拭き取る。
⑦妊婦の身支度を整え，結果を説明する。
⑧プローブ先端のゼリーを除去し，所定の場所に戻す。

● ポイント
①胎児が小さい，羊水量が多い，胎児の背部・肩甲部が腹壁表面から遠い背後位，肥満者などは，プローブ先端を腹壁面にある程度深く当てなければ，児心音が明瞭に聴取できないことがある。
②プローブ先端のゼリーの量が少ない，プローブ先端が腹壁に直角に当たっていない，プローブ先端の腹壁への圧が弱い，きつい服で腹部を締め付けているなどの場合も，胎児心音が明瞭に聴取できないので注意する。
③妊婦の体位が側臥位や半側臥位などの場合には聴取しにくい。
④子宮収縮が認められるときには，間欠時の胎児心音聴取を原則とするが，収縮時と間欠時の両方を聴取することが望ましい。

■ トラウベ聴診器
● 方法
①助産師は妊婦の足元のほうに顔を向けて位置する。
②トラウベ聴診器（図Ⅰ-50a）の音響漏斗のある端（平らで飾りのあるほう）を助産師の耳にぴったり付け，聴診器がずれないように他端を妊婦の腹壁に対して直角に当てて保持し，手を離して胎児心音を聴取する（図Ⅰ-50b）。

● ポイント
①聴診時に手でトラウベ聴診器に触ると，よけいな音を生じて胎児心音が聴取できないので，桿状部に触れないように注意する。
②慣れないときには，注意を集中するために目を閉じると，胎児心音の聴取がしやすい。
③超音波ドプラー法と異なりトラウベ聴診器による胎児心音の聴取部位は，広範囲をカバーしないので，レオポルド触診法で最良聴取部位を正確に確認する。

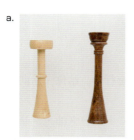 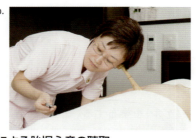 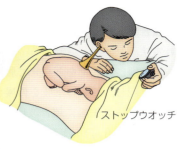

図Ⅰ-50 トラウベ聴診器による胎児心音の聴取
（撮影協力：日本赤十字社医療センター　中根直子，鈴木麻衣子，竹内友理奈，村井里香）

3）聴取できる音

　腹部診察では胎児由来の胎児心音，臍帯雑音，胎動音，母体由来の子宮雑音，大動脈音，腸雑音の6種類を聴取できる。臍帯雑音は胎児心音と同時同数で，子宮雑音と大動脈音は母体心音と同時同数で聞こえる（表Ⅰ-10）。

　緊急時や妊婦の心拍が速いときなどは，妊婦の心音を胎児心音と混同し，胎児心拍数低下と間違う場合がある。したがって，胎児心拍数が正常よりも少ないとき，助産師は妊婦の橈骨動脈の脈拍を取りながら胎児心音を聴取し，胎児心音と母体の心音や性状を区別することが重要である。胎児心拍数低下を確認したときは，必ず医師に報告し，分娩監視装置を装着して，胎児心拍数の推移を記録する。

表Ⅰ-10　胎児由来音と母体由来音の種類

	種類	特徴
胎児由来	胎児心音	・複音で，第1音は心臓の収縮期に，第2音は大動脈弁閉鎖期に一致する ・トントンと短く澄んだ音として聞こえる ・超音波ドプラー法では2拍性であることがわかる
	臍帯雑音	・臍帯巻絡，真結節，臍帯過短など臍帯血管の圧迫・伸展・捻転などがある場合に聞こえる ・聴診器が臍帯の真上にあるときに聞こえる ・胎児心音と同時同数で，ほとんど同一場所で聞こえる ・トラウベ聴診器では柔らかく吹くような雑音に，超音波ドプラー法では風の吹くような感じでヒューヒューと聞こえる（wind sound） ・胎児の約15%に聞こえる
	胎動音	・胎児が四肢を動かして子宮壁を突くことによって起こる鈍い音 ・聴診器を突き上げるように，短く突発的で低い太鼓のように聞こえる
母体由来	子宮雑音	・妊娠で怒張した子宮血管を血液が勢いよく流れるために起こる低雑音で，母体心音と同時同数 ・16週以後に聞こえ，産褥初期まで続く ・子宮動脈枝の走る子宮の両側で聞こえ，右側よりも左側で強い ・ザーザーと低い吹笛音として聞こえ，注意すれば妊婦の約90%で聞こえる
	大動脈音	・母体大動脈弁の閉鎖による音が子宮体に伝わって聞こえるもので，母体心音と同時同数 ・下腹部の正中線上で明瞭に聞こえる
	腸雑音	・腸管内容やガスが移動することによって起こる雷鳴様の不定の雑音

4 胎児心拍数モニタリング

分娩監視装置による胎児心拍数モニタリングは，胎児の中枢神経系制御機構がほぼ完成する妊娠 28 週以降の妊産婦に対して行う（図Ⅰ-51）。助産師が行うことが多いので，器械の正しい使用法と胎児心拍数陣痛図の評価を正しく身に付けることが重要である。胎児心拍数モニタリングは胎児の状態や予備能力の判定を目的として行うもので，ノンストレステスト（NST）とコントラクションストレステスト（CST）がある。

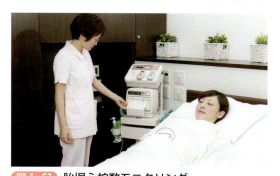

図Ⅰ-51 胎児心拍数モニタリング
（撮影協力：日本赤十字社医療センター 中根直子，鈴木麻衣子，竹内友理奈，村井里香）

1）ノンストレステスト（non-stress test；NST）

子宮収縮などのストレスのない状態で，分娩監視装置を用いて胎動と胎児心拍数を一定時間監視する。胎動の際に胎児は生理的に一過性頻脈を呈するのを利用して胎児の健常性をみるための検査で，胎児機能不全や潜在性胎児機能不全の発見が可能である。

通常は 40 分間（p55 の「胎児の睡眠-覚醒サイクル」参照）実施するが，急いでいる場合は reactive であれば 20 分で終了してもよい。妊娠 28 週以降の大部分の胎児で，刺激後胎動や心拍数の増加などを認める。ただし，妊娠 31 週以前では正常例であっても胎児の神経機能の未熟性により non-reactive になる例もある。すなわち，一過性頻脈の振幅は妊娠週数が早い時期は小さい傾向があり，15 bpm 以上が適応されるのは妊娠 30〜32 週以降とするのが一般的である。妊娠 32 週以降になると NST の信頼性は高く，reactive であれば胎児は健康な状態（well-being）であり，non-reactive であれば元気のない状態と判断できる。通常，正常な妊娠経過であっても，37 週以降（正期産の時期）に入ると，少なくとも 1 回は行うことが望ましい。

■方法
表Ⅰ-11 を参照。

■NST の判定
NST によって胎児の状態や予備能力を判定する。

reactive NST：20 分間に 2 回以上の acceleration（15 bpm 以上，15 秒以上持続の一過性頻脈）がみられれば reactive（胎児が元気である状態）と判定する。

non-reactive NST：15 bpm 以上，15 秒以上の acceleration が 20 分間に 1 回以下のとき，non-reactive（胎児が元気のない状態）と判定する（表Ⅰ-12）。

2）コントラクションストレステスト（contraction stress test；CST）

10 分間に 3 回の軽い子宮収縮がある状態で，子宮収縮（陣痛）と胎児心拍数を一定時間監視し，胎児の状態や予備能力などを判定する。

自然の子宮収縮がない場合は，オキシトシンを点滴静注する OCT（オキシトシン・チャレンジ・テスト）と妊婦の乳頭を刺激する乳頭刺激試験（nipple stimulation CST，乳房を温タオル

表Ⅰ-11 胎児心拍数モニタリングの方法

	手順	留意点
事前準備	1. 妊婦は事前に排尿を済ませ，膀胱を空にする 2. 静かな部屋で，妊婦が気を散らさないように環境を整える 3. 使用物品を準備・点検し，分娩監視装置を準備する。電源コードを接続し，電源をONにして作動状態を確認する 4. 装着前に，検査の目的・時間・方法などの説明を行う 5. 腹帯をとり，半座位（セミファウラー位）または側臥位とする。ただし，側臥位の場合は，きれいな胎児心拍数図をとることは難しいので，初心者はセミファウラー位で準備する 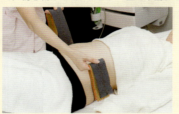	・モニターは使用する少し前に電源を入れておく ・モニターのスピードは胎児心拍数の変化（特に基線細変動）を観察しやすいように1分間3cmの紙送りとする ・心拍がうまくとれていないときには報告することや，最短でも時間は40分かかることを説明しておく ・腹部大動脈圧迫による仰臥位低血圧症候群の予防 ・苦しくなればすぐに報告するよう説明し，また適時，血圧の測定を行う
実施中	6. レオポルド触診法により胎児の位置を確認し，胎児心音最良聴取部位に，ゼリーを塗った心音トランスデューサーを装着する 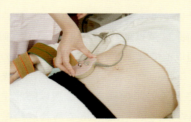	・バンドは手掌が挿入できる程度のゆるみをもたせ，締め付けすぎないこと（レコーダのペン位置が10mm上がる程度） ・心音トランスデューサーにはゼリーを塗る 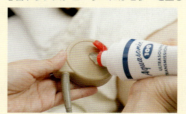
	7. 陣痛トランスデューサーを子宮底部の平らで最も高い部位に装着する。胎児心音が非常に短くかつ歯切れよく聞こえる部位に置く 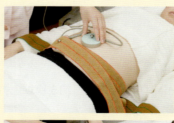 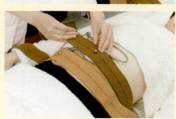	・トランスデューサーの全体が腹壁に接するようにし，臍上や子宮底部の隙間のある場所は避ける ・陣痛トランスデューサーにはゼリーを塗らない
	8. レコーダスイッチを押す 9. ゼロセットスイッチでペンの位置を合わせる 10. 実施中はリラックスするように説明する	・心音が大きすぎないように，音量スイッチで調整する

(つづき)

実施中	11. 10分ごとに妊婦の状態および記録されたデータを観察する 12. 20分以上 non-reactive が続いた場合は，子宮を刺激し，さらに20分間観察する	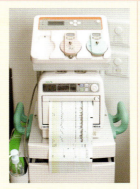	・子宮収縮による胎児心拍数の変化の有無に注意する（特に CST の場合） ・刺激の方法はレオポルド触診法などで胎児を動かして刺激する ・または，妊婦の腹壁上の児頭を触知できる位置で，音振動刺激装置のボタンを押して刺激を与えてもよい
事後処理	13. 時間が来たら電源を切り，心音および陣痛トランスデューサーを取り外す 14. 温かいウォッシュクロスやタオルで妊婦の腹部を丁寧に清拭し，妊婦に不快感などがないか聞く 15. 妊婦をねぎらい，結果を説明する 16. 使用物品を整頓する		・記録紙はミシン目より切り離す ・専門用語を用いないで，妊婦の反応を見ながらわかりやすく説明する

（撮影協力：日本赤十字社医療センター　中根直子，鈴木麻衣子，竹内友理奈，村井里香）

表 I-12　NST による診断

判定	特徴
① reactive	児の予後良好。胎動に同期して一過性頻脈 acceleration を示し，心拍数基線の細変動 variability がある
② non-reactive	胎児発育不全や胎児機能不全などで見られることが多く，新生児仮死，新生児期に厳重な管理を必要とすることが多い。なお，胎児の睡眠時や妊娠32週以前にも本所見をみる。acceleration や variability が減少している所見である
③ sinusoid	胎児心拍数図が規則正しい正弦波形を示すもので，予後は non-reactive と同様警戒して考える。胎児貧血が多い
④ combined	reactive と non-reactive の混合型がある。要注意であるが，一般に reactive に近い
⑤ deceleration	late deceleration，variable deceleration に伴うのは胎児死亡が切迫していることを示す場合があるので，要注意である
⑥ variability 消失	胎児死亡が切迫していることが多いので，要注意である

で温めた後，妊婦自身で乳頭マッサージをする）を実施し，10分間に3回の子宮収縮が起こるようにする。

　CST は37週以降に，ハイリスク妊娠例や non-reactive NST 例に対して行われる。一般に，OCT よりは乳頭刺激試験のほうが安全である。
■方法
　NST に準ずる（ここでは乳頭刺激試験の1方法を記す）。
　①セミファウラー位で安静を保ち，20分間観察し（NST），子宮収縮と高度の deceleration

(100 bpm 以下)がないことを確認する。
② 妊婦自身が，温タオルで温めた両側の乳頭を服の上から，またはタオルの上から手指にてやさしく回転刺激もしくは牽引刺激する。2 分間の刺激と 5 分間の休止を交互に 6 回繰り返す。
③ 1 回あたり 30〜60 秒持続する収縮が 10 分間に 3 回以上の頻度で認められた時点で，有効な収縮として，刺激を中止する。
④ 有効な収縮が得られなければ failed(unsatisfactory)とし，後日再検査するか，OCT に変更する。

■ CST の判定
　胎児死亡のほとんどの原因は低酸素症であり，最初に生じる徴候が陣痛に伴う遅発一過性徐脈であるため，本検査は人為的にそれを誘発するものである。

CST 陰性：遅発一過性徐脈，変動一過性徐脈のいずれもがみられないもの，胎児胎盤系の予備能力をもつ。
CST 陽性：遅発一過性徐脈，変動一過性徐脈のいずれもがみられるもの，胎児胎盤系の予備能力の低下を示す(表 I-13)。

3) 胎児振動音刺激試験(vibro-acoustic stimulation test；VAST)
　VAST は振動音刺激装置を用いて，胎児心拍数試験を行うものである。信頼度は NST と差がなく，NST の検査時間が短縮できる利点がある。

■ 方法
① 方法は NST と同様である。
② 胎児心拍数に acceleration が認められなくなって 10 分以上経過したら，振動音刺激装置を児頭の真上の腹壁上に当てて，65 dB，144 bpm で 5 秒間刺激を与える。
③ 刺激後の acceleration の出現の有無を観察する。

表 I-13　CST による診断

判定	波形	評価
①陰性 negative	子宮収縮が起きても遅発一過性徐脈，変動一過性徐脈のいずれも認められない	子宮収縮による胎盤血流量低下に対して心拍数が変化しない→低酸素状態に耐えることができる，胎児の状態良好
②陽性 positive	子宮収縮の 50%以上で，遅発一過性徐脈が認められる	子宮収縮により一過性徐脈が出現→低酸素状態に耐えることができない，胎児の状態不良
③判定保留−陽性の疑い equivocal-suspicious	50%未満の子宮収縮で遅発一過性徐脈または変動一過性徐脈を認める	
④判定保留−過剰収縮 equivocal-hyperstimulation	持続 90 秒以上または周期 2 分以内の子宮収縮が生じ，それに随伴する変動一過性徐脈を認める	判定不能
⑤判定不能 unsatisfactory	適切な子宮収縮が得られない。または良好な胎児心拍数パターンを記録できない	

方法を図Ⅰ-52に示した。

■ **VASTの判定**

陽性：音刺激直後から acceleration（p51,「NSTの判定」を参照）が認められるもの
陰性：音刺激を与えても acceleration が認められないもの

4）全身および四肢の運動（胎動）の評価

胎児は妊娠初期から四肢や全身を動かしていることが知られている。超音波検査では胎動（fetal movement；FM）は妊娠7週頃より観察され，正常胎児の場合，妊娠18～19週で4.5回/10分間，妊娠26～27週で7回/10分間程度認められるとされる[5]。妊娠15週になると，聴診や触診でも胎動を確認できる。妊婦自身の胎動自覚は初産婦と経産婦によって異なるが，ほぼ妊娠18週頃である。また，胎動は分娩前でも10分間に2回以上といわれている[6]。

胎動は胎児の神経系の発育や成熟と関係しているといわれており，胎動には胎児心拍数の一過性頻脈を伴うことが多く，その場合には胎児は well-being であると考えられている。図Ⅰ-53は，超音波電子スキャンで観察された胎動とそのときの陣痛計による胎動波形である。胎動波形を詳細に観察することにより，胎動の種類も把握できる。

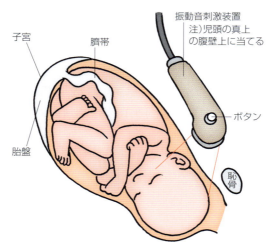

図Ⅰ-52 胎児振動音刺激試験（VAST）

胎児の睡眠-覚醒サイクル（sleep-wake cycle）

胎児の心拍数は妊娠30週頃までは1相性であるが，妊娠30週以後，acceleration の増加が起こり，活動期と静止期の2相性に分かれる。この1相性から2相性への変化は，胎児の中枢神経系機能の発達を示している。すなわち，胎児の心拍数は妊娠32週を過ぎる頃より acceleration が頻発する活動期と，acceleration がほとんど認められない静止期に分類できるようになり，胎児は約20分ごとに睡眠（sleep cycle）と覚醒（wake cycle）を繰り返す。

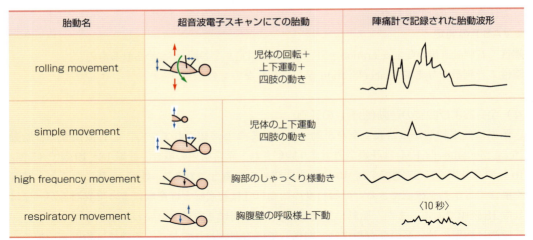

図Ⅰ-53 超音波電子スキャンでの胎動と外測陣痛計で記録された胎動波形（Timor-Trischの分類による）
荒木勤：最新産科学 正常編 改訂第22版．p86，文光堂，2008

5 NSTの実施頻度

　Boehmら（1986）は，NSTを週1回実施する群と週2回実施する群に分けて検討し，週1回群では661例中死産総数10例，reactive NSTの死産数4例（6.1/1,000例），週2回群では517例中死産総数3例，reactive NSTの死産数1例（1.9/1,000例）で，週2回群で死産率が有意に減少したと報告[7]し，NSTは週2回実施することが望ましいとしている。

　しかし，一般に正常経過の場合，NSTの頻度の基準は定められていないが，37週以降に1回程度行い，ハイリスク妊娠では1回/週，過期妊娠や糖尿病合併妊娠では2回/週程度の検査が必要とされている。

参考文献
1) 武谷雄二ほか（監）：プリンシプル産科婦人科学2 産科編　第3版．メジカルビュー社，2014
2) 荒木勤：最新産科学 正常編 改訂第22版．文光堂，2008
3) 荒木勤：最新産科学 異常編 改訂第22版．文光堂，2012
4) Marshall J, et al: Myles'Textbook for Midwives 16th ed. Churchill Livingstone, 2014
5) 秋山芳晃，北川道弘：Biophysical profile．周産期医学 30：129-133，2000
6) 島田信宏：胎児心拍数モニタリング．p100，東京医学社，2000
7) 荒木勤：最新産科学 正常編 改訂第22版．pp171-173，文光堂，2008

マニングのスコア　　Another Step Advanced

●Biophysical Profile Score について

　1980年マニング(Manning)らが，胎児のwell-beingを判定する方法として，バイオフィジカルプロフィール(biophysical profile；BPP)のスコアリング(biophysical profile scoring；BPS)を提唱した。これは，胎児心拍数図(一過性頻脈の有無)と超音波検査(胎児呼吸様運動，胎動，筋緊張，羊水量)の5つをパラメーターとして，スコアの合計で胎児のwell-beingを判定するものである。

●マニングのスコアと管理方針

　マニングのスコアは，低酸素状態による胎児機能不全を診断するために考案されたものである。急性胎児機能不全の指標としては，胎児の反応性(NST)，胎児呼吸様運動，胎動，筋緊張の4項目を，慢性胎児機能不全の指標としては，この4項目に羊水量を加えて5項目として，各項目につき異常を0点，正常を2点として10点満点で評価するものである(表Ⅱ-4，p104)。CSTに比べて母児にとって非侵襲的な検査であり，これに基づいた管理方針が提案されている。

　しかし，30分間を要する検査を頻繁に行うことは臨床上困難であるため，通常はBPSの代用としてmodified BPPが行われている。これは，超音波断層法による羊水量の推定とNSTの2つを指標として用いるもので，羊水量が十分にあり(amniotic fluid index；AFI≧5cm)，NSTがreactiveで，明らかな一過性徐脈が認められなければ正常とするものである。

妊娠中の超音波使用の安全性　Another Step Advanced

　超音波の生体に及ぼす問題としては，主に局所温熱作用による胎児への影響が指摘されてきた[1]。局所温熱作用とは，超音波が生体内を伝わる際に，周波数に依存した超音波の分散が起こり，そのエネルギーが組織に吸収され熱エネルギーとなるもので，この局所温熱作用が生体に最も影響を与えるといわれている。しかし，胎児への超音波検査で有害な作用を示したとする疫学的調査研究はみられないことや，正常体温（37℃）から最大で1.5℃の体温上昇を起こす程度の診断用超音波照射では，照射が30分以内であればヒトでの画像検査において熱的作用によるリスクは誘発しない等の報告[1]も示されてきた。

　このような背景から，妊娠中の超音波使用に対して，日本産科婦人科学会は「医学的適応に基づく超音波診断，すなわち妊産婦，胎児あるいは新生児の異常が疑われて行われる超音波診断には何らの制約をも設ける必要はない。その適応の中には，胎児や妊婦の健康を確保するために行われる医学的なスクリーニング，あるいは診断を兼ねて行われる医学教育が含まれる」としている。

　一方，2017年に日本超音波医学会は，音響放射力インパルス（acoustic radiation force impulse；ARFI，組織の硬さを計測する手法）を伴う超音波の生体組織への影響について，従来のBモードやパルスドプラ法における超音波と比べてパルス持続時間が非常に長いことから，生体内での温度上昇や組織への影響，出血，造影剤投与後の生体作用の増大などが懸念されるとし，胎児に対するARFIの安全性は十分に確認されていない現状では，照射すべきでないと注意を喚起している[2]。

　超音波診断は急速な発達を遂げ，胎児診断に欠くことができない診断法となっている。助産師は常に新しい動向に注視し，診断の利点や危険性を理解して実務に当たる必要がある。

1) Gail ter Haar（編），日本超音波医学会機器及び安全に関する委員会（訳）：診断用超音波の安全な使用　第3版．2012
　https://www.jsum.or.jp/committee/uesc/pdf/download.PDF（2018/1/25 閲覧）
2) 日本超音波医学会：音響放射力インパルスを伴う超音波の生体組織への影響について．
　https://www.jsum.or.jp/committee/uesc/pdf/ARFI_Influence.pdf（2018/1/25 閲覧）

5 生殖器のフィジカルイグザミネーション

　妊娠中の生殖器に必要なフィジカルイグザミネーションの技術は，外診（視診・触診），内診，腟鏡診，双合診である。双合診による診断は，現在ではほとんどが超音波診断法にとって代わられている。しかし，超音波診断装置がない所では，双合診が妊娠初期や産褥期の診断をするには不可欠な技術となる。

　妊娠期の生殖器は，初期において急速な変化をした後，中期では比較的安定して子宮が増大していく。後期になるとまた大きな変化を遂げ，分娩への準備を整えていく。

　ここでは妊娠前半期と後半期に分けて解説するが，外診（視診・触診），腟鏡診はどの時期でも有用であるため，妊娠初期の診察に重要な技術である双合診を加えて，前半期を中心に説明していく。後半期の内診法は，分娩期と重複するので，「第Ⅲ章　分娩期のフィジカルイグザミネーション」を参照していただきたい。

1 各診断法とその意義

1）腟鏡診（クスコ腟鏡）の意義

　助産師は内診指で子宮口を触診するが，腟鏡を使用すると子宮腟部（子宮口）を視診することができ，触診だけではわからない情報（子宮頸管炎，ポリープなど）を得ることができる。また，感染徴候があった場合の検査や子宮頸がんの検査でも子宮頸管から検体を採取する必要があるため，腟鏡の使用により，さまざまな検査が可能になる。破水の診断も腟鏡によって，より正確な検査や，羊水流出の確認ができる。産褥期には子宮口の退行性変化や頸管裂傷，腟壁裂傷，腟壁血腫などの診察が可能となる。

2）双合診の意義

　妊娠初期では，妊娠が子宮内に成立していることを確認し，妊娠週数を確定することが，最初に行う重要な診断業務である。

　現在，超音波診断では妊娠4週で胎嚢（GS）の存在を確認しうる。多くの医師はGS内に胎児を認めたら，その大きさを測定することによって，妊娠週数または出産予定日を確定している。

　しかし，超音波診断法が発達する以前では，最終月経がわからない場合や不確実な場合に，双合診によって妊娠の徴候（表Ⅰ-14）を調べ，増大した子宮の大きさを判断して妊娠週数を推定していた。また，妊娠初期では異所性妊娠，卵巣嚢腫などを確認する骨盤内付属器の診察に際して，超音波診断装置がなければ双合診が重要な診察法となる。産褥期には，子宮の復古を確認する方法として退院診察や1か月健診に双合診が用いられている。

3）母体の感染症スクリーニング検査の意義

　妊娠初期と後期にすべき検査として母体感染症のスクリーニングがある。母体の感染症の多くは，胎盤や産道を通じて胎児に垂直感染を起こす。HIVや梅毒のように血液検査が必要な感染症もあるが，産道感染を起こす多くの感染症は母体の生殖器に認められる。したがって，生殖器の診察と検体採取も含めた感染症の有無の診断は重要である（p229，表Ⅶ-3）。

表I-14 双合診でわかる初期の子宮の大きさと特徴

妊娠週数	4	6	7	8	10	12
大きさ		みかん		テニスボール	オレンジ	グレープフルーツ
特徴		ヘガール徴候			チャドウィック徴候	
			ピスカチェック徴候			
子宮の形			左右不同（着床部位の膨隆）		球形	その後卵形

Seidel MH 2003[1], Wheeler LA 2002[2], Varney H 1998[3]をもとに作成

また母体感染症は垂直感染だけでなく，破水と早産の原因となる。生殖器感染症は上行感染により絨毛膜羊膜炎を起こし，ひいては早産や破水を引き起こす。原因となる主な感染症は細菌性腟症と性器クラミジア感染症である。これらは無症候性の場合も多いが，ともに帯下の増加を伴い，性器クラミジア感染症では頸管炎を起こす。

生殖器の感染の中でも尿路系は膀胱炎や尿道炎，また無症候性細菌感染を起こしやすく，これらは上行感染して重篤な腎盂腎炎を発症するだけでなく早産のリスクとなるといわれる。

したがって，尿のスクリーニングはたんぱく尿，尿糖だけでなく，細菌や白血球の有無など，尿路感染に対するものも調べる必要がある。尿試験紙法で尿中の亜硝酸塩，白血球も測定できる試験紙がある（p18「尿検査の方法」参照）。尿中の硝酸塩が細菌の存在により亜硝酸塩に変化することを利用したもので，亜硝酸塩が検出されれば，細菌感染を疑う。尿道の診察は後述する。

2 診察時に心がけること

生殖器の診察は女性にとって決して好ましいものではないので，技術を一連の流れとして，女性に最も負担のかからない方法を考えて行う。

たとえば妊娠初期では，腟鏡診による検体採取が必要になる場合が多いので，途中で手袋を交換しないですむように，腟鏡診から外陰部の触診，そして双合診と進めていく。外陰部の視診は腟鏡診や触診をする前か，同時に行うのが実際的である。

手袋を途中で2度交換しないですむように，本項では両手手袋法を用いる。これは，左手（利き手でない手）を妊婦に触れるなど不潔エリアのものを扱う手，右手（利き手）を清潔エリアのものを扱う手として，物品を取り扱うときは右手を使う（破水時は滅菌手袋を着用し，それ以外はディスポーザブル手袋でよい）。腟鏡診のみ行う場合は，左手に手袋をはめ，右手を清潔扱いとする片手手袋法も可能である。

3 生殖器の解剖

成人女性の子宮は骨盤内において，図I-54のように位置している。図I-55に横断面を，図I-56に外陰部正面図を示す。診察にあたっては，膀胱（尿道口），子宮（腟口），直腸（肛門）

5 生殖器のフィジカルイグザミネーション

の位置関係を十分に把握しておきたい。

子宮頸部は図Ⅰ-57のような構造になっている。頸管内は円柱上皮が，子宮腟部外側は扁平上皮が組織を形成しているが（図Ⅰ-58a），この境界線（扁平円柱上皮結合部）は年齢やホルモンの影響などによって変化する。すなわち，ホルモン分泌が豊富な妊娠期には円柱上皮が頸管内から外へせり出して，外子宮口はより赤くみえる（図Ⅰ-58b）。この子宮口の状態が正常範囲の妊娠性変化か異常な炎症かは，腟鏡診による視診と腟分泌物検査によって鑑別する。

腟鏡診・双合診を行うにあたっては，子宮が前傾している意味を解剖学的に理解しておく必要がある。すなわち，妊婦が仰臥位の場

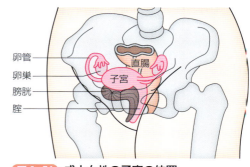

図Ⅰ-54 成人女性の子宮の位置

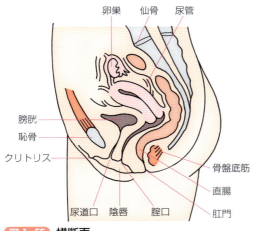

図Ⅰ-55 横断面

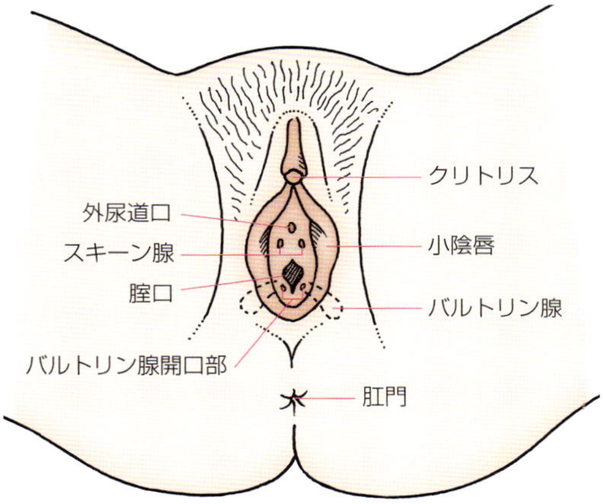

図Ⅰ-56 外陰部正面

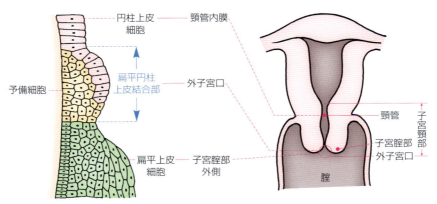

図Ⅰ-57 子宮頸部とその細胞構造

第Ⅰ章 妊娠期のフィジカルイグザミネーション

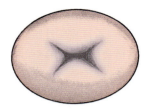

a. 経産婦
子宮腟部の外側は通常，光沢のあるピンクの扁平上皮で被われている。妊娠するとリビド着色し青紫色にみえる。

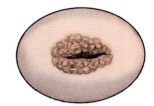

b. 頸管内細胞の外反
頸管内膜が外反し，子宮口の周囲に赤く柔軟な円柱上皮がみられることがある。その部分は性行為などで出血することがある。

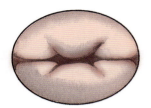

c. 頸管裂傷などがあった経産婦

図Ⅰ-58 正常範囲の子宮口（子宮腟部）

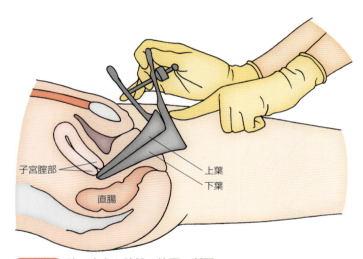

図Ⅰ-59 腟の方向と腟鏡の位置の断面

合，子宮底は腹壁に近く，子宮口は斜め後方にある。したがって，腟も斜め後方に向かってのびている。腟鏡は腟に沿って挿入するので，腟の方向を直腸および子宮口との関係で理解しておく（図Ⅰ-59）。また，スキーン腺と尿道口の関係，バルトリン腺と腟口の位置（図Ⅰ-56）を確認しておくことが大切である。

4 生殖器フィジカルイグザミネーションの手順

1）物品の準備

女性にとって生殖器の診察は，大変負担を感じるものである。女性の心と身体に細心の注意を払って，外診法から内診法（腟鏡診，双合診）へと無駄のない一連の動きで，できるだけ負担をかけないように心がける。それには，まずすべての物品の準備を整えておくことである。
・かけ物
・腟鏡（クスコ腟鏡）
・腟鏡を温めておく湯を入れたガーグルベースンなど

- ディスポーザブル手袋，破水時は滅菌手袋
- 潤滑剤(腟鏡診や内診で使用)

2) 妊婦の準備

　妊婦には，これから何のために，どのような方法で診察が行われるかよく伝えておく。事前の説明だけでなく，それぞれの診察のタイミングで，これから何が行われるのかを一つひとつ説明する。そうすることで妊婦は心身の準備ができる。また，妊婦には診察前に排尿を済ませてもらっておく。

　内診では妊婦は足を開いた姿勢をとるが，緊張したままだと苦痛を感じるだけでなく，正確な診察ができない。しかし，決して強制的に足を開かせたり，最初から外陰部に直接触れたりしてはいけない。まず大腿部内側のひざに近い位置に触れ，それが助産師の手であることを説明する。その後，大腿内側を外陰部に向かって助産師の手を徐々に近づけていく。

　また，内診指や腟鏡を腟口に挿入後，その入口部で下方に向かって少し圧をかけ，妊婦がそれに慣れていくのをしばらく待つ。妊婦に深呼吸をしてもらい，骨盤底筋群をリラックスさせるのも一方法である。

　すべての用意ができたら，助産師は両手に(滅菌)手袋をはめる(前述のとおり片手手袋法も可能であるが，本項では両手手袋法で説明する)。

5 腟鏡診

1) 腟鏡の準備

　冷たくて固い金属質の腟鏡が，妊婦に痛みと不快感を与えないよう準備する。腟鏡は湯などで温めておき，潤滑剤または湯で滑りをよくして挿入するのが基本である。しかし，潤滑剤は細胞診(パパニコロウのスメア)の結果や破水のシダ状結晶の診断に影響を与えるおそれがあるので，細胞診を予定しているときには湯を使用する。また，破水の診断時は無菌操作が要求されるので，腟鏡は湯を使わず，滅菌手袋を着用した助産師の手で温める。

2) 腟鏡の使い方(クスコ腟鏡)

　右手(利き手)でクスコ腟鏡の取っ手を持つ(図Ⅰ-60)。まず，左手(利き手でない手)の母指と示指で小陰唇をしっかりと広げ，腟鏡を縦にして腟口に挿入する(図Ⅰ-61)。腟口は狭いので縦にして，痛みを生じさせないようにする。

　腟鏡を挿入したら，ゆっくりとやさしく縦から斜め，水平へと回転させる。処女膜あたりまで腟鏡が入ったら，左手の示指で腟鏡の上部を斜め下にやさしく押しながら腟の奥まで進めていく(図Ⅰ-62)。腟の方向は斜め下方であり，このときまっすぐに押し込むことのないように注意する。

　ゆっくりやさしく挿入するが，腟の下壁には，むしろ力を入れて，かなり斜め下に向かう感覚で挿入する。そのためには腟鏡の取っ手を把持している右手も，腟壁を下方に圧するように力を入れる。

　子宮腟部くらいまで入ったら，腟鏡を左手に持ち替える(図Ⅰ-63)。このとき，左手(小陰唇

第Ⅰ章　妊娠期のフィジカルイグザミネーション

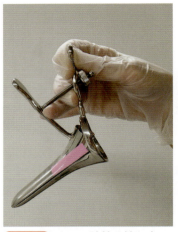

図Ⅰ-60　クスコ腟鏡の持ち方

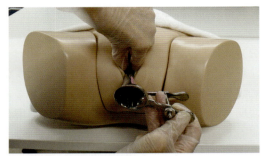

図Ⅰ-61　腟鏡を挿入する

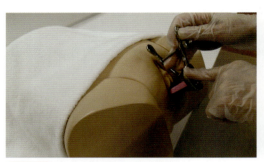

図Ⅰ-62　斜め下に押して進める

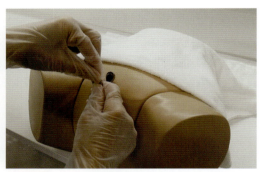

図Ⅰ-63　左手に持ち替える（左右の手が触れないよう注意する）

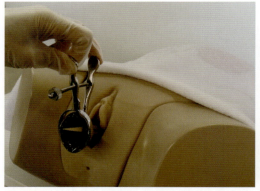

図Ⅰ-64　左手で後方の取っ手を引き寄せて上葉を上げる

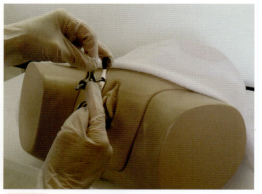

図Ⅰ-65　右手でねじを回して上葉を止める

を広げていた）は右手に触れないように注意しながら，腟鏡の取っ手の上端を把持する．右手は検体採取などを行うため，清潔を保たなければならない．

　腟鏡の位置を保持したまま，左手の中指または示指で奥側の取っ手を引き寄せて腟鏡の上葉

だけを徐々に上げていき（図Ⅰ-64），下葉と上葉の間に子宮腟部を見出す。子宮腟部が見えたら，右手でねじを操作してその位置で上葉を止める（図Ⅰ-65）。

腟鏡内に見える子宮腟部および腟壁を観察し，必要時，腟分泌物を綿棒で採取する。また性器クラミジア感染症や淋菌性頸管炎（p229，表Ⅶ-3）などが疑われたら，子宮頸管内にもクラミジアや淋菌培養用のキットの綿棒を挿入し，子宮頸管内の検体も採取する。

■ クラミジア・淋菌検査の方法

クラミジアや淋菌は子宮頸管内に存在しているので，子宮頸管粘液を採取する。

方法：

①腟鏡を挿入して子宮頸管を視野に入れ，各検査キットの綿棒を子宮頸管内に1cmほど挿入し，360度回転させる。

②検体採取後，観察を終えたら，腟鏡をゆっくり子宮腟部から抜く。

腟鏡を抜く際は，まず左手で腟鏡を保持したまま，右手でねじをゆるめる（図Ⅰ-66）。上葉と下葉を開いた状態で腟鏡をゆっくり引き，子宮腟部からはずす。左右の腟壁を観察しながら，周囲の腟壁をはさんだりしないよう注意して上葉と下葉を閉じる。腟口近くになったら腟鏡を回転させて，挿入したときと同じように縦にし，ゆっくりと引き抜く。

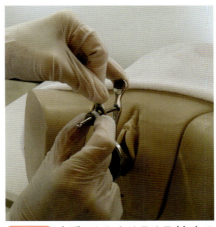

図Ⅰ-66 右手でねじをゆるめる（左右の手が触れないよう注意する）

3）腟腔および腟壁の観察項目と正常・異常の判断

分泌物の量，色，性質，臭い，腟壁の色，傷・静脈瘤・結節などを観察する。

■ 正常・異常の判断

色：通常ピンク

妊娠に伴い血流量が増すため，青紫色にみえる（リビド着色）。分泌物の異常はp229，表Ⅶ-3の症状を参照。

4）子宮腟部（子宮口と頸管）の観察項目と正常・異常の判断

色，位置，表面の性質，分泌物，大きさ，形，ポリープの有無などを観察する。

■ 正常・異常の判断（p229，表Ⅶ-3）

正常と診断される子宮口は図Ⅰ-58を参照。

色：通常ピンクだが，妊娠に伴い青みがかる。これは，チャドウィック徴候と呼ばれる妊娠徴候である。

赤い場合は，クラミジアなどの感染による子宮頸管炎を疑い，原因菌を検査して同定し治療する。ただし，子宮頸管内膜が外反し，子宮口の周囲に赤く柔軟な円柱上皮がみられることがあるのは正常範囲である。

白い場合は貧血の可能性がある。

長さ：妊娠 30 週未満では通常，約 40 mm
　妊娠 35 週以前に頸管長が 25 mm 以下であれば早産対策が必要。
直径：通常 20〜30 mm
　大きすぎる直径は感染を疑う。
位置：正中
　子宮腟部が正中より右か左に位置しているときは，骨盤内腫瘍，子宮の癒着などを疑う。
表面の性質：通常は滑らか，しかし正常範囲での変化がある（図Ⅰ-58）。ただし，ナボット囊胞(nabothian cyst)と呼ばれる白色〜黄色の直径数 mm〜4 cm ほどの円形の隆起がみられることがあるが，これは問題のない囊胞である。また，よくみられる子宮頸管ポリープは，ほとんどが良性であり，症状がなければ経過を観察するが，切除が必要なことや妊娠経過に影響を与えることもあることから，医師に報告する必要がある。
　子宮腟部に赤や白の斑点，顆粒状の表面，易出血性などを認める場合，異常の可能性がある。腟トリコモナス症では，「いちご状」といわれる赤い点状の出血斑が腟部にみられる。
分泌物：通常臭気なし，クリーム状か透明の帯下である。しかし，妊娠すると，濃厚で粘稠度の高い白色乳汁用の帯下が増加する。これはエストロゲンの影響による正常な変化である。
　腟部と分泌物の異常については p73，表Ⅰ-16 および p229，表Ⅶ-3 を参照。異常な分泌物は子宮頸管由来のものか，腟内の分泌物が子宮腟部・子宮口に付着したものか区別する。

■ **腟カンジダ症・細菌性腟症の顕微鏡診**（p73，表Ⅰ-16 および p229，表Ⅶ-3）
方法：
①腟分泌物から感染を疑った場合は，綿棒で腟分泌物を採取し，スライドグラスに 1〜2 滴滴下する。
②カンジダの場合は KOH 液，細菌性腟症の場合は生理食塩水をスポイトで腟分泌物の上に 1 滴滴下する。
③カバーグラスをのせて，顕微鏡診をする。
　細菌性腟症の診断基準にはクルーセル(clue cell)と呼ばれる所見がある（図Ⅰ-67）。正常な腟円柱上皮の辺縁は直線的であるが，クルーセルは，円柱上皮に細菌（ガルドネラなど）が付着して顆粒をまぶしたようにみえ，糸巻状細胞と呼ばれる。KOH 液を腟分泌物に滴下したときに，魚の腐ったような臭気（アミン臭）がするのも診断基準の 1 つである。
　腟カンジダ症は顕微鏡診で菌糸や胞子を認めるのが特徴である（p229，表Ⅶ-3）。

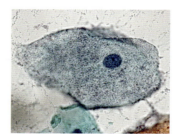

図Ⅰ-67 細菌性腟症のクルーセル（顕微鏡写真）
（写真提供：北海道対がん協会　藤田博正氏）

6 外陰部外診法

　外陰部外診法は，腟鏡診の最後で腟から腟鏡を抜いたところから始まる。
　腟鏡診は両手手袋法で解説したが，腟鏡を抜いたところで，両手に手袋をしたまま主に右手で触診をする。その後左手の手袋をはずして双合診へ進む。

5 生殖器のフィジカルイグザミネーション

1）会陰・大陰唇
■**観察項目と診察方法**

視診にて，瘢痕，静脈瘤，発疹，発赤，潰瘍，水疱，硬結，コンジローム（いぼ）などの有無を観察する（ここでは褥婦の観察項目には触れない）。

■**正常・異常の判断**（p229，表Ⅶ-3）

経産婦では前回出産時の会陰裂傷や切開後の瘢痕は，今回の会陰の伸展や裂傷部位に影響する場合がある。静脈瘤は場所により分娩時の出血に注意する。

発疹，発赤はナプキンなどによるかぶれの場合もあるが，水疱や潰瘍の有無と総合して感染症を疑う。水疱はヘルペスに特徴的であるが，ヘルペスの潰瘍は，梅毒の硬性下疳に比べて浅い。

カリフラワー状のいぼは，ヒト乳頭腫ウイルス（HPV）に特徴的で，尖圭コンジローマという。一方，梅毒では比較的平らな隆起で，扁平コンジローマといわれる。梅毒の初期硬結は，水疱状から膿疱状となり，くずれて肉芽を露呈したものを硬性下疳といい，無痛性である。これらは肛門周囲などによくみられる。

2）小陰唇
■**観察項目と診察方法**

以下の視診・触診法で，発疹，発赤，分泌物，着色，潰瘍，水疱，触診による痛みの有無を観察する。

方法：
①左手で大陰唇を開き，小陰唇を視診する。
②右手の示指と母指で小陰唇をはさみ触診する。
③左手で小陰唇を開き，右手で小陰唇の内側を視診・触診する。同時にクリトリス，尿道口，腟口を視診・触診する。

■**正常・異常の判断**

観察項目にあげた症状を認める場合は感染症を疑う。着色や痛みは打撲による可能性もあり，暴力的な性行動（DV）の有無などもアセスメント項目に入れる必要がある。

3）尿道口およびスキーン腺
■**観察項目と診察方法**

触診にて，分泌物，痛みの有無を観察する。

方法：
①左手で小陰唇を開いたまま，右手の指の腹を上に向けて示指を第2関節まで腟内に挿入する。
②尿道口の両脇（スキーン腺）を下側から指の腹で圧をかけるように，外側に向かってこすり，分泌物が滲出するか否かをみる（ミルキング）。
③スキーン腺を終えたら，尿道口を下側から同じようにミルキングする。

■**正常・異常の判断**

分泌物は臭気，色，質を観察し，培養検査に出す。

分泌物を認めた場合，STI（性感染症）などによる尿道炎の可能性が強い。尿道炎や膀胱炎は破水や早産のリスクとなる。クラミジアや淋菌による感染と鑑別するため，腟鏡診で腟や頸管内の分泌物の検体を採取し，培養検査に出す。

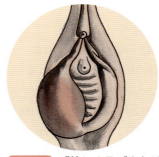

淋菌やクラミジアによる感染が多いが，これらの頸管からの上行感染は，破水や早産の原因ともなる。

図Ⅰ-68 感染によるバルトリン腺の腫脹

4）バルトリン腺

■観察項目と診察方法

触診で分泌物，腫瘤，痛み，熱感，腫脹（図Ⅰ-68）の有無とその可動性を観察する。

方法：

①右手の示指を腟口の斜め下裏側（腟内部）に置き，母指で同じ側の大陰唇の斜め下側をはさみ，その間にあるバルトリン腺の腫脹を触診する。

②反対側も同様に行う。

■正常・異常の判断

分泌物や腫脹はSTIなどによる感染を疑い，培養検査に出す。痛みや熱感を伴う可動性の腫脹は膿を伴うことが多い。痛みのない腫瘤はバルトリン囊胞の可能性が高い。これは慢性化した炎症の結果である。

7 双合診

1）双合診の方法

①最初に左手の手袋をはずす。その手を妊婦の臍と恥骨結合の中間あたりに，手掌を下にして置く。

②手袋をしている右手の示指と中指の内診指に潤滑剤をつける。

③内診指を子宮頸管（子宮腟部）の横（左右どちらでもよい）から指の腹を上に向けて前腟円蓋の上に置き，その2指の裏側（手背側）で頸管を下方に圧する。そのとき，腹部に置いた左手の4指と前腟円蓋にある内診指の間に子宮が感じられるように，腹部に置いた指先の腹を子宮の方向に腹部の内側に押し入れる（図Ⅰ-69）。

④すると，前傾または前屈した子宮を両手の間に感じることができる。

⑤後腟円蓋に内診指を置く診察方法もある。特に後傾または後屈した子宮の場合に有効であるといわれている。

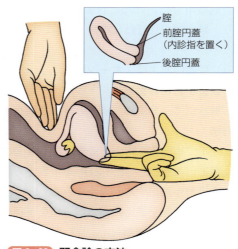

図Ⅰ-69 双合診の方法

2）観察項目と正常・異常の判断

子宮の位置，大きさ，形，対称性，硬さ，表面の滑らかさ，可動性，痛みの有無を観察する。

■子宮の位置

子宮の位置を知る1つの意義は，腟鏡診で子宮腟部を視野に入れたいときやIUDを挿入する際にその位置が予測できることにある。非妊時の子宮の位置は，前傾，前屈，後傾，後屈のどれも正常である。しかし，妊娠12週くらいまで，妊娠中の子宮は強く前屈する。前傾，前屈した子宮では，子宮腟部は腟口からずっと下方に後傾している。

■子宮の形と大きさ

非妊時の子宮の大きさは長さ5.5～8 cm，幅約4 cm，厚さ約2.5 cmで，平たい西洋なしのような形をしている。ただし経産婦では，ひと回り大きめである[1]。

妊娠初期の子宮の大きさの変化を表Ⅰ-14(p60)にまとめた。妊娠8週はテニスボールの大きさ，妊娠10週でオレンジ大，妊娠12週と産褥1か月ではグレープフルーツ大くらいになる。

妊娠初期は胚の着床部位から子宮が増大するため，形は丸くなく左右不同の形である[2]。また，その部位はほかに比べて柔軟になる。これをピスカチェック徴候といい，妊娠7～8週に著明である[1]。

■子宮の硬さ

非妊時の子宮は硬いが，妊娠初期に少し軟らかくなる。そして妊娠3～4か月が最も軟らかくなるため，この時期に双合診を行っても，子宮体がないように感じることが多い。ヘガール第一徴候とは，双合診を行ったときに，子宮底が軟らかく，しかし頸部はそれより硬いため，両手の手指が直接接触し，子宮体が触れないように感じることをいう。

子宮筋腫がある場合，腫瘤として硬く触れる。

3）子宮頸管の触診と観察

子宮頸管（子宮腟部）をはさむように内診指を置き，頸管を左右に動かして痛みの有無をみる。この診察法によって生じる痛みを移動痛（cervical motion tenderness；CMT）という。一般に子宮付属器炎や骨盤腹膜炎（骨盤内炎症性疾患，pelvic inflammatory disease；PID）のときに生じるが，妊娠初期にCMTがある場合は，異所性妊娠の可能性を疑わなければならない。

また，子宮頸管の長さ，軟らかさ，位置，子宮口を触診する。そして，腟から内診指を抜くときに，腟鏡診で視診したこと（腟の柔軟性，広さ，静脈瘤，硬結，瘢痕など）を触診でも確認する。

■正常・異常の判断

子宮頸部は，子宮体部より遅れて徐々に軟らかくなる。非妊時は鼻先の硬さといわれ，妊娠後半期には口唇のような軟らかさと表現される。

初産婦では，子宮頸管は分娩までほとんど展退も開大もしない。経産婦，初産婦を問わず，内子宮口が早くから開大するのは，頸管無力症の所見である。

4）子宮付属器の診察

妊娠進行とともに付属器も腹腔内に移動するため，この方法は妊娠初期と非妊時（産褥1か

月健診時以降)の診察にのみ有効である。妊娠初期ではとくに異所性妊娠を疑う場合に有効である。

■ **診察方法**
①腹部の上前腸骨棘の高さで，骨盤と臍の間に左手の手掌を下に向けて4指を置く。内診指は，診察する側の腟円蓋に深く挿入する。
②腹部に置いた4指と内診指があたかも触れ合うように，腹部の4指の腹を下方内部に圧して恥骨結合に向かって斜めにすべらせるように触診する(図Ⅰ-70)。
③反対側の腟円蓋に内診指を移して，反対側の付属器も同様に触診する。
④すると，両手の間に卵巣や卵管が触知できる。
ここでは卵巣や卵管の腫大の有無，形，痛みを観察する。

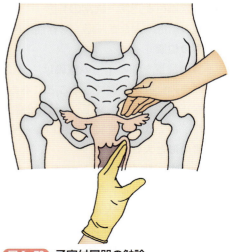

図Ⅰ-70 子宮付属器の触診

■ **正常・異常の判断**
卵巣の腫脹がある場合は，悪性の卵巣腫瘍なのか良性の卵巣囊腫なのかの診断が必要である。良性の卵巣囊腫の場合でも，妊娠20週前後や子宮が腹腔内から骨盤腔内に戻る産褥期に茎捻転を起こしやすいので，卵巣囊腫の有無を妊娠初期に確認しておくことは重要である。
卵管は正常では触れない。
異所性妊娠の場合は卵管の腫大が触れ，圧痛がある。異所性妊娠では破裂により出血性ショックなどの重篤な状態に陥るので，早期に発見することが重要である。

8 妊娠後半期診察のポイント

1) 切迫早産の徴候
妊娠後半期では，切迫早産の徴候を見落としてはならない。切迫早産の診察と診断は，超音波診断装置で頸管長を計測し，内子宮口の楔状開大(ファネリング funneling)の有無などをみて行う。通常は内診により子宮口の開大度や展退度をみる。ほかに腟分泌物の癌胎児性フィブロネクチンや頸管粘液中の顆粒球エラスターゼが切迫早産のマーカーとして利用されている。

■ **顆粒球エラスターゼ**
頸管粘液中の顆粒球エラスターゼは，子宮頸管炎や腟炎など炎症の存在を反映するマーカーである。絨毛膜羊膜炎による早産や破水の予防と早期発見に役立てることができる。
方法：
①腟鏡をかけて，専用の綿棒(滅菌処理済)を子宮頸管内に挿入する。
②頸管粘液が綿棒全体に浸み込むように，ゆっくり2回転して採取する。

■ **癌胎児性フィブロネクチン(ラピッドチップ®fFN)**
切迫早産の検査目的で，満22週以上33週未満で実施される。腟分泌液中の癌胎児性フィブロネクチンが陽性(50 ng/mL 以上)でなければ，10日以内の出産の可能性はほとんどないとい

われる[4]。
方法：
①専用の綿棒（滅菌処理済）を後腟円蓋に挿入する。
②綿棒を約10秒間静置または静かに回して分泌物を吸収させる。

　検体内に血液が混入していると正確な結果が得られない。また粘液や固形物などが検体に混入していると検査できないので，腟表面を強くこすらないよう注意する。また妊婦に検査前の性交渉を避けるようあらかじめ説明をしておく。

2）分娩時の産道感染の予防

　妊娠初期には経胎盤感染を含めた垂直感染を予防するため，感染症のスクリーニングをすべきことは前述したとおりである。したがって，妊娠後期までに感染症は治療されているはずだが，再感染を起こしていることもある。そこで分娩が近づいた36週頃に，産道感染を中心にチェックしておかなければならない。産道感染から新生児に重篤な感染症を引き起こす主なものは，ヘルペス，クラミジア，淋菌，カンジダ，B群溶血性連鎖球菌（GBS）である。

　GBSは腟内や肛門以外に，鼻腔，咽頭などにも存在する常在菌で，無症状であるが，新生児に感染した場合は重篤な感染症（敗血症や髄膜炎など）を発症することもあるため，分娩時，抗菌薬により管理する必要がある。36週頃に必ず検査を行う。

■GBSの検査方法
　腟内と肛門に存在するGBSを採取する。
①腟内に専用の綿棒を挿入し，腟の入口部内壁をなぞる。
②次に同じか別の綿棒で肛門周囲をなぞる。

　腟内と肛門部とを各々別の綿棒とキットで分けて採取・培養する施設もあるので，各施設の方法に従う。

3）分娩予測のための観察

　分娩が近づく正期産の時期には胎児下降部の種類と高さ，子宮口の開大度，展退度，会陰や腟の伸展度，静脈瘤の位置など，分娩予測に必要な事項を観察し，経腟分娩の可否の判断，分娩計画に生かしていくことが必要である。

　以下の診察方法は妊娠前半期と同様であるが，後半期の観察の特徴を述べる。

4）外陰部：会陰と大陰唇，小陰唇

■観察項目と診察方法

　視診，触診にて会陰の伸展性，静脈瘤，瘢痕，分泌物の性状，発赤，腫脹，水疱などの病変，痛みやかゆみの有無を観察する。

　静脈瘤は妊娠後期に子宮の増大に伴って形成されやすく，以前からあるものは増悪しやすい。生殖器では，外陰部，腟壁，肛門部に好発するのでよく観察する。腫瘤を形成している場合もある。

■ 正常・異常の判断
① 外陰部の潤軟化，肥大，陰裂の哆開は，後半期では正常な特徴である。
② 前回分娩時の会陰裂傷の瘢痕が残っている場合，今回の分娩時に，伸展が悪かったり，同じ位置から裂傷が入ったりするおそれがあるので，会陰の瘢痕の有無を確認し，分娩計画に生かす。
③ 感染の鑑別（p229，表Ⅶ-3）
- 外陰部ヘルペス：新生児に産道感染し，重篤な新生児ヘルペス性肺炎を起こす。したがって，水疱がヘルペスであるか確定診断が必要となる。分娩時にヘルペス病変があるときは帝王切開の適応となる。『産婦人科診療ガイドライン産科編2017』では，性器ヘルペスの症状が分娩時にある場合以外も，初感染初発発症から1か月以内の分娩と，再発または非初感染初発で発症から1週間以内の分娩は帝王切開を勧めており[5]，妊娠後期に見落とさないことが肝心である。初感染初発と非初感染初発の違いは，「第Ⅶ章　2．性感染症（STI）」のp230を参照のこと。
- 外陰・腟カンジダ症：新生児に産道感染すると，鵞口瘡などの表在性感染症を起こすことがある。まれに重篤なカンジダ性肺炎を引き起こす。そのためカンジダ症も妊娠後期に見落とさないことが肝心である。
④ 静脈瘤は大きさや形成されている場所によって，分娩時の出血に注意する。

5）肛門部

痔核（外痔核・内痔核）は俗にいぼ痔，裂肛は切れ痔とよばれるものである。妊娠後期に向けて，子宮の増大や妊娠中の便秘に伴って痔核が形成されやすく，増悪する可能性がある。分娩時には，努責により悪化する可能性があるので，早期からの治療と保健指導を実施する。

■ 観察項目と診察方法

痔核は問診で，出血と疼痛の有無と程度を聞く。
視診にて，外痔核，内痔核の脱肛，裂肛の度合いをみる。脱肛していない内痔核は視診ではわからず，医師の指診，肛門鏡診による診断が必要である。
内痔核の脱肛の度合いを表Ⅰ-15[6]に示した。脱肛している内痔核が触診にて用手還納が可能かどうかをみる。

方法：
① 妊婦に深呼吸をしてもらい，骨盤底筋群と肛門括約筋を弛緩させる。
② 手袋をして，触診指にオリーブオイルなどの潤滑剤を塗り，肛門括約筋のひだを，入りやす

表Ⅰ-15　Goligherの内痔核の程度

Ⅰ度	痔核が小さく，排便しても肛門外に脱出しない
Ⅱ度	排便時に脱出するが，排便終了とともに自然に還納する
Ⅲ度	排便後も自然に還納しないが，用手的に還納できる。しかし，腹圧がかかると，再度脱出してしまう
Ⅳ度	痔核が大きく，用手還納もできず，常時脱出している

Goligher JC: Surgery of the annus, rectum and colon 5th ed. p101, Bailliere Tindall, 1985 より作成

いところから，少しずつたくし込んで還納する。

■ 正常・異常の判断

外痔核：外痔静脈叢の静脈瘤で，血管損傷による血栓を伴うこともある。肛門縁に暗赤色から青黒色の腫瘤を形成する。痛みが強い場合や腫瘍が大きい場合は，切開し血栓を摘出する。

内痔核：排便時の出血と脱肛が主な症状で，通常痛みを伴わない。しかし脱肛すると，多くは痛みを生じる。用手還納が可能な場合は，脱出しても繰り返し還納し続けることで軽快する可能性がある。

また，内痔核で出血が多い場合は貧血になることもあり，医師の診断が必要である。

裂肛：排便時の便による機械的損傷などで生じ，裂創が慢性化すると外側の上皮にいぼ状の突起（見張りいぼ）ができたりする。

6) 腟

■ 観察項目と診察方法

内診，触診，腟鏡診にて腟の広さ，伸展性，静脈瘤，腟分泌物の性状，破水，出血の有無をみる。

妊娠後半期は前半期に比べ，腟分泌物量が増大するので，その量と性状に注意する。特に高位破水で羊水が帯下に混じっている場合，妊婦は帯下の量や質の変化を感じても，その原因が羊水だと気づかないこともある。

■ 破水の診断

妊婦からの主訴が破水の場合や上述のように破水が疑われる場合は，感染を防ぐために内診はしない。

①滅菌操作で腟鏡を挿入し，羊水流出の有無を確認する。

②顕微鏡診を行う：羊水と思われる流出物を綿棒などに取り，スライドに滴下して10分ほど待って乾燥させる。顕微鏡下でシダ状結晶が確認できれば破水と診断される。

③pHの変化による診断：pHキットであるBTB試験紙やニトラジンイエロー(エムニオテスト®，エムニケーター®)を用いて，羊水と思われる流出液で青変(アルカリ性である)するかを調べる。青く変わればアルカリ性であり，流出液は羊水であり，破水と判断する。帯下や血液が混入している場合には，偽陽性となりやすい。また流出液が少なく，pHキットで青変をはっきりと確認できない場合もある。その場合は，滅菌した腟鏡をかけ，滅菌のままのpHキットを腟内の流出液に浸して確認するか，または以下のようなインスリン様成長因子結合蛋白1型(IGFBP-1)を検出するチェックPROM®などの検査を行い，正確に破水の有無を判断しなければならない。

④IGFBP-1の検出(チェックPROM®など)：羊水中に存在するヒトインスリン様成長因子結合蛋白1型が腟分泌液中に検出されるかで破水の診断を行う。滅菌した腟鏡をかけて，後腟円蓋部に専用の綿棒を挿入し，分泌液を吸収させる。

■ 正常・異常の判断

腟分泌物の性状と量により，感染症を鑑別診断することは，産道感染を予防していくうえで重要である(クラミジアやカンジダの特徴についてはp229，表Ⅶ-3および表Ⅰ-16[7]参照)。

表 I-16 帯下の所見と鑑別診断

		正常	腟トリコモナス症	細菌性腟症	性器カンジダ症	細菌性腟炎	萎縮性腟炎
症状	帯下感	0	1～3	0～2	0～2	3	0～1
	瘙痒感	0	0～3	0	1～3	0	1～2
	灼熱感	0	0～1	0	1	1～2	1
	外陰発赤	0	0～2	0	1～3	0～2	0～1
	腟発赤	0	2	0	0	0	1～2
帯下	量	0～1	1～3	0～2	0～2	1～3	1
	色	白	黄色～緑がかる	白～灰	白	黄	白～黄
	性状	0	泡状(10%)	泡状(7%)	酒粕状，粥状	漿液性～膿性	漿液性～膿性
	臭い	0	1～3	1～2	0	0～1	1
	pH	3.8～4.2	5.5～5.8	5.0～5.5	4.5>	5.0<	6.0～7.0
検鏡	特徴	乳酸桿菌	腟トリコモナス原虫	clue cells	仮性菌糸・胞子	球菌・桿菌	球菌・桿菌，傍基底細胞
	白血球増多	0～1	3	0	0～1	3	3

*程度を0～3の4段階に分けた．0はないことを，3は高度，1～3は軽度から高度まで分布することを示す．
（ ）は頻度
川名尚：婦人科疾患の診断・治療・管理　外陰および腟の感染症．日本産科婦人科学会雑誌 61(1)：N-51，2009

7) 子宮腟部（子宮口と頸管）

■観察項目と診察方法

　早期産の時期に子宮収縮を認めた場合，早産のリスクを判定することを目的に，また妊娠10か月に分娩への準備状態を知り分娩予測をするため，以下の項目を内診にて診察する．

　子宮頸部の硬度，展退度，子宮口の開大度，子宮口の位置，胎児下降部の種類と高さ，卵膜，胎胞，破水，出血の有無をみる（「第Ⅲ章　分娩期のフィジカルイグザミネーション」参照）．

　ただし妊娠期では子宮口はまだ下後方に位置し，診察指が届かないこともあるので，妊婦に股間と骨盤底筋群を十分に弛緩してもらい，診察が苦痛にならないよう注意を払う．

　特に初産婦では妊娠10か月には児頭が骨盤に嵌入するといわれており，妊娠37週以降には経腟分娩の可否と分娩予測のために，児頭下降度を診察しておく．しかし，ほかの所見から児頭骨盤不均衡（CPD）や墜落産などのリスクがなく，正常経腟分娩が予測できる場合は，不必要な内診は妊婦の負担となる（下降度の診察方法は「第Ⅲ章　分娩期のフィジカルイグザミネーション」を参照）．

　嵌入とは，児頭最大周囲面が骨盤入口部を通過した状態で，児頭先進部が坐骨棘より下にあり（図Ⅰ-71），ホッジ Hodge の第3平面または station 0 より下の高さにある．図Ⅰ-72 では児頭先進部は骨盤入口部を通過し，ホッジの第2平面，ほぼ station-2 の高さにあるが，児頭最大周囲面はまだ骨盤入口部を通過していない．この状態を固定といい，児頭は移動性を失う．このとき，内診指は恥骨結合の後面の下半分と坐骨棘に触れる．

■正常・異常の判断

　展退は初産婦では38週くらいから開始するが，経産婦では分娩が始まるまでは展退しな

5 生殖器のフィジカルイグザミネーション

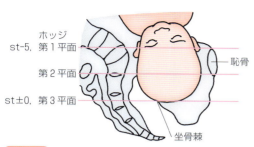

図Ⅰ-71 嵌入した児頭の骨盤内位置
児頭最大周囲は骨盤入口部を通過し、児頭先進部は坐骨棘間線上より下にある

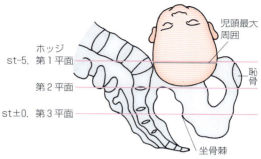

図Ⅰ-72 固定した児頭の位置
児頭先進部は骨盤入口部を通過しているが、児頭最大周囲は未通過である。

い。しかし、経産婦では外子宮口の開大は5か月くらいから開始していることもあり、7か月頃には頸管内に指を挿入することができるが、内子宮口は閉じている。

日本産科婦人科学会は、切迫早産の定義を「下腹痛（10分に1回以上の陣痛）、性器出血、破水などの症状に加えて、外測陣痛計で規則的な子宮収縮があり、内診では、子宮口開大、頸管展退などビショップスコアの進行が認められ、早産の危険性が高いと考えられる状態」[8]としているので、早産のリスクのアセスメントには、外診による上記症状の有無と内診によるビショップスコアの変化の査定が必要である。

超音波所見では、頸管長は正常妊婦において妊娠30週未満では約40 mm、32週から40週では32〜25 mmといわれ、これらより短い場合は早産のリスクが高い。

児頭下降について、今まで、初産婦で妊娠10か月までに児頭が嵌入していない場合はCPDが疑われるといわれてきた。しかし必ずしも10か月までに嵌入するわけではなく、分娩開始後、児頭が下降することもあるので、分娩開始前は予期的アセスメントとして、初産婦で妊娠37週までに児頭が骨盤に嵌入していない場合は、ザイツ法（p46、図Ⅰ-46参照）などにより児頭の骨盤嵌入可能度を予測する。

引用文献
1) Seidel MH, et al: Mosby's Guide to Physical Examination 5th ed. p620, Mosby, 2003
2) Wheeler LA: Nurse-midwifery Handbook 2nd ed. p118, Lippincott Williams & Wilkins, 2002
3) Varney H, et al: Varney's Pocket Midwife. p96, Jones & Bartlett Pub, 1998
4) Honest H, et al: Accuracy of cervicovaginal fetal fibronectin test in predicting risk of spontaneneoas preterm birth; systematic review. BMJ 325: 301-304, 2002
5) 日本産科婦人科学会／日本産婦人科医会（編・監）：産婦人科診療ガイドライン産科編2017. p362, 日本産科婦人科学会, 2017
6) Goligher JC: Surgery of the annus, rectum and colon 5th ed. p101, Bailliere Tindall, 1985
7) 川名尚：婦人科疾患の診断・治療・管理. 外陰および腟の感染症. 日本産科婦人科学会雑誌 61(1)N-47-53, 2009
8) 日本産科婦人科学会（編）：産科婦人科用語集・用語解説集, 改訂第3版. p246, 日本産科婦人科学会, 2014

参考文献
9) Varney H, et al: Varney's Midwifery 5th ed. Jones and Bartlett Publishers, 2015
10) Smith M, Shimp L: Women's Health Care. McGraw-Hill Companies, 2000
11) Roger S: Gynecology in primary care. Williams & Wilkins, 1997
12) Bickley L: Bates' Guide to physical examination and history taking, 11th ed. Lippincott Willams & Wilkins, 2013
13) 荒木勤：最新産科学　正常編　改訂第22版. 文光堂, 2008
14) 北川眞理子ほか：今日の助産──マタニティサイクルの助産診断・実践過程　第3版. 南江堂, 2013
15) 日本産科婦人科学会／日本産婦人科医会（編・監）：産婦人科診療ガイドライン産科編2017. 日本産科婦人科学会, 2017

第Ⅰ章 妊娠期のフィジカルイグザミネーション

6 妊娠期のトラブルと胎児の診察・アドバンスト編

1 腰痛と恥骨結合離開の診察法

　助産師は日常的に妊婦のマイナートラブルに出会う。ここでは，フィジカルイグザミネーションによって評価がある程度可能で妊娠期に高頻度に出現する腰痛と，妊娠後期から産褥期にかけてみられる恥骨結合離開を取り上げる。

1）腰痛

　腰痛は多くの妊婦が体験するトラブルである。
　妊娠後半期になると，増大した子宮の重量が前方にかかり，重心が前方に移動するために，重心の偏位を平衡させようとして，妊婦は無意識に肩を後ろに引き，後傾姿勢をとる（図Ⅰ-73）。加えて，エストロゲン，プロゲステロン，胎盤性リラキシンなどのホルモンの影響によって，靭帯が弛緩して起こる仙腸関節や恥骨結合の異常可動性，運動不足による筋力の低下

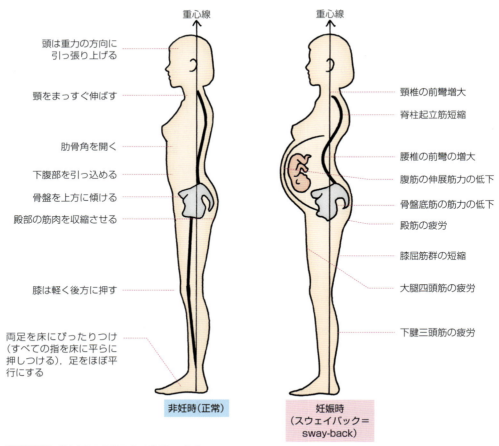

図Ⅰ-73 非妊時と妊娠時の姿勢の変化

6 妊娠期のトラブルと胎児の診察・アドバンスト編

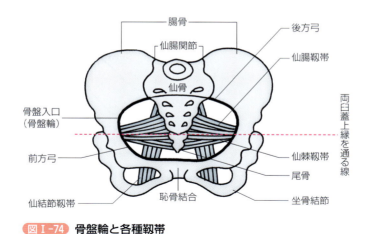

図Ⅰ-74 骨盤輪と各種靱帯

など，数々の理由により腰痛が出現する。

　腰痛には，腰椎由来の腰痛と仙腸関節あるいは骨盤輪由来の腰痛がある。①腰椎由来の腰痛では，疼痛は腰部が中心で，腰椎部の圧痛，腰背筋の緊張，および下腹部から大腿上部側壁に痛みがある。②仙腸関節あるいは骨盤輪由来の腰痛では，仙腸関節・殿部・鼠径部・恥骨結合部に痛みを訴える。圧痛は仙腸関節と恥骨結合を中心に認められる（骨盤輪不安定症）。

　問診によって疼痛の部位を確定し，触診によって腰背筋などの筋緊張の程度を正確に把握することが重要である。

■ 骨盤輪不安定症

　骨盤輪は，両臼蓋上縁を結ぶ線で前方弓と後方弓に分かれる（図Ⅰ-74）。骨盤輪不安定症とは，仙腸関節や恥骨結合に異常可動性を生じ，骨盤が不安定になった状態をいう。

● 方法

　本症は，①腰仙部または恥骨部の疼痛，②仙腸関節や恥骨結合部の圧痛，③骨盤負荷テスト（図Ⅰ-75）が陽性，④片足起立時のX線像で恥骨結合に異常可動性（ずれ），などを認めることによって診断できる[1]。妊娠・分娩を契機に発症した場合には，妊娠・分娩を重ねるたびに症状が悪化する傾向があるので，経産婦の場合には，前回妊娠時にも同じような症状があったか否かを問診により聴取しておく必要がある。

2）恥骨結合離開

　妊娠・分娩に伴う恥骨結合離開の発生頻度は0.8～3.7%[2]とされている。X線写真上における恥骨結合の幅は，非妊婦2～6 mm，妊娠後期7～10 mm，分娩時には児頭の大きさにもよるが40 mm以上も離開することがあると報告されている[3]。9 mm以上の恥骨結合の離開を認めると症状を訴えることが多い[4]。

　症状としては，恥骨結合部の疼痛や歩行困難などである。初めは歩いたり，力を入れたりしたときだけに疼痛を感じるが，突然に疼痛が出現して歩行や起立ができないこともある。軽い跛行を認め，疼痛が強い場合には脚を左右に大きく開いた特有のよろよろ歩きをする[2]。

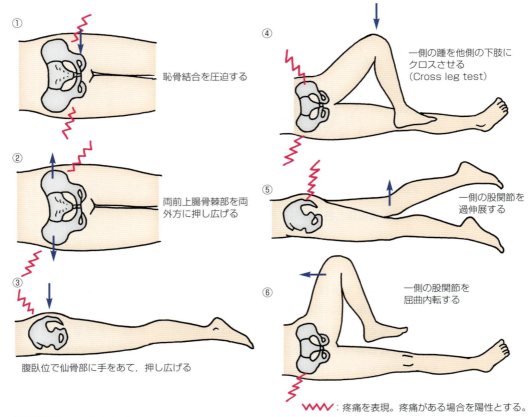

図Ⅰ-75 主な骨盤負荷テスト
尾崎浩士ほか：妊娠と歩行障害―とくに骨盤輪不安定症と恥骨結合離開について．産婦人科治療 57(6)；698，1988

● 方法

　上記のような症状を認めたら，恥骨結合上縁部を左右側方から中央部に向かって，両手の指先でなぞるようにやさしく触っていくと，恥骨結合上縁部の不連続を触知できる。また，恥骨結合部の圧迫により強い圧痛を訴える（図Ⅰ-75）。

　以上のように，骨盤輪不安定症と恥骨結合離開の症状は極めて類似しているが，妊娠中から恥骨結合部痛，歩行障害，腰痛症状がみられ，産褥時にも持続する場合には，骨盤輪不安定症が強く疑われる[1]。

2 妊娠に合併する疾患

　女性は腹部に疼痛を訴えることが多いが，下腹痛は婦人科疾患との関連が深い。代表的な疾患の疼痛部位や症状を知っておくと，妊娠に基づく腹痛（切迫流早産，異所性妊娠など）なのか，妊娠に基づかない腹痛なのかを区別できる。ここでは妊娠に合併することがまれではなく，かつ触診によってある程度診断可能である虫垂炎と子宮筋腫について記述する。

1）虫垂炎の合併

妊娠に虫垂炎が合併する頻度は1,000人に1人[4]程度である。一般に，増大した子宮により，虫垂の位置は非妊時に比べて上後側方に偏位し，妊娠週数に伴って虫垂炎の圧痛点は，図Ⅰ-76のように移動する。

非妊時における急性虫垂炎の場合，右下腹部にマックバーネー点（McBurney point）の圧痛や，疼痛特殊症状として回盲部を圧迫しながら左側臥位をとらせると，圧痛が増強するローゼンシュタイン徴候（Rosenstein sign）を認める。いずれも，急性虫垂炎に特徴的なものとされている。

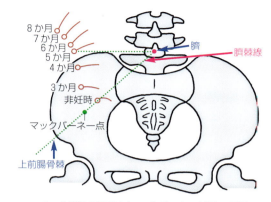

※1．非妊時の圧痛点（マックバーネー点）は，ほぼ臍棘線上にある。
2．妊娠5か月では，圧痛点が臍部の位置とほぼ同じ高さとなる。

図Ⅰ-76 妊娠月数に伴う虫垂の移動

妊娠期においては，虫垂は子宮底とほぼ同じ高さにあり，妊娠5か月では腸骨稜の高さを超えるようになる。妊娠週数によっても異なるが，下腹部右側から上腹部に限局した痛みがあり，腹膜刺激症状や嘔吐・便秘・下痢などの消化器症状を認める。ただし，妊娠中は悪心，嘔吐が生理的に存在すること，生理的白血球増加があること，虫垂突起の位置が変化することなどから診断は容易ではない[4]。また，妊娠に合併した卵巣腫瘍茎捻転，腎盂炎，尿管結石などとの鑑別も必要であるので，腹痛などの異常症状を認めたときには医師への受診を勧める。

●方法

図Ⅰ-76に示す非妊時におけるマックバーネー点の位置（臍部と上前腸骨棘を結ぶ線上）と，妊娠週数に伴う虫垂の位置の変化（ほぼ子宮底の位置）を把握して，圧痛点を探る必要がある。ただし，特に妊娠初期においては，圧痛点の触診時に妊娠子宮を強く圧迫しないように十分に注意する。また，痛み・不快感の程度を患者の表情から推察することも重要である。

2）子宮筋腫合併妊娠

子宮筋腫は女性性器に発生する腫瘍中，最も頻度が高く，成熟期女性の20〜40％に存在する[5]。子宮筋腫に妊娠が合併することはまれではなく，全分娩数のうち約0.45〜1.9％に筋腫合併がみられる[5]。妊娠時には増加するエストロゲンの影響を受けて，子宮筋腫も一時的に増大する。

●方法

外診上では，筋腫の大きさにもよるが，筋腫を合併した妊娠子宮は，妊娠週数に比較して大きい。筋層内筋腫や漿膜下筋腫などが子宮底部および子宮壁前面にある場合には，妊娠子宮が恥骨結合上に出てくると，腹壁上から隆起したこぶ状の腫瘤を触知できる。また，しばしば筋腫部位の痛みを訴えるので，レオポルド触診法を行うときには，筋腫部位を避けて実施するように心がける。

内診上では，軟らかい妊娠子宮に硬度の異なる硬い結節を触れることによって判断する。

第Ⅰ章　妊娠期のフィジカルイグザミネーション

3 胎児診察法

ここでは妊娠中によく遭遇する胎児発育不全と多胎妊娠時の胎児診断に際して、特に助産師として知っておくべきフィジカルイグザミネーションを述べる。

1）胎児発育不全（fetal growth restriction；FGR）

FGRは何らかの理由で、子宮内での胎児の発育が遅延あるいは停止したために、在胎週数に相当した胎児の発育がみられない状態をいい、胎児の体重や身長が小さいだけでなく、数々の臓器の機能的未熟性も問題で、正常胎児に比べて罹患率や死亡率が増加する。

● 方法

妊娠中におけるFGRの評価は、身体計測による母体体重増加と子宮底長の伸び、超音波検査による胎児各部位の計測値や胎児推定体重を目安として行う（表Ⅰ-17）。

出生後におけるFGR児の分類は、新生児の身体計測により図Ⅰ-77、表Ⅰ-18に示すように分類できる。TypeⅠは、胎児発育の初期に障害を受けて、身長・体重ともに均衡して小さくなったもので、奇形を伴うことがある。TypeⅡは、妊娠後半期（中期・後期）から子宮・胎盤

表Ⅰ-17　胎児発育不全の判断の目安

母体体重増加不良	4週間で1kg未満
子宮底長増加不良	子宮底長が各週数の平均値−1.5 SD以下　または 妊娠35週まで：妊娠週数−6 cm 妊娠36週以降：妊娠週数−7 cm以下
超音波検査所見	胎児推定体重が出生児体重基準曲線で10パーセンタイル未満

中井章人：EBMに基づく周産期リスクサインと妊産婦サポートマニュアル．p59，ライフ・サイエンス・センター，2005

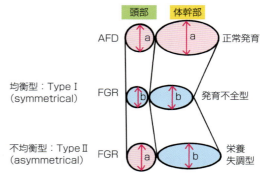

図Ⅰ-77　FGRのTypeの診断

頭部と体幹部の正常値をa、異常低値をbとする。
FGR：胎児発育不全
AFD：出生体重が在胎週数相応（appropriate-for-dates）

表Ⅰ-18　FGR児の分類

分類	均衡型 （symmetrical type，typeⅠ FGR）	不均衡型 （asymmetrical type，typeⅡ FGR）
特徴	児体重と身長の釣り合いがとれている（発育不全型）	頭蓋や身長の発育は正常であるが、皮下脂肪が少なく児体重の発育のみが障害されている（栄養失調型）
原因	遺伝素因，染色体異常，放射線被曝 薬物服用，感染症（TORCH症候群）	栄養障害，低酸素（高山地居住） 子宮・胎盤血行障害（妊娠高血圧症候群など） 胎盤・臍帯血行障害（臍帯巻絡など）
発生時期	妊娠前半期	妊娠後半期
頻度	10〜30%	70〜90%

血流障害や胎盤機能低下などにより胎児に栄養障害が生じたもので，児の身長はそれほど小さくはないが，児体重の発育が障害される。

2）多胎妊娠

多胎妊娠の場合，外診上は図Ⅰ-78 に示すように，①子宮底長や腹囲が妊娠週数に比べて大きいことで気づく。特に，妊娠後期までに子宮底長は 40 cm 前後，腹囲は単胎妊娠と比べると 10〜12 cm ぐらい大きく 100 cm 前後となる。②胎児心音を異なった場所で聴取でき，その胎児心拍数も異なる数の場合が多い。③胎動を腹部の各場所で感じ，触知できる。④妊娠中期以降になると複数の浮球感（p 45，表Ⅰ-9 注を参照）を認める。さらに，⑤超音波断層法では複数の GS（胎嚢）を妊娠初期に認めることができる。いずれも助産師として重視すべき所見である。なお，品胎以上の胎児数などの正確な診断は，超音波診断による。

以上，正常な所見か，正常から逸脱している所見かを診断することは助産師にとってきわめて重要であるが，正常からの逸脱と判断したときには，速やかに医師への報告または医師の診察を勧めることが必要である。

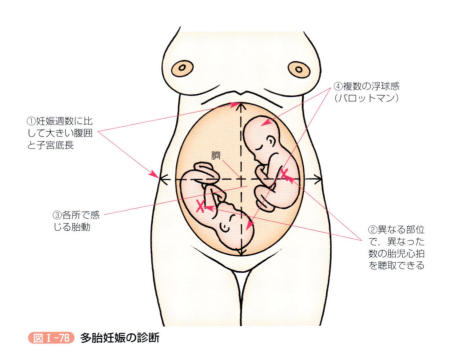

図Ⅰ-78　多胎妊娠の診断

4 胎動カウントの評価

1）胎動カウントの意義と方法

　胎動カウントとは，胎動の状態から胎児の状態を予測するものである．一定時間内に感じられた胎動数を記載する方法と，10回の胎動を感じるのに要した時間を記録する方法の2つがある．一般的な方法としては，後者の「10カウント法」が行われている．具体的には，胎動を10回感じるまでにかかった時間を計る方法で，次のような方法で実施する．

① 食後や就寝前などできれば毎日同じ時間帯に，静かな環境の中で，胎児の動きをよく感じられる時間帯で，妊婦がリラックスしているときに行う．
② 身体の左側を下にして横になる．
③ 胎児が10回動くのに何分かかったかを計る（はっきりとわかる胎動だけを数える．しゃっくりなど弱いものはカウントしない）．
④ 妊娠34週に入ったら毎日計る〔胎動は20週前後から感じるが，胎児の睡眠サイクル（20分起きて，20分眠るという40分サイクル）が安定するのは妊娠32週過ぎ〕．
⑤ 60分以内で行う．
⑥ グラフに測定値を記入し，妊婦健診時に提示する．

2）胎動カウントの評価

　10回胎動カウントに要する平均時間は，妊娠後期で20.9±18.1分[7]と報告されている．最近の研究では，active phaseに計測すれば10回カウント時間は約10分であり，妊娠後期では約2分延長するが，妊婦への指導の際は妊娠28週頃から後期まではほぼ一定[8]と指導することが望ましい．また，胎動の感じ方には個人差があり，10回胎動カウントを何分以上で申告すべきかのコンセンサスはない[8]ので，「胎動が急に弱くなった場合は連絡する」などの指導をしておくことが重要である．ただし，胎動カウントに関して臨床に取り入れるようなエビデンスはまだ示されていないことも認識しておく必要がある．

参考文献
1) 尾崎浩士ほか：妊娠と歩行障害―とくに骨盤輪不安定症と恥骨結合離開について．産婦人科治療 57(6)；697-701，1988
2) 小川重男（編）：必修産婦人科．p200，南江堂，1996
3) 津山直一ほか：腰痛・背痛　各科領域から見た診断と治療．pp373-384，現代医学社，1982
4) 武谷雄二ほか（監）：プリンシプル産科婦人科学2 産科編，第3版．pp452-453，p580，メジカルビュー社，2014
5) 武谷雄二ほか（監）：プリンシプル産科婦人科学1 婦人科編，第3版．pp516-520，メジカルビュー社，2014
6) 中井章人：EBMに基づく周産期リスクサインと妊産婦サポートマニュアル．p59，ライフ・サイエンス・センター，2005
7) Moore TR, et al: A prospective evaluation of fetal movement screening to reduce the incidence of antepartum fetal death. Am J Obstet Gynecol 160: 1075-1080, 1989
8) 日本産科婦人科学会／日本産婦人科医会（編・監）：産婦人科診療ガイドライン産科編2017．pp38-40，日本産科婦人科学会，2017

第Ⅱ章
超音波診断装置によるフィジカルイグザミネーション

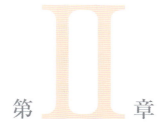

　超音波検査は，産科領域で広く用いられている。近年，助産師が正常妊婦の妊娠・分娩管理を担当する機会が増えており，その中でも超音波診断装置が活用されている[1)-3)]。多くの助産師が学生時代に超音波検査を知識として学習してきているが，それだけで臨床において超音波診断装置を十分に使えるわけではない。本章では，助産師が臨床の場で超音波診断装置を使えるように，超音波検査の実践的な技術と知識を中心に解説する。最低限の到達目標は，「胎位・胎向が評価できる」「羊水深度を計測し評価できる」「推定体重を計測し評価できる」である。

1 超音波診断装置の使用法

1 装置の操作

　超音波診断装置の進歩は著しい。画質だけでなく機能も向上している。3Dで取り込んだデータを基にした胎児の自動計測も，近い将来に実現される可能性がある。しかし，現実にはまだ検者に診断画面の描出と計測が求められている。多くの機種で，液晶のタッチパネルと操作パネル上のスイッチおよびトラックボールで操作するように設定されている。操作パネル上には多くのスイッチがあるが，最低限必要なのは「Freeze：画像を止める」「Measure：計測する」「Print：印刷する」などである（図Ⅱ-1）。最近は，電子カルテを使用している施設も多くあり，「Print」の代わりに電子カルテへの取り込みボタンを押す場合もある。「Measure：計測する」を押すと「＋」あるいは「×」のカーソルが画面上に出てくるので，トラックボールで計測したい部位に移動させ，「確定」ボタンで位置を確定させる。

　もし，わからなくなり，どうしようもなくなったら，電源スイッチを「Off：切る」にすればよい。ただし，コンピューターが内蔵されているため，完全に電源が切れるまでプラグは抜かない（最近はバッテリーを内蔵している機種もある）。

　妊婦に接するプローブ面には超音波の送受信装置とラバーレンズがついているので，くれぐれも落として傷つけないよう注意して扱う。また，経腟プローブも装着している場合には内診台の横で使用することも多い。内診台の高さを変える際に，その一部がプローブに接触し破損

第Ⅱ章　超音波診断装置によるフィジカルイグザミネーション

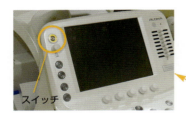
スイッチ

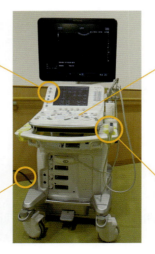

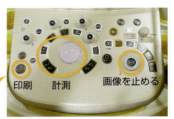
印刷　計測　画像を止める
操作パネル

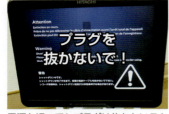
電源を切ってもプラグは抜かないこと

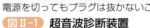
図Ⅱ-1　超音波診断装置

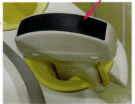
ここはとても大切 ぶつけないで！
ラバーレンズのついたプローブ面

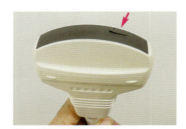
図Ⅱ-2　破損したプローブ

する危険がある（図Ⅱ-2）。プローブは修理ができないこと，また高額であることを肝に銘じておく。

2　画像の描出

　産婦人科で使用する走査法のなかで，経腟走査法（以下，経腟法）は体腔内走査法の1つであるため，通常は医師が使用している。医師以外の検者は体表からの経腹走査法（以下，経腹法）を行う（図Ⅱ-3）[4]。走査法の違いによる利点と欠点はそれぞれある[注6]が，近年の経腹法は超音波診断装置の改良により経腟法に劣らない緻密な画像を得ることが可能である。以下は，経腹法を前提に解説する。

　検者は必ず妊婦の右側に位置し（図Ⅱ-4a），画面の左側に縦断像であれば「頭側」，横断像

注6　経腟エコーは高い周波数を使用しているため，分解能は高いが，超音波の減衰が大きく，近くのものしか描出できない。経腹エコーは経腟エコーよりも周波数が低く，分解能が劣るが，超音波の減衰が少ないため，遠くまで到達し深い臓器まで描出できる。最近の機種では送受信する周波数を増やして，画像を向上させているものもある。

1 超音波診断装置の使用法

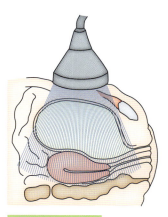
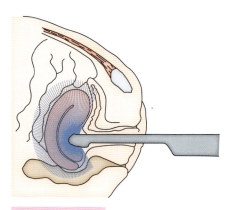

経腹法（体表走査）
医師の許可・指示があれば医師以外の検者も行える

経腟法（体腔内走査）
医師が行う

※放射状の線は超音波が届く距離のイメージ

図II-3 経腟法と経腹法
馬場一憲：経腟法の基礎．中野仁雄ほか（編）：周産期の超音波診断ABC 第1版．メジカルビュー社，p16，1999 より改変

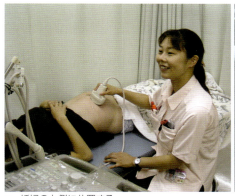
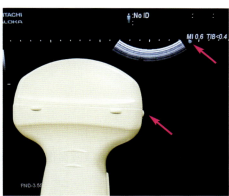

a. 妊婦の右側に位置する
　妊婦の断層像をそのまま画面へ

b. 超音波画面への写し方
　ポッチの位置（←）を合わせる

図II-4 検者の位置と画面の写し方

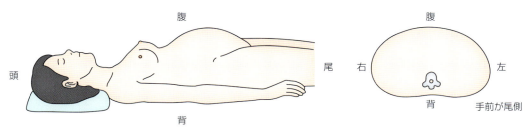

図II-5 描出法
日本超音波医学会編：超音波医学 10(6)，1983 をもとに作成

第Ⅱ章　超音波診断装置によるフィジカルイグザミネーション

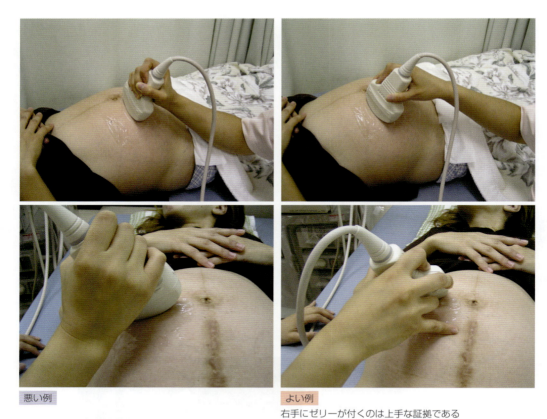

悪い例　　　　　　　　　　　　　よい例
　　　　　　　　　　　　　　　　右手にゼリーが付くのは上手な証拠である

図Ⅱ-6　プローブの持ち方

であれば「右側」を描出する（図Ⅱ-5）。プローブと画面に印（ポッチ）が付いており目安となる（図Ⅱ-4b）。プローブは掌を浮かすように指で軽く持ち，手首が動かせるようにしておく。また，小指の先（手の一部）を腹壁に触れるようにしておくと，プローブを押す力がわかりやすく，妊婦の腹部を不必要に強く圧迫することを避けられる（図Ⅱ-6）。慣れないうちは，ゼリーはたっぷり使用したほうが腹壁上でプローブを動かしやすい。なお，ゼリーを温めておくと伸ばしやすいので経済的である。

2 妊娠初期（4〜13週）の超音波検査

1 胎嚢（gestational sac；GS）の確認

　妊娠反応が陽性に出たら，まず異所性妊娠を否定する必要がある。そのためには胎嚢が子宮内にあることを確認しなければならない。経腟法であれば妊娠4〜5週で可能であるが，経腹法でも条件がよければ妊娠5〜6週で胎嚢が観察可能となる（図Ⅱ-7）。前屈子宮であればその

2 妊娠初期(4〜13週)の超音波検査

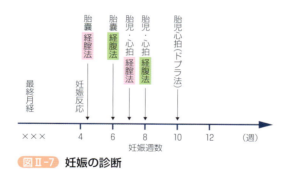

図Ⅱ-7　妊娠の診断

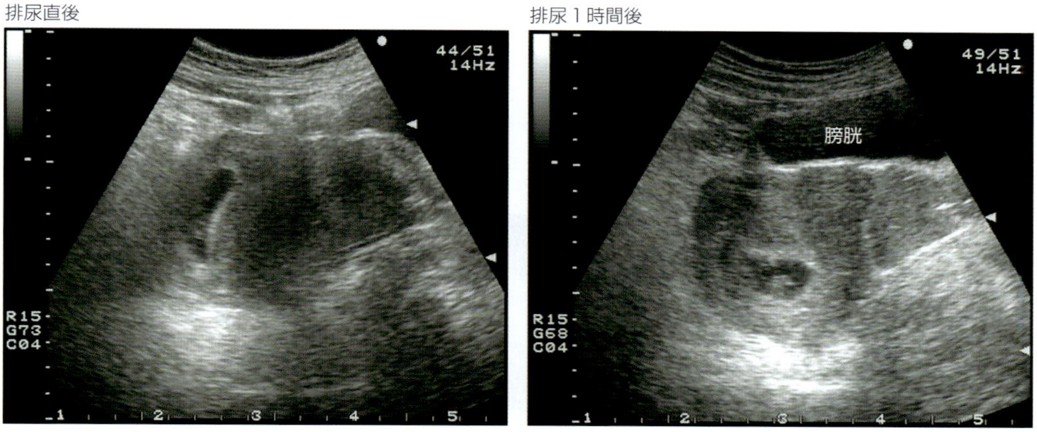

妊娠12週以前の胎児を経腹法で診るときは，膀胱充満が望ましい(後屈あるいは肥満のあるときは特に)

図Ⅱ-8　膀胱充満法

ままでも可能であるが，前方に腸管があるような後屈子宮では，膀胱を充満させ音響窓として使う必要がある(図Ⅱ-8)。超音波は腸管などのガスがある臓器では伝搬しにくいが，水(尿)の中では減衰せずに伝わるため，膀胱の後方にある子宮がよく見える。一方，経腟法で診る場合には，膀胱が充満しているとプローブから子宮体部までの距離が遠くなるため見えにくくなる。内診台に上げる前に排尿させておく必要がある。

2 妊娠週数の確認

　妊娠週数(分娩予定日)は，最終月経から決定されている。しかし，妊婦のおおよそ30％は最終月経を覚えていないか月経周期が不規則なため，最終月経からの正確な妊娠週数の診断が困難である。妊娠週数が不正確なまま妊娠の継続を行うことにより，妊娠後半に起こってくる切迫早産，巨大児や子宮内胎児発育不全(fetal growth restriction；FGR)などの胎児発育，過期妊娠の適切な管理が困難になる。

　妊娠3か月(妊娠8〜11週)における胎児発育は個体差が少なく，胎児の大きさと妊娠週数がよく相関する(図Ⅱ-9)。したがって，胎児の大きさ(頭殿長)から妊娠週数を補正あるいは決定できる。『産婦人科診療ガイドライン産科編2017(以下，産科ガイドライン)』では，「最終月

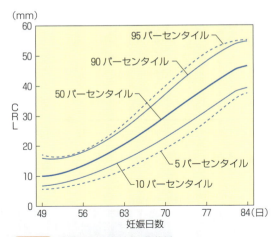

図Ⅱ-9 頭殿長（CRL）標準曲線
日本超音波医学会平成 14・15 年度用語・診断基準委員会：超音波胎児計測の標準化と日本人の基準値 2003 年．図 1-1CRL 値の妊娠日数に対する回帰曲線．超音波医学 30：418, 2003

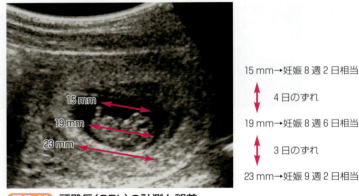

図Ⅱ-10 頭殿長（CRL）の計測と誤差

経開始日からの予定日と正確に測定された頭殿長（crown rump length；CRL）からの予定日（CRL が 14～41 mm の時期）との間に 7 日以上のずれがある場合には CRL 値からの予定日を採用する」としている[5]。なるべく胎児の全体像を長く描出し，矢状断で頭頂から殿部までの最長径を頭殿長（CRL）として測定する．

実際には，この時期は発育が急速であり胎児描出や胎児計測の誤差が妊娠週数に反映される影響は少ない（図Ⅱ-10）．頭殿長の計測値は，胎児の将来にとって最も大きな情報の1つであるため，計測を行った胎児超音波画像を少なくとも1枚は妊婦に渡しておくことが望ましい．

この時期には羊膜や卵黄嚢の観察も可能である．また，時に胎児頭部に囊胞が認められることがあるが，水頭症のような異常所見ではない．これは脳胞と呼ばれる側脳室と第三脳室が分かれる前の状態が描出されたものである．

2 妊娠初期(4〜13週)の超音波検査

3 胎児心拍の確認

妊娠週数が正しければ，胎児心拍は遅くとも妊娠8週までには経腹法で検出される（経腟法では妊娠7週までに検出可能）(図Ⅱ-11)。胎児が認められるにもかかわらず胎児心拍が検出されなければ，出血などの症状がなくても流産(稽留流産)と考えられるため医師への紹介が必要である。また，胎児心拍が少ない(<100 bpm)場合は，胎児死亡に至ることがあるため注意を要する。

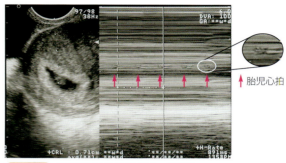

図Ⅱ-11 初期胎児心拍(Mモード法)

正しい妊娠週数を知るうえで参考になる事項として，「妊娠反応が陽性であれば，少なくとも妊娠4週以降」，また「胎嚢が子宮内に検出されれば，少なくとも妊娠4週以降」と考えてよい。初期の正常胎児心拍の記録には，胎児への影響が少ないMモードがよい。

4 妊娠初期に遭遇する異常所見

1）異所性妊娠

母体の健康状態に影響を及ぼす異常妊娠のなかでも，異所性妊娠は緊急手術の適応になる疾

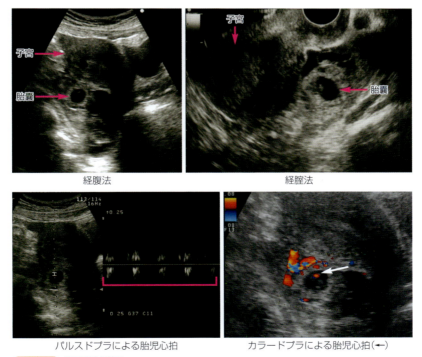

図Ⅱ-12 異所性妊娠
異常妊娠の診断のためにドプラ法を用いている。

患である．子宮外に胎嚢や胎児を認めれば診断は容易である（図Ⅱ-12）．妊娠反応が陽性（妊娠4週以降）であるにもかかわらず，子宮内に胎嚢を確認できない状態が2週間以上持続する場合（妊娠6週以降）は，異所性妊娠を強く疑う必要がある．

2）多胎妊娠

妊娠初期の超音波検査では，子宮や胎児が小さいため子宮と胎児を含めた全体的な観察が可能である．当然のことであるが，妊娠は単胎とは限らない．通常，多胎妊娠の頻度はヘリンHellinの式（$1/80^{n-1}$，n＝胎児数）で計算され，双胎では1/80である．しかし，生殖補助医療（assisted reproductive technology；ART）の影響で，多胎妊娠の頻度は通常より増加している．多胎妊娠は代表的なハイリスク妊娠であり，早期に診断し高次医療機関で管理することが望ましい．

多胎妊娠では，妊娠初期（妊娠3か月頃）における診断が最も正確である．二絨毛膜二羊膜双胎は，2つの胎嚢（GS）が厚い隔壁（絨毛）により隔てられている（図Ⅱ-13）．これに対し，10％に双胎間輸血症候群をきたす危険性のある一絨毛膜二羊膜双胎は，薄い隔壁（羊膜）しか存在しない（図Ⅱ-14）．また，胎児の数も正確に数えることができ，品胎以上の診断も容易である（図Ⅱ-15）．

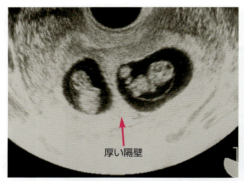

図Ⅱ-13　二絨毛膜二羊膜双胎（妊娠9週：経腟）

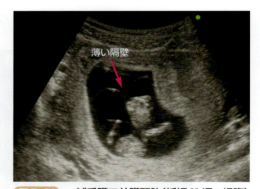

図Ⅱ-14　一絨毛膜二羊膜双胎（妊娠11週：経腹）

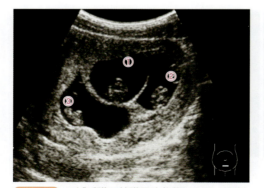

図Ⅱ-15　三絨毛膜三羊膜品胎（妊娠10週：経腹）

3) NT（nuchal translucency：項部エコー透過像）値の計測

NT を評価するためには，厳密な胎児の描出が求められる。妊娠 11 週 0 日〜13 週 6 日の間に，超音波画像の拡大率が十分で胎児上半身が大きく描出されている正中矢状断面で計測される必要がある（図Ⅱ-16）。

NT 値計測は主に胎児染色体異常の検出を目的とした出生前遺伝学的検査の一種であり，本来，妊婦とパートナーが検査の方法，意義，検査後に起こり得る状況とその対応について十分に理解したうえで検査を希望した場合に，遺伝カウンセリングの後に行われるべき検査である[6]。

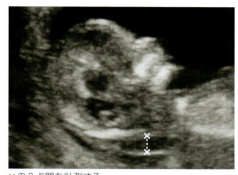

×の 2 点間を計測する

図Ⅱ-16 NT 値計測

全妊婦を対象とした標準検査ではない。診療の中で偶然気がついてしまった場合，対応に苦慮することもある所見である。助産師もこのことを十分に知っていなければならない。「NT 肥厚」「胎児染色体異常の疑いがある」などの不用意な一言が妊婦を不安に陥れ，ひいては人工妊娠中絶に結びつく危険があることを認識しておく必要がある。

4) 無脳児

妊娠初期（妊娠 10〜13 週）の胎児形態異常スクリーニング検査における推奨チェック項目に，「頭部は半球状で不整がないか」が挙げられている[7]。頭部の不整から無頭蓋症，無脳症，脳瘤などの形態異常が疑われる（図Ⅱ-17）。

助産外来での胎児計測において，頭殿長や児頭大横径を計測した際に，偶然見つかる場合もある。予後は不良であるため頭部の異常が疑われた際には，医師へのコンサルトが必要となる。「疑い」の段階では，不必要に妊婦の不安をあおらないように「赤ちゃんの頭が見えづらいので医師に相談してみましょう」という説明にとどめておくことが望ましい。

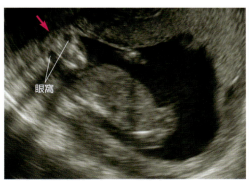 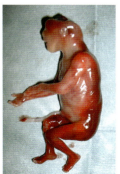

画像上，頭部が平らになっている（→）

図Ⅱ-17 無脳児

5）腫瘍に関連した所見

子宮内に胎児が確認できない妊娠として，胞状奇胎がある（図Ⅱ-18）。超音波診断装置の進歩により経腹法でも子宮内に充満した囊胞が観察可能である。また胎囊様エコーがありながら胎児が出現せず稽留流産と考えられた症例の中で，子宮内に複数の囊胞が出現してくる部分胞状奇胎もある。さらに，卵巣腫瘍（図Ⅱ-19）や子宮筋腫（図Ⅱ-20）を合併することもあり，胎児以外にも目を配る必要がある。

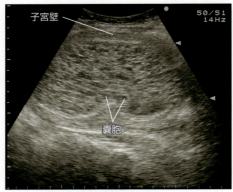

子宮内に充満した囊胞が確認できる
図Ⅱ-18 胞状奇胎

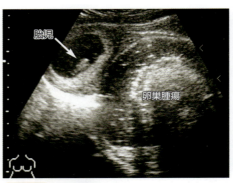

図Ⅱ-19 卵巣腫瘍

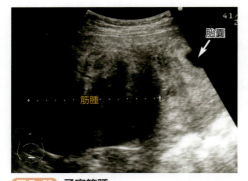

図Ⅱ-20 子宮筋腫

3 妊娠中期（18～20週）の超音波検査

1 形態異常の評価

妊娠22週以降の人工妊娠中絶は認められていない。したがって，この時期は妊娠継続を最終決定するための評価が求められることがある。もっとも，母体保護法では胎児異常は人工妊娠中絶の適応にはならないことを知っておく必要がある。

3 妊娠中期（18〜20週）の超音波検査

　児頭大横径（biparietal diameter；BPD）を計測しているときに，偶然，胎児の脳室拡大に気がつく場合がある．図Ⅱ-21に取り上げた症例では，レモンサインとバナナサインを呈しており，仙尾部の二分脊椎であった（図Ⅱ-22）．

　超音波画面に胎児全身が描出できる最後の時期であり，全身的な評価が可能である．特に体表からの隆起性の異常が検出しやすい時期なので，胎児の全身像に注意を払うことが望ましい．スクリーニングを施行しなくても，正常像のイメージを持っていれば，違和感から異常所見に気づくことも多い．

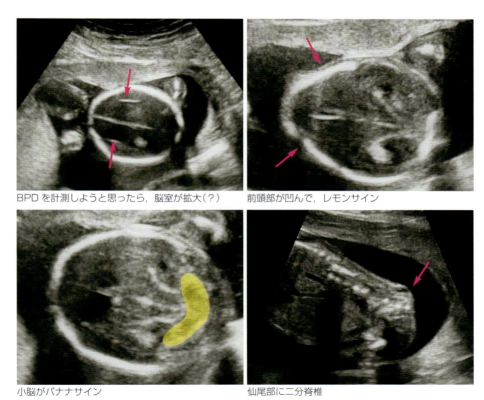

BPD を計測しようと思ったら，脳室が拡大（？）　　前頭部が凹んで，レモンサイン

小脳がバナナサイン　　仙尾部に二分脊椎

図Ⅱ-21　中枢神経系の異常（18週）

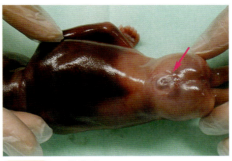

図Ⅱ-22　二分脊椎

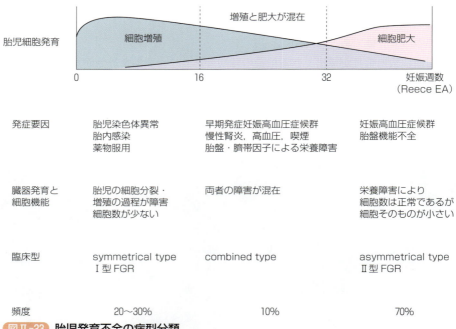

図Ⅱ-23 胎児発育不全の病型分類
日本産科婦人科学会(編・監):産婦人科研修の必修知識 2016-2018. p184,日本産科婦人科学会,2016 より改変

2 発育の評価

　助産外来においても,胎児計測は最低限必要な実施項目である。妊娠の早い時期から胎児発育不全(fetal growth restriction;FGR)を認めた場合には,胎児そのものを原因とした異常を疑う必要がある(図Ⅱ-23)。胎児臓器の細胞分裂,細胞増殖が阻害されるため,臓器を構成する細胞の大きさは正常であるが,細胞数が少なくなる。頭部も躯幹も同程度に抑制された均整のとれた発育障害となる。また,奇形を合併することも多い。2nd trimester(妊娠14〜27週)後半になるにしたがい,発育不全が著明となり予後も不良である。CRL計測がなされていることを確認して,精査のために医師に相談する必要がある。

3 胎児の環境の評価

　妊娠初期の羊水は胎児皮膚や卵膜からの分泌液であるが,妊娠16週以降は胎児尿が主成分となる。したがって,尿を産生・排泄できない胎児では,急速に羊水腔が縮小していく[8]。胎児周囲に超音波検査で無エコーに(黒く)描出される羊水腔の縮小・消失を認めた場合(図Ⅱ-24),破水がないことが確認できれば胎児腎機能障害を疑い,精査のため医師に相談する必要がある。

　前置胎盤は概ね妊娠20週以降に確認する。妊娠31週末までに方針を決定する必要がある[9]。経腟超音波検査により診断するが,経腹超音波検査所見も参考となる。胎盤を示す高エコーの領域が子宮下部から明らかに隔たって認められる場合には,前置胎盤を否定できる(図Ⅱ-25)。

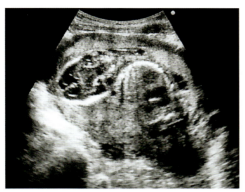
図Ⅱ-24　羊水過少(妊娠18週)

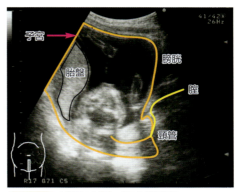
図Ⅱ-25　妊娠16週の子宮縦断像

　子宮頸管の正確な評価は経腹超音波検査では難しく，経腟超音波検査が必要となる。切迫流早産が疑われる症例では，子宮頸管長計測が有用な場合があり，医師への相談が必要となる。

4 妊娠後期(28週以降)の超音波検査

1 胎児の評価

1) 胎位・胎向の評価
　骨盤位分娩は新生児仮死をきたす頻度が高く，帝王切開になることが多い。医療訴訟の増加や少子化により，この傾向はますます強まっている。このため健診時に胎位の異常を早期に発見し，逆子体操などの対応を講じることが重要となる。また，胎児の評価を行うためにも，胎児がどのような向きで子宮内に収まっているかを知り，子宮内での胎児の全体像をイメージすることが大切である(図Ⅱ-26)。
　超音波診断装置を用いれば，胎児の位置や向きを正確に診断することが可能である。日頃から臨床で使い慣れているレオポルド触診法で，胎児の位置に目安をつけることは役に立つかもしれない。超音波検査では，まず頭部を見つけ，頭部に連続した脊椎の検出を行う(図Ⅱ-27)。胎位・胎向がわかったら，腹壁側(超音波断層像の上方)が胎児の左右のどちらになるか考えてみる。慣れないときは，自分が胎児になったつもりで胎位をとり左右を考えてみるとよい。

2) 胎児発育の評価：胎児の大きさ
　胎児情報のうち，胎児の大きさに関する評価は重要である。胎児発育不全から胎児異常の診断につながることは，しばしば経験される。妊娠中期から後期には，高血圧などの母体疾患や胎盤機能の悪化が胎児発育不全の原因となる(図Ⅱ-23)。子宮胎盤循環不全による栄養障害が原因となっている場合，血流再配分(brain sparing effect)により脳血流の維持が優先されるた

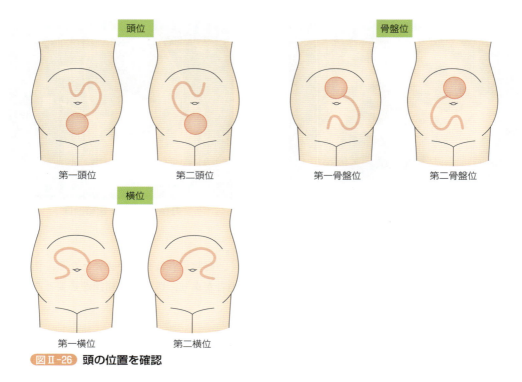

図Ⅱ-26 頭の位置を確認

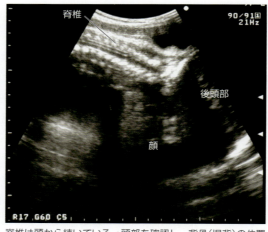

脊椎は頭から続いている→頭部を確認し，背骨（児背）の位置を探す

図Ⅱ-27 背中の位置を確認

め頭部の発育は保たれているが，躯幹，特に腹部の小さな皮下脂肪の少ないやせ細った発育障害パターンを呈する（p101 の「胎児血流の評価」および p108 の図Ⅱ-48 を参照）。また，発育停止に伴う分娩時期の決定や巨大児に伴う難産を予測するうえでも重要である。

　胎児計測の際には，胎児の全体像をイメージしながら超音波検査を進めていくことが大切である。胎児頭部の位置を同定し，頭部に続く脊椎を追い，殿部に続く大腿骨を検出する（図

Ⅱ-27)。全体像を把握したうえで，頭部，腹部，大腿部の計測位置の目安を立てる（図Ⅱ-28)。頭部評価に用いる大横径（biparietal diameter；BPD）は，大脳鎌のライン（ミッドラインエコー）が中央に描出され，透明中隔が描出できる高さで行う。プローブに近い頭蓋骨の外側から遠い頭蓋骨の内側の距離を計測する（図Ⅱ-29）。大脳鎌のラインが中央に描出できないときは，プローブを少し傾けるときれいに描出できることがある（図Ⅱ-30）。

　腹囲は脊椎（あるいは腹部大動脈）に直交する断面で計測する。臍静脈が腹部断面の腹部側1/3から1/4の部位に描出され，時として胃泡が描出される部位がよい（図Ⅱ-31）。

　大腿骨は白く描出された骨の真ん中を計測する。

　推定体重式はすべての超音波診断装置に内蔵されており，大横径，腹囲，大腿骨長から計算される[10]。推定体重には1割程度の誤差が含まれていることを認識しておく必要がある。したがって，あまりに厳密な数値として妊婦に説明していると，健診を毎週行う妊娠36週以降では胎児体重が減少するという事態が起こり，妊婦を混乱させてしまう場合がある。また，大きさの評価を行う際には，「○○週相当」ではなく，「平均＋○SD」あるいは「平均－○SD」（SD：標準偏差）とする（図Ⅱ-32）。

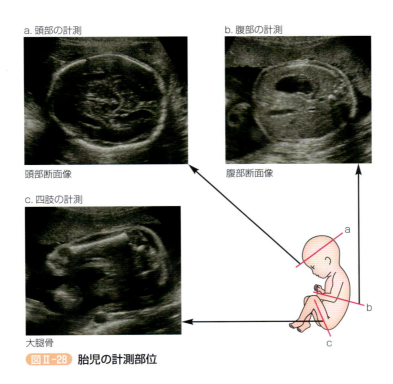

図Ⅱ-28　胎児の計測部位

第Ⅱ章 超音波診断装置によるフィジカルイグザミネーション

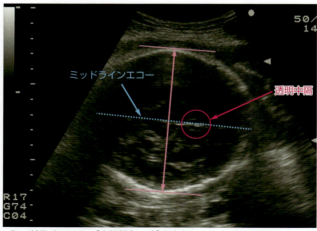

- ミッドラインエコー[大脳鎌(……)]を中心に
- 透明中隔(○)のある高さで
- 骨の上部から反対側の上部まで(←→)

図Ⅱ-29 頭部の計測の実際

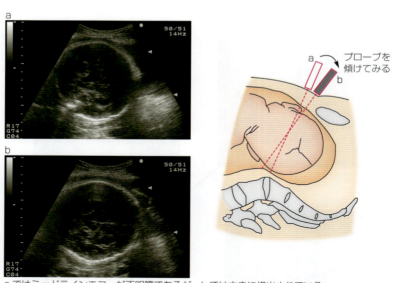

aではミッドラインエコーが不明瞭であるが，bでは中央に描出されている。

図Ⅱ-30 超音波検査のコツ

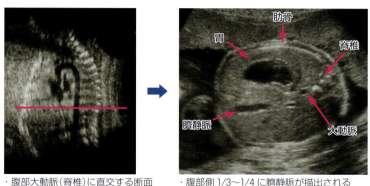

図Ⅱ-31 腹部の計測の実際

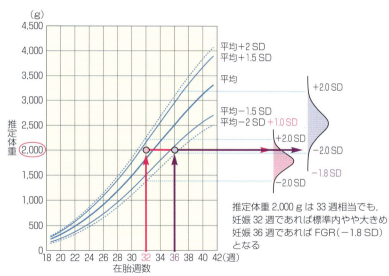

図Ⅱ-32 推定体重の見方

3）胎児形態異常の評価

　出生後早期から救命処置や外科的な処置を必要とする異常は，除外しておきたい．心臓では，①四心室腔があるか（図Ⅱ-33），②四心室腔断面で左房に肺静脈が戻ってきているか（図Ⅱ-33），③四心室腔断面から少し頭側に平行移動させた三血管断面あるいは三血管気管断面が確認できるか（図Ⅱ-34），の3点は確認してほしい．バランスのよい四心室腔断面が確認できれば「左心低形成症候群」は否定的であり，肺静脈が確認できれば「総肺静脈還流異常」が否定的であり，三血管断面が確認できれば「大血管」に関連した疾患の多くを除外できる．心臓の大きさは胸部断面積の1/3くらいである．心拡大はさまざまな疾患の初期症状のことがある．あまり週数が進むと胎児骨による音響陰影で見づらくなるため，妊娠32週くらいまでに診ておくとよい．

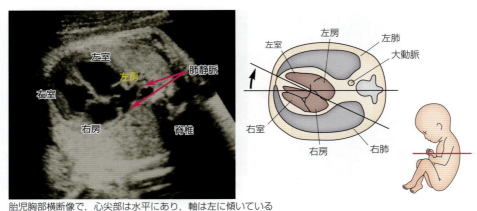

胎児胸部横断像で，心尖部は水平にあり，軸は左に傾いている

図Ⅱ-33 胸部横断像における四心室腔断面（超音波像とシェーマ）

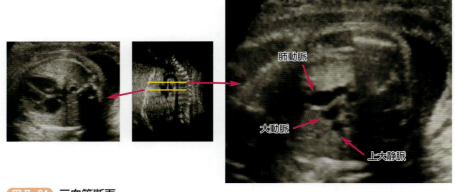

図Ⅱ-34 三血管断面

　腹部にある囊胞状の臓器は胃と膀胱と胆囊である．胃は胎児の左側にあり，その大きさは体幹部断面積の5〜15％くらいである[11]（図Ⅱ-35）．胆囊は長楕円形の囊胞として胎児右側肝臓下面にあり[12]，まれに描出できないことがある（図Ⅱ-36）．また，膀胱は下腹部にあり約40分周期で増減を繰り返している（図Ⅱ-37）．この3つ以外に同等の大きさの囊胞像を認める場合には，何らかの異常を考える必要がある[13]．食道閉鎖では胃が小さいか認められず，十二指腸閉鎖では胃と十二指腸球部が拡大した2つの大きな囊胞（double babble）となり，空腸閉鎖では3つ以上の囊胞となる．回腸閉鎖では腹部に多数の囊胞を認めるようになる．羊水腔が保たれていなければ，緊急の対応を必要としない多囊胞腎や腎盂拡大もしばしば囊胞として認められることがある．

4 妊娠後期(28週以降)の超音波検査

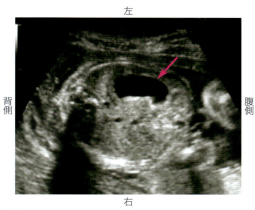

図Ⅱ-35 胎児胃の超音波像

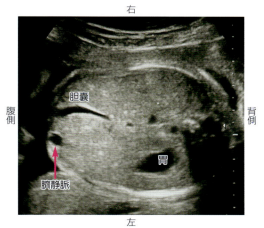

図Ⅱ-36 胎児胆嚢の超音波像

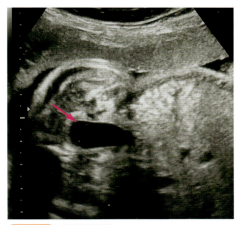

図Ⅱ-37 膀胱縦断像

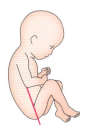

4) 胎児状態の評価

■ 胎児血流の評価

　最近では，普及型の超音波診断装置でもパルスドプラ・モード(図Ⅱ-38)が装備されていることが多い。操作パネルから「Color Flow：カラーフロー」のスイッチを押すと，画面上に血流に色をつけた領域が出てくる。赤はプローブに向かってくる血流，青は遠ざかる血流を示す(動脈と静脈ではない)。次に「PD：パルスドプラ」のスイッチを押すと，画面が左右(あるいは上下)に分割され，Bモード像(断面像)とパルスドプラ・モードに分かれる。トラックボールでサンプリングポイント(Bモード像に出てくる血流検出部位の印)を色のついた血流のある部位に合わせる。臍帯動脈であれば，のこぎり状の波形が検出される。「Freeze」で画像を止め，「Measure」で速度を計測することもできる。

第Ⅱ章　超音波診断装置によるフィジカルイグザミネーション

　血流波形は，拡張末期血流速度と収縮期最高血流速度の比(PI：パルサティリティ・インデックスあるいはRI：レジスタンス・インデックス)を求め，血液の流れにくさ(≒血管抵抗)として評価する(表Ⅱ-1)。環境が悪化して酸素が少なくなると，胎児は最も重要な臓器である脳の血流を増加させ，躯幹部への血流を減少させるという血流再配分を行い酸素を有効利用する(表Ⅱ-2)。したがって，母体から酸素がくる臍帯動脈の拡張期血流が減少(RI↑あるいは

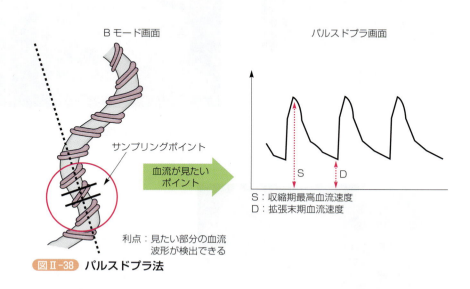

図Ⅱ-38　パルスドプラ法

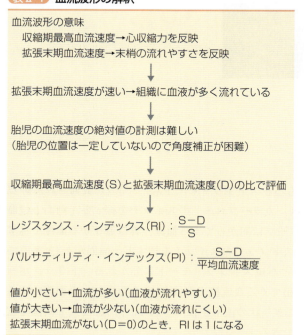

表Ⅱ-1　血流波形の解釈

血流波形の意味
　収縮期最高血流速度→心収縮力を反映
　拡張末期血流速度→末梢の流れやすさを反映
　↓
拡張末期血流速度が速い→組織に血液が多く流れている
　↓
胎児の血流速度の絶対値の計測は難しい
(胎児の位置は一定していないので角度補正が困難)
　↓
収縮期最高血流速度(S)と拡張末期血流速度(D)の比で評価
　↓
レジスタンス・インデックス(RI)：$\dfrac{S-D}{S}$

パルサティリティ・インデックス(PI)：$\dfrac{S-D}{\text{平均血流速度}}$

値が小さい→血流が多い(血液が流れやすい)
値が大きい→血流が少ない(血液が流れにくい)
拡張末期血流がない(D=0)のとき，RIは1になる

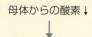　血流変化の解釈

胎盤機能の悪化
　子宮動脈 RI(PI)↑
　臍帯動脈 RI(PI)↑
　↓
母体からの酸素↓
　↓
胎児酸素(分圧)↓
　↓
少ない酸素の有効利用
重要臓器への血流↑
　↓
中枢神経(頭)の血流↑
中大脳動脈 RI(PI)↓

4 妊娠後期(28週以降)の超音波検査

PI↑)し，中枢神経への血流指標である中大脳動脈の拡張期血流が増加(RI↓あるいはPI↓)する(図Ⅱ-39)。臨床的に最も重要なのは臍帯動脈血流波形であり，臍帯動脈拡張末期血流の途絶あるいは逆流(図Ⅱ-40)があった場合には，胎児の状態が非常に悪化していると判断してよい。

■ 胎動の観察

胎児は子宮内でさまざまな運動をしている。それらの運動は胎児の状態の悪化により消失する。新生児の状態を評価するアプガースコアのように，胎児の状態を胎児心拍数陣痛図だけでなく，胎児の運動も点数化して総合的に評価(表Ⅱ-3)する方法としてバイオフィジカルプロフィールスコア(BPS)がある[14](表Ⅱ-4)。胎児心拍数陣痛図で判断に迷うような状況で役に立

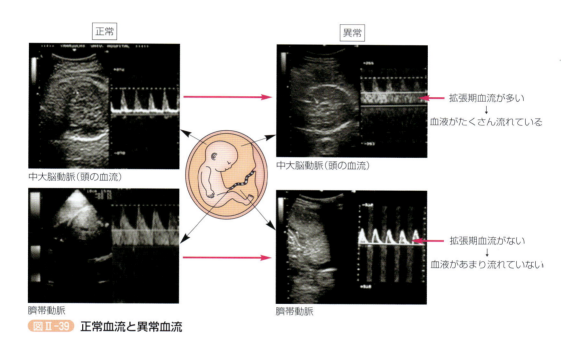

図Ⅱ-39 正常血流と異常血流

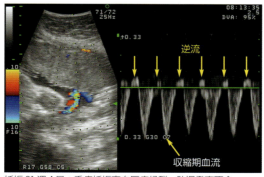

妊娠31週4日：重症妊娠高血圧症候群，胎児発育不全
図Ⅱ-40 臍帯動脈における拡張期血流の逆流

つことがある(表Ⅱ-5)。30分間の時間を要する検査法だが，発育などの他の計測を行っているとき，同時に呼吸様運動や筋緊張の評価も可能なので，実際にはそれほど時間はかからない。少し関心をもって胎児を観察していると，胎児呼吸様運動などのさまざまな動きが見えてくる。

表Ⅱ-3 バイオフィジカルプロフィールスコア(BPS)：アプガースコアとの対比

バイオフィジカル プロフィールスコア	アプガースコア
NST ⟷	心拍数
呼吸様運動 ⟷	呼吸
筋緊張 ⟷	筋緊張
胎動 ⟷	刺激に対する反応
羊水量 ⟷	皮膚色

表Ⅱ-4 バイオフィジカルプロフィールスコア(BPS)の評価法

biophysical variable	正常(score=2)	異常(score=0)
胎児呼吸様運動(FBM)	30秒以上のFBMが30分間に1回以上	FBMが30分間出ないか30秒未満
胎動(BM)	明瞭な身体か四肢の動きが30分間に3回以上(連続運動は1回と考える)	胎動が30分間に2回以下
胎児筋緊張	四肢か体幹の伸展とそれに引き続く屈曲が30分間に1回以上 手の開閉も正常と考える	弱い伸展と部分屈曲が伸展運動のみ 運動の消失
NST	胎動に伴う胎児の一過性頻脈(15秒以上，15 bpm以上)が20分間に2回以上	胎児の一過性頻脈が20分間で1回以下
羊水量	2つの垂直断面像で2 cm以上の羊水ポケットが1つ以上	羊水ポケットが2 cm以下

表Ⅱ-5 BPSの得点と1週間以内の胎児死亡率および診療指針

点数	羊水正常		羊水過少	
	胎児死亡率	診療指針	胎児死亡率	診療指針
10/10	<1/1,000	通常	―	―
8/8(NSTなし)	<1/1,000	通常	―	―
8/10	<1/1,000	通常	20〜30/1,000	≧37週：分娩 <37週：BPS 2回/週
6/10	50/1,000	≧37週：分娩 <37週：24時間以内に再検 6点以下なら分娩	>50/1,000	≧32週：分娩 <32週：毎日BPS
4/10	115/1,000	≧32週：分娩 <32週：毎日BPS	>115/1,000	≧26週：分娩
2/10	220/1,000	≧26週：分娩	>220/1,000	≧26週：分娩
0/10	―	―	550/1,000	≧26週：分娩

Manning FA: Fetal Biophysical Profile Scoring, Fetal Medicine: Principles and Practice. Appleton and Lange, pp221-306, 1995 より一部改変

4 妊娠後期（28週以降）の超音波検査

2 胎児環境の評価

1）胎盤の評価

■ 位置の評価

前置胎盤は概ね妊娠20週以降に確認し，妊娠31週末までに方針を決定する必要がある[9]。経腟超音波検査により診断するが，経腹超音波検査所見も参考となる（図Ⅱ-41）。経腹超音波検査で，子宮下部膀胱後面に胎盤が付着しているようにみえる場合は，前置胎盤の可能性がある。また，経腹超音波検査法で胎盤の下縁が確認できない（図Ⅱ-41 右）ときには，低置胎盤あるいは前置胎盤の疑いがあるため医師に相談する必要がある。

■ 肥厚の評価

常位胎盤早期剝離は脳性麻痺の最も大きな原因となっている。播種性血管内凝固症候群（DIC）を発症し，母体の生命も危険になることがある。必ずしも妊娠高血圧症候群を合併しておらず，予期できないことが多い。しかし，超音波診断装置を用いた注意深い胎盤の観察による胎盤の肥厚や胎盤後血腫像の検出は，常位胎盤早期剝離の早期診断に有用である（図Ⅱ-42）。

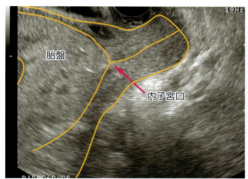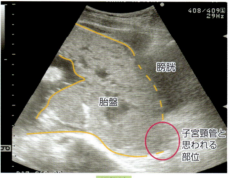

図Ⅱ-41 前置胎盤の超音波所見

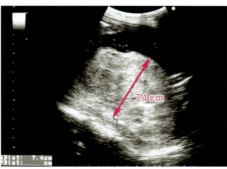

26歳，初産婦
職業：手術室勤務の看護師
妊娠35週6日，健診の後，美容院で散髪を受けていたら少量の出血と持続性の下腹部痛を自覚。常位胎盤早期剝離を疑い，前医を受診し，当科紹介となった

図Ⅱ-42 常位胎盤早期剝離における胎盤肥厚所見

通常，胎盤の厚さは妊娠週数と同じくらいである。妊娠週数プラス 10 mm（たとえば妊娠 30 週であれば 30 mm + 10 mm = 40 mm）以上であれば胎盤肥厚と考えてよい。特に 55 mm（5.5 cm）以上の肥厚がある場合には，不正出血，持続性の腹痛，板状硬の腹壁などの母体症状に注意を払い，胎児心拍数陣痛図をはじめとした胎児 well-being（胎児の状態）の評価を行う必要がある[15),16)]。

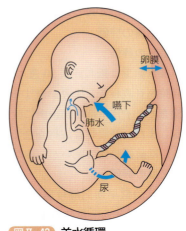

図Ⅱ-43　羊水循環

2）羊水量の評価

妊娠 20 週以降，羊水のもとは胎児尿である。また，胎児が羊水を嚥下することにより羊水は消費されている（図Ⅱ-43）。このように羊水は絶えず循環しているため，羊水量は胎児の状態や胎児奇形をよく反映し，価値の高い指標となる[17)]。

羊水量の評価には，臍帯や胎児を含まない最も深い部位を垂直に計測する羊水深度（maximum vertical pocket；MVP）や，AFI（amniotic fluid index：子宮を 4 等分して各々の深さを足す）を指標として使用する。羊水深度や AFI は，実際の羊水量をよく反映している。羊水深度の正常値は 2〜8 cm，AFI の正常値は 5〜24 cm が一般的である（図Ⅱ-44, 45, 46）。羊水過多の診断における信頼性は同等であるが，羊水過少の診断には AFI のほうが優れている。

羊水過多（図Ⅱ-47）の場合は，羊水の嚥下障害をきたす消化管閉鎖（食道，十二指腸，上部小腸），中枢神経異常，筋強直性ジストロフィーのような筋疾患，胎児の尿量が増加する母体の耐糖能異常（DM，GDM）を疑う必要がある。ただし，妊娠 7 か月から 8 か月は生理的に羊水量が多い時期であるため，胎児や母体に明らかな異常を認めない場合には，経過を追って再評価する必要がある。

羊水過少（図Ⅱ-48）の場合には，尿の減少や無尿になる先天性腎疾患や閉鎖性尿路障害（腎無形成，尿路閉鎖），胎児機能不全，子宮内胎児発育不全，羊水が流出してしまう前期破水などがある。羊水過少では胎児状態が不良なことが多く，胎児心拍数陣痛図による注意深い経過観察が必要となる。

食道閉鎖や十二指腸閉鎖のように口側に近い消化管閉鎖の場合には，消化管による羊水の吸収が妨げられるため，高度の羊水過多を伴うことが多い。消化管閉鎖による羊水量の異常は，週数が進むほど症状が強くなることが多い。

4 妊娠後期（28週以降）の超音波検査

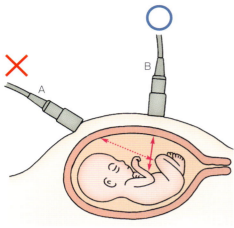

図Ⅱ-44　羊水深度の計測法
プローブは母体腹壁に垂直に！

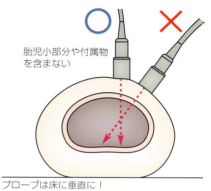

プローブは床に垂直に！

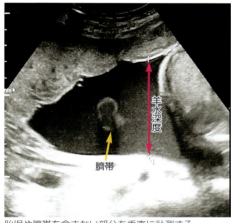

胎児や臍帯を含まない部分を垂直に計測する
図Ⅱ-46　羊水腔の測り方

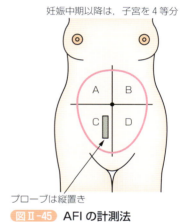

妊娠中期以降は，子宮を4等分
プローブは縦置き
図Ⅱ-45　AFIの計測法

推定されるメカニズム
消化管閉鎖
↓
嚥下運動の障害
↓
消化管での吸収障害
↓
羊水↑

図Ⅱ-47　胎児食道閉鎖症にみられた羊水過多

107

第Ⅱ章　超音波診断装置によるフィジカルイグザミネーション

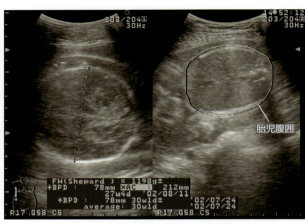

図Ⅱ-48　重症妊娠高血圧症候群にみられた羊水過少

推定されるメカニズム
子宮内での酸素不足
↓
重要臓器（脳，心臓，副腎）への血流増加（血流再分配）
↓
子宮内での生存に必要でない臓器（腎，肺，腸管）への血流減少
↓
尿産生↓，肺水産生↓
↓
羊水↓

5　分娩中の評価

1　分娩進行不良時の評価

　分娩の進行が遅いときは，内診により児の進行状況や回旋の状態を評価する．内診指で触れているのが本当に大泉門であるのか，自信がもてないときがある．このようなときに恥骨上縁に水平にプローブを当てれば，回旋は容易に判明する．画面上方に低エコーの眼球が2つ描出されれば，後方後頭位である（図Ⅱ-49）．また，脊椎の位置も参考になる．脊椎が後方に向く第2胎向になっていることがある（図Ⅱ-50）．回旋の異常は，座位あるいは四つん這いで改善することを時に経験する．最近は，3D超音波診断装置を用いた経会陰超音波検査も試みられている[18]（図Ⅱ-51）．

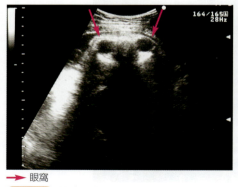

→ 眼窩
図Ⅱ-49　眼窩の位置をみる

児の下降が悪い
↓
恥骨上で水平方向にプローブを当てる
↓
眼窩が見えれば「後方後頭位」

5 分娩中の評価

第一分類：手前に背骨が見える　　　　第二分類：手前に腹部・前胸部が見える

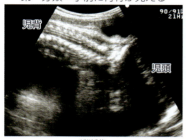
縦断像

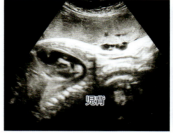
縦断像

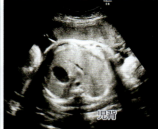
横断像

図Ⅱ-50　脊椎の位置をみる

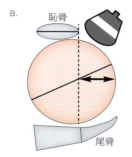

a. 恥骨下端から下ろした垂線に対する児頭先進部の下降度（progression distance）

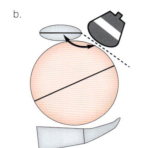

b. 恥骨と児頭先進部のなす角度（progression angle）（最も正確との報告がある[18]）

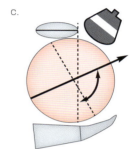

c. 恥骨下端から下ろした垂線と児頭の先進する方向との角度（head direction）

経会陰的に児頭の位置を客観的に評価しようとする試みである。プローブに体液が付着するためプローブカバーが必要となる

図Ⅱ-51　経会陰超音波検査

小林浩一ほか：経会陰超音波．臨床婦人科産科 67：602-607，2013 より改変

2 胎児徐脈出現時の評価

胎児がなかなか下がってこず変動一過性徐脈が頻発し，生まれてみたら臍帯巻絡があったということは，しばしば経験する。まずは羊水量の評価と臍帯巻絡を診る。頸部巻絡はカラードプラで容易に診断がつく（図Ⅱ-52）。臍帯巻絡のみで帝王切開が必要になることは少ないが，変動一過性徐脈に対しては羊水注入や体位変換が有効なことがある。

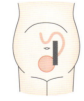
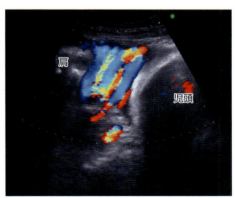

太い青色のカラードプラ信号が3本描出（臍帯静脈）されており3回巻絡があると予想される

図Ⅱ-52　臍帯巻絡（頸部）

3 分娩直後の評価

　分娩第3期に，胎盤の剥離がなかなか起こらないことがある。子宮内反を経験したことのある人は多くはないと思うが，このまま臍帯を牽引してよいだろうかと不安になるものである。このようなときにも，介助者に子宮の縦断像が描出されるようにプローブを当ててもらい，胎盤剥離の状況や子宮底の状態を観察しながら胎盤の娩出を図るとよい（図Ⅱ-53）。胎盤剥離が起こる前に臍帯を牽引すると，子宮壁が胎盤について陥没する様子が観察される（図Ⅱ-54）。

　一方，分娩第4期に，突然多量の出血をきたすことがある。多くは子宮弛緩によるものであるが，まれに強い腹痛を伴い子宮底も経腹的に触れないくらい収縮しているにもかかわらず起きる場合がある。痛みが強くない場合には産道裂傷や子宮復古不全のことが多いが，痛みが強い場合には子宮内反をきたしていることがある（図Ⅱ-55）。評価なしに子宮収縮剤を投与すると，状況をさらに悪化させてしまう危険がある。強い痛みを伴う出血をきたしている場合，収縮剤を投与する前に少なくとも経腹的に子宮を確認したほうがよい。また胎盤に欠損がある場合や卵膜が遺残した場合の評価にも超音波診断装置は有用である。

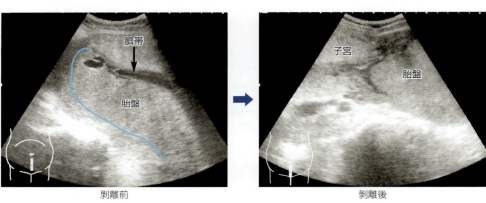

剥離前　　　　　　　　　　　　　　剥離後

図Ⅱ-53　胎盤剥離

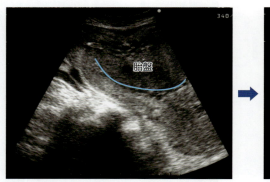

胎盤剥離がまだ起こっていない状態　　　臍帯の牽引（→）により子宮壁の陥没（→）が生じる
　　　　　　　　　　　　　　　　　　自然剥離が起こらず出血が増加したため，用手剥離となった

図Ⅱ-54　癒着胎盤

6 産褥期の超音波検査

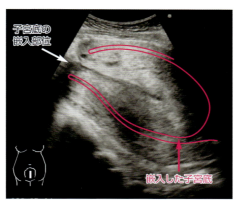

図Ⅱ-55 子宮内反

6 産褥期の超音波検査

1 子宮復古

　産褥期に子宮は急速に復古していく。通常，産褥1か月にはほぼ妊娠前と同じ大きさとなる。内診による評価を行うが，超音波経腹法あるいは超音波経腟法でも容易に子宮の大きさを評価することが可能である。子宮腔長は産褥2日目の約13 cmから産褥1か月目の約6 cmへと変化する[19]。

2 出血の検索

　分娩後（流産後も含め），数週間経って月経とは思われない鮮血に近い大量の出血をきたすことがある。母体状態もよく，内診では子宮はよく収縮している。このような場合，安易に絨毛遺残を疑い子宮内掻爬を行うと，さらに大量の出血をきたす危険がある。超音波検査を行うと子宮筋層に血流信号を認め，血流が豊富な血管があることがわかる（図Ⅱ-56）。このような所

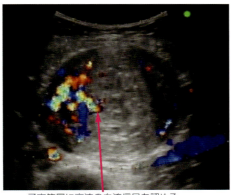

図Ⅱ-56 動静脈奇形

見がある場合には，筋層内の動静脈奇形であることが多い。出血がコントロールできないときは子宮動脈塞栓術が必要となるが，子宮収縮剤の投与で経過をみていると自然消失していくことも多い。

7 助産師による超音波検査

　助産師による超音波検査は，胎児のスクリーニングや異常を診断するためのものではない。助産師が管理している正常と思われる妊婦あるいは褥婦が，正常から逸脱していないかを評価するものである。また，妊婦とのコミュニケーション・ツールでもある。助産外来では，妊婦は「胎児が元気であるか」「大きくなっているか」を知りたいと思っている（図Ⅱ-57）。超音波診断装置を通じて胎児の様子を母親・父親へ見せることにより胎児が身近に感じられるようになり，出生後の児の受け入れがよくなることが知られている[20]。また，しばしば妊婦は不安に包まれており，胎児が元気であることにより救われている。胎児にとっても，母親に「かわいい」と思われることで，虐待から身を守り健全な発育につながる可能性がある（図Ⅱ-58）。

　妊婦の最も身近にいる助産師は，超音波診断装置を産科診療の道具として積極的に臨床に用いるべきである。まず，超音波診断装置に触れてみることから始め，妊婦と赤ちゃんのために正確な技術を身につけるように努力することが大切である。

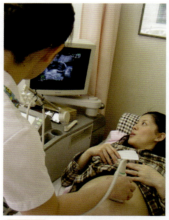

図Ⅱ-57　妊婦とのコミュニケーション・ツール

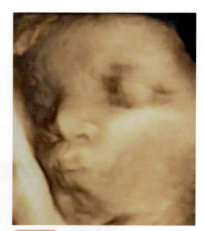

図Ⅱ-58　お母さん，チュ！

参考文献

1) 町田玉枝, 石田京子, 吉村栄子ほか：low risk 妊婦に対する助産師外来における妊婦健診の安全性評価（第1報）. 日本母性衛生学会雑誌 52(2)：351-356, 2011
2) 吉井妙美, 石田京子, 町田玉枝ほか：low risk 妊婦に対する助産師外来における妊婦健診の安全性評価（第2報）. 日本母性衛生学会雑誌 55(2)：527-533, 2014
3) 町田玉枝, 矢阪裕子, 近藤由美子ほか：院内助産院で取り扱ったlow risk経産婦に対する妊娠・分娩管理の安全性評価. 日本助産学会誌 30(1)：141-147, 2016
4) 馬場一憲：経腟法の基礎. 中野仁雄ほか（編）：周産期の超音波診断ABC. p16, メジカルビュー社, 1999
5) 日本産科婦人科学会／日本産婦人科医会（編・監）：産婦人科診療ガイドライン産科編2017. CQ009. pp48-52, 日本産科婦人科学会, 2017
6) 日本産科婦人科学会／日本産婦人科医会（編・監）：産婦人科診療ガイドライン産科編2017. CQ106-3. pp101-104, 日本産科婦人科学会, 2017
7) 日本産科婦人科学会／日本産婦人科医会（編・監）：産婦人科診療ガイドライン産科編2017. CQ106-2. pp96-100, 日本産科婦人科学会, 2017
8) 佐世正勝, 坂本優香, 柳井しおりほか：いつから羊水の主成分が胎児尿となるか？―羊水過少と先天性腎泌尿器異常の関連―. 産婦人科の実際 63(1)：101-104, 2014
9) 日本産科婦人科学会／日本産婦人科医会（編・監）：産婦人科診療ガイドライン産科編2017. CQ304. pp163-167, 日本産科婦人科学会, 2017
10) 日本超音波医学会平成14・15年度用語・診断基準委員会：超音波胎児計測の標準化と日本人の基準値2003年. 超音波医学 30：415-440, 2003
11) Sase M, Asada H, Okuda M, et al: Fetal gastric size in normal and abnormal pregnancies. Ultrasound Obstet Gynecol 19(5): 467-470, 2002
12) 河崎正裕, 佐世正勝：出生前診断された右臍静脈開存を合併した左側胆嚢の3例. 小児外科 40(12)：1404-1407, 2008
13) 根津優子, 佐世正勝, 吉永しおりほか：小児外科疾患を出生前診断する契機となった所見に関する検討. 現代産婦人科 59(1)：33-37, 2010
14) Manning FA: Fetal Biophysical Profile Scoring, Theoretical considerations and clinical applications; Chapter 6 In: Manning FA (ed): Fetal Medicine: Principles and Practice. Appleton and Lange, pp221-306, 1995
15) 根津優子, 佐世正勝, 吉永しおりほか：常位胎盤早期剥離の超音波所見の検討. 産婦人科の実際 60(4)：615-621, 2011
16) Miwa I, Sase M, Torii M, et al: A thick placenta: a predictor of adverse pregnancy outcomes. SpringerPlus, 3:353, 2014
17) 佐世正勝：羊水過多・過少. 周産期医学 46（増刊）：251-253, 2016
18) Molina FS, Terra R, Carrillo MP, et al: What is the most reliable ultrasound parameter for assessment of fetal head descent? Ultrasound Obstet Gynecol 36(4): 493-499, 2010
19) 日本産科婦人科学会（編・監）：産婦人科研修の必修知識2016-2018. pp304-305, 日本産科婦人科学会, 2016
20) 中川幸代, 永田智子, 川元恵子ほか：入院中妊婦の気分の変化と胎児への愛着形成―超音波装置を用いた看護介入前後の比較―. 山口県母性衛生学会会誌 30：8-13, 2014

第 III 章

分娩期のフィジカルイグザミネーション

1 産婦のフィジカルイグザミネーション

　分娩期の助産診断で最も特徴的なものは，分娩予測である。そのうち，経腟分娩の可否についての判断，児体重の予測は妊娠中から評価が可能であるが，分娩経過や児娩出時間の予測，胎児の健康状態の予測は分娩が開始してから決定または変化する要素が多いため，妊娠中からの予想は困難である。そこで，本章では分娩経過や児娩出時間の予測に必要なフィジカルイグザミネーションとアセスメントに焦点を当てて解説する。

1 全身の状態

　分娩期の産婦を診察する最初のタイミングは，分娩徴候に伴う入院時であることが多い。したがって，アセスメントのポイントは「異常はないか」，そして「分娩時期はいつか」の 2 点に集約される。助産師の業務範囲は正常分娩であるが，健康な産婦の個人差は大きく，正常範囲も広いため，臨床的には明らかな異常から除外していくこととなる。そこで，産婦の全身像から分娩期に起こりうる致命的な異常に関係する所見を見出し，迅速に対処することにフォーカスする。続いて，産科的な異常情報の収集と対処について，最後に児娩出時間の予測について解説する。

1) 救急救命が必要になる場合

　「急変」が起こる前には，数時間前から徴候があるといわれている[1]。分娩期の産婦には，妊娠中にアセスメントされたリスクとは別に，分娩の進行に伴って新たに発生するリスクが加わり，入院時にはその徴候が発現している場合がある。この時期に最も重篤で母体の生命に関わるものとして，脳卒中，肺血栓塞栓症(pulmonary thromboembolism；PTE)，産科的には，常位胎盤早期剝離，子宮破裂と，それに伴う産科 DIC，子癇などがあり迅速な診断が必要である[2]。

　分娩時の入院時には産婦が 1 人で歩ける(独歩)とはかぎらず，車椅子での搬送(歩けない，破水した)やストレッチャー搬送(動けない，出血した)などがある。入院診察を助産師が担当することは少なくないが，これらの状況を含めて，助産師は産婦に出会った最初の数秒間で，

第Ⅲ章 分娩期のフィジカルイグザミネーション

表Ⅲ-1 分娩期に行うフィジカルイグザミネーション

		所見と推論 ●は迅速評価	鑑別のためただちにとる情報	追加検査や処置など
視診	意識	なし／不明瞭 ●肺血栓塞栓症（PTE）	自発呼吸の有無 呼吸音の聴取 SpO₂	母体救命初期対応 　呼吸循環管理 　心電図・胸部X線撮影 　心エコー 　血液検査：動脈血ガス，血算，生化，凝固（PT，フィブリノゲン）
		●脳出血	アニソコリア	呼吸循環管理 　造影CT・MRI
		●常位胎盤早期剝離 ●子宮破裂／子癇	性器出血（性状，量）	腹部エコー，内診，連続CTG 血管確保と補液・輸血の手配 緊急帝王切開の準備
	体位	動けない，うずくまる ●常位胎盤早期剝離 　過強陣痛 　急速な分娩進行	意識の有無 性器出血（性状，量，開始時期） 子宮収縮発作との関連	腹部エコー，内診，連続CTG 血管確保と補液・輸血の手配 緊急帝王切開の準備
		悪心・嘔吐 　HELLP症候群	バイタルサイン	血管確保 血液検査：血算，凝固，肝機能（AST，ALT，LDH，総ビリルビン），アンチトロンビン（AT）活性，腎機能，血糖
	顔色	蒼白：ショック ●常位胎盤早期剝離 ●子宮破裂 　過強陣痛	痛み（部位，性状，発生時期） 出血（部位，性状，量，開始時期）	母体救急処置 超音波断層撮影 緊急帝王切開の準備
		紅潮：感染 　絨毛膜羊膜炎	バイタルサイン 感染に関わるエピソード	血液検査：血算，生化，凝固
	表情	苦悶／不穏：ショック ●常位胎盤早期剝離 ●子宮破裂 　過強陣痛	痛み（部位，性状，発生時期） 性器出血（性状，量，開始時期）	母体救急処置 超音波断層撮影 緊急帝王切開の準備
		ぐったりしている 　HELLP症候群	バイタルサイン 悪心・嘔吐の有無	血液検査：血算，凝固，肝機能（AST，ALT，LDH，総ビリルビン），アンチトロンビン（AT）活性，腎機能，血糖
	動作	けいれん／麻痺 ●脳卒中 ●子癇	既往歴の検索	母体救命初期対応 緊急帝王切開の準備
聴診		発語できない ●脳卒中 ●子癇前症	アニソコリア	母体救命初期対応 緊急帝王切開の準備
触診	皮膚	冷感，冷汗： ●ショック 　過強陣痛	痛み（部位，性状，発生時期） 出血（性状，量，開始時期）	母体救命初期対応
	腹部	子宮：板状硬 ●常位胎盤早期剝離 腹部：波動 ●子宮破裂 　腹腔内出血， 　腹水（原因検索が必要）	痛み（部位，性状，発生時期） 出血（部位，性状，量，開始時期）	母体救命初期対応 腹部エコー
	下肢	腓腹部の腫脹・左右差 　深部静脈血栓症（VDT）	下肢の痛み（ホーマンズサイン）	下肢静脈エコー 血液検査：Dダイマー ヘパリン療法の開始

1 産婦のフィジカルイグザミネーション

表Ⅲ-2 SBARの意味と報告の展開例

SBAR項目：チームメンバーが効果的に情報を交換する方法	例（入院産婦の異常出血を産科医へ報告する）
Situation　状況	10分前に分娩室へ入院した初産婦Aさんが出血しています。
Back ground　背景	今日で38週5日。外来では前置胎盤は否定されています。
Assessment　評価	出血量は少ないのですが，痛みもあるので早期剝離が気になります。
Recommend　提案	至急診察お願いします。CTGの基線は150 bpmです。血管確保しておいていいですか？　採血のオーダーもお願いします。

異常がないか迅速に評価する必要がある。分娩開始とともに致命的な異常が内在している可能性を常に意識したい。特に，陣痛がある場合には，呼吸循環動態のアセスメントを先に行っておくことが重要である。基本的なバイタルサイン（体温，脈拍，呼吸数，SpO_2，血圧）の把握とともに，顔色や言動に注意を向け，「なんだか変」という印象をもった場合にはその後の分娩経過の観察を強化する[3]。

入院時の診察手法は，視診，聴診，触診の順で行われることが多い（表Ⅲ-1）[4]。所見によって救命の必要性があると判断した場合には，迅速に産科や新生児科の医師だけではなく，救急科，脳神経外科，集中治療科，麻酔科の医師，また，薬剤部，検査部，輸血部，放射線科，手術室などのスタッフとも連携して母体救命の調整を行うことが求められる。施設によっては，地域の医療コーディネーターを介して周産期母子医療センターを含む連携病院への搬送も必要である。一方で，医療チームが緊急時に速やかな情報伝達を行うためには，日頃から専門職間で円滑なコミュニケーションをもつことが重要である。そして，必要な情報を無駄なく伝達するためには，助産師個人の情報収集やアセスメント能力を強化するとともに，SBARを意識した報告相談を行うようにしたい（表Ⅲ-2）[5]。

2）産科的なアセスメント

生命に関わる異常を除外したのち，産科的なフィジカルアセスメントを行う。全身症状として現れる異常としては，感染症，妊娠高血圧症候群，HELLP症候群[注7]がある。

バイタルサインでは，38.0℃以上の体温，140/90 mmHg以上の血圧は再検したうえで医師に報告し，原則1時間ごとの測定とする（表Ⅲ-3）。なお，バイタルサインの測定は陣痛中には代謝が亢進するため，間欠時に行う。同時に，聴診，触診，内診（表Ⅲ-4），分娩監視装置の装着を行って情報を収集し，複数の所見と組み合わせて異常の可能性を除外していく。また，できるだけ速やかに妊娠中に判

表Ⅲ-3 対応を急ぐ必要のあるバイタルサイン

体温	38.0℃を上回る場合
脈拍	100回/分を上回る場合
血圧	収縮期血圧が135 mmHg程度，拡張期血圧が80 mmHgを上回る場合
呼吸数	陣痛周期と関連なく頻呼吸（25回/分以上）がある場合，あるいは過換気症候群

注7　妊娠中や産褥期に発生する3つの病態のこと。hemolysis anemia：溶血性貧血，elevator liver enzyme：肝酵素の上昇，low platelets：血小板減少で，妊娠高血圧症候群の妊婦に生じることが多い。

表Ⅲ-4 分娩入院時の内診手順

手順	留意点
1. 内診前の観察 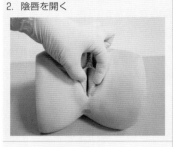	陰唇が閉じている状態で，分泌物，破水の有無などを観察する。
2. 陰唇を開く 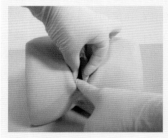	利き手で陰唇を十分に開く。これは，腟鏡を他方の手で把持し，操作する鑷子を利き手で持つためである。 「○○さん，息を吸ってみてください」とゆっくり落ち着いて声をかける。自分も一緒に息を吸って行うとタイミングがつかみやすい。
3. 破水や出血の確認	クスコ腟鏡を用いる（p63参照）
4. 内診する 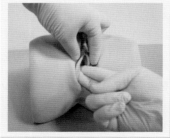	①陰唇を開く。内診する示指の指腹を下にして第2関節まで挿入する。先進部のステーションが＋3以上の場合には，ここで胎胞あるいは児頭に触れるので，会陰を引き下げると先進部を確認できる。 ②「では，ゆっくり息を吐いてください」と声をかけつつ，いったん示指を第1関節まで戻して指腹を上に返し，中指を添えて腟の後壁に沿って挿入する。 ①から②までは呼気に合わせ，滑らかに数秒のうちに行う。
5. 内診所見をとる	内診指が十分挿入できれば陰唇に添えた指は必要ない。 子宮口の状況を2本の指で確認し，開大・展退・硬さ・先進部のステーション，位置のほか，胎胞の状態，破水している場合には矢状縫合の向きと位置を確認する。 子宮口が後方で中指を伸ばしても届かない場合には，無理に所見をとる必要はない。
6. 内診終了	ゆっくりと内診指を抜く。分泌物の色，正常，量，臭気を観察する。

明している情報（年齢，既往歴，妊娠歴，妊婦健康診査の経過，血液検査値など）を把握し，産婦に確認する。

バイタルサインが正常範囲で，分娩進行も正常に経過している場合には，母体のバイタルサイン（体温，脈拍，血圧）測定は，6〜8時間ごとに行って全身状態を観察する[6)7)]。

2 産道の状態

産道には骨産道と軟産道があり，それぞれ評価を行う（表Ⅲ-5）。分娩期にこれらの評価が必要になるのは，分娩開始してからの経腟分娩の可否と，分娩進行の条件をアセスメントするためである。

1）骨産道の評価

妊娠中の超音波検査で児頭大横径が大きいと予想される場合や，産婦の条件から狭骨盤が予測される場合には，外来診療の段階で検査を行う。分娩入院後に児頭骨盤不均衡（cephalopelvic disproportion；CPD）が予測される場合は，まずザイツ法（p46，図Ⅰ-46参照）を行い，陽性の場合には骨産道の条件を正確に把握する必要がある。

X線撮影による骨盤計測には，側面から撮影するグースマン法（Guthmann）と骨盤入口面上から撮影するマルチウス法（Martius）があり（p26，図Ⅰ-19参照），骨盤の経線と児頭の関係を調べることで，児頭と骨盤の適合状態を判断する[4)]。狭骨盤は9.5 cm未満，比較的狭骨盤の産科的真結合線は9.5〜10.5 cm未満とされている。母子への放射線被曝は最小限にすべきであるが，児頭骨盤不均衡を確定診断するためには必要な検査である。

2）軟産道の評価

軟産道（子宮頸管）の状態を確認する方法は内診である。内診台を用いることが多いが，産婦の状況によってはベッドや分娩台で行うこともできる。いずれの場合にも，外陰部や腟内の血液や分泌物の量や性状を確認する必要があり，腟鏡を用いたときに奥が確認できるような照明

表Ⅲ-5 骨産道と軟産道の診断

診断類型細目	診断項目	診察法／検査	診断指標
骨産道の診断	児頭骨盤不均衡がない 骨盤の異常がない 子宮底長36 cm以下 母親の身長150 cm以上 ザイツ法（−） BPDが10 cm未満 骨盤X線撮影で産科的真結合線が10.5〜12.5 cm	問診 子宮底長計測 身長計測 ザイツ法 超音波断層撮影法 骨盤X線計測	既往：整形外科領域の疾患 注意すべき：初産で37週以降になっても児頭が固定しない，母親と父親の身長差，人種による骨盤形状など BPD（児頭大横径）が10 cm未満 産科的真結合線とBPDが1 cm未満 【X線計測の産科的真結合線】 狭骨盤：9.5 cm未満 比較的狭骨盤：9.5〜10.5 cm未満
軟産道の診断	軟産道に問題がない 軟産道の器質的異常がない 軟産道の伸展がよい	内診・腟鏡診 内診	奇形：先天性腟狭窄，腟中隔 既往：頸管円錐切除術後，子宮頸管縫縮術後，頸管・腟・会陰裂傷の瘢痕など 高年初産，肥満などによる伸展不良（軟産道強靱）

第Ⅲ章　分娩期のフィジカルイグザミネーション

表Ⅲ-6 ビショップスコア

	0点	1点	2点	3点	手技と解説
子宮頸管開大度 Dilation	0 cm	1〜2 cm	3〜4 cm	5 cm〜	子宮口に指を挿入して内径を計測（推計）する。内子宮口と外子宮口で開大度に差がある場合には併記しておく。経腟分娩既往があると開大しやすい。
子宮頸管展退度 Effacement	0〜30%	40〜50%	60〜70%	80%	子宮頸管を2指で挟み，頸管の本来の長さ（3 cm）からどの程度短くなっているかを百分率で表す。例：2 cmなら30%
児頭下降度 Station	−3	−2	−1〜0	1	産婦の坐骨棘を結ぶ仮想線を基準として児頭までが上方ならマイナス，下方ならプラスで表す。
子宮腟部硬度 Consistency	硬 鼻尖程度	中 耳たぶ程度	軟 まぶた程度		頸管部に触れたときの硬さを表現する。展退度に比例する。経腟分娩既往があると軟化しやすい。
子宮口の位置 Position	後方	中央	前方		内診指に対する子宮口の位置を表現する。児頭の下降に伴って子宮口は前方に向かう。後方の場合，内診指が届かないこともある。

9点以上で成熟，4点以下は熟化不良

が必要である。ただし，分娩第2期で進行の確認のみを行う場合は，腟鏡を用いる必要はない。
　内診では，子宮頸管開大度，子宮頸管展退度，児頭下降度，子宮腟部硬度，子宮口の位置の5項目についてビショップ（Bishop）スコアの点数で評価する（表Ⅲ-6）。しかし，内子宮口は閉じているが外子宮口は1 cm開いてきている，先進部は変化していないが胎胞は大きくなっているなど，臨床的には5項目では点数化しにくい重要な情報が多くあり，合計得点よりもこれら項目の変化に着目することが多い[8]。

3）内診による分娩進行のアセスメント

　内診は軟産道の客観的情報を得るために適した診察方法である。そして，数時間単位で変化する分娩経過を，産婦と医療者が共有するための客観的情報として大きな意味がある。分娩第1期に助産師が行う内診の目的は，母子にかかるストレスをアセスメントし，安全に分娩が終了するように支援することにある。そのためには，分娩時期（フェーズ）が変化したことを正確に判断していることが重要である。
　平均時間（フリードマン子宮頸管開大度曲線）に，陣痛開始時間と内診時の子宮口開大度を当てはめるだけで胎児娩出時間を予測するのは困難である。それまでの分娩経過時間，陣痛の周期，間欠と発作時の子宮硬度，産婦の全身状態や心理状態を含めて，多くの情報が分娩進行には関与するからである。
　内診を行う前には，所見の予測を立てて行い，前回の内診所見との変化から今後の分娩の進行をアセスメントする。頻繁な内診は苦痛を招くことから，活動期に入ったと判断されたとき，減速期から分娩第2期に入ったと判断されたときの2回に焦点を絞って内診すると把握しやすい（図Ⅲ-1）。

①活動期（A：active phase）に入るとき
　潜伏期（L：latent phase）は全分娩経過の半分以上の時間を要する。この時期は子宮頸管の

1 産婦のフィジカルイグザミネーション

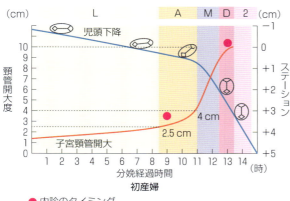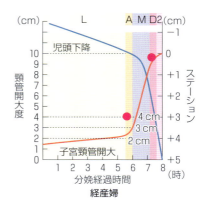

● 内診のタイミング
L：latent（潜伏期）　　A：active phase（活動期）
M：phase of maximum slope（最大傾斜期）　D：deceleration（減速期）
2：second stage（分娩第2期）

図Ⅲ-1 フリードマン子宮頸管開大度曲線と内診のタイミング

熟化がポイントになるため，産婦の個人差が大きい．一方，活動期に入ってから分娩第2期に至るまでは，初産で約5時間，経産では約2時間である．活動期の陣痛周期は平均3分，陣痛持続時間の平均は70秒になることが目安となる．自然経過の場合には子宮収縮とともに産痛が強まるが，オキシトシンが分泌されて代謝が高まり，子宮頸管の開大速度は早まるため，この時期に入ったことを把握できると分娩進行の予測を立てやすくなる．

一方，このあと最大傾斜期（M：phase of maximum slope）に移行していくと陣痛が強まり，胎児へかかるストレスも強まることから，胎児評価を行うためにも適当な時期である．子宮内圧が適正な強さで，陣痛周期と陣痛持続時間に正常からの逸脱がないかどうか，胎児予備力のアセスメントとともに，正常な経過であることを確認しておくために内診を行う．

②分娩第2期に入るとき

減速期（D：deceleration phase）に入ると，陣痛周期は平均2分程度になるものの，陣痛持続時間は1分程度となる．また，この時期には分娩第2期への移行（子宮口の全開大）を確認することで，分娩の見通しが判断でき，分娩に向けた準備と胎児モニタリングを強化することができる．特に経産婦の減速期は数分であるとされており，内診の刺激によっても分娩が促進されることを予測して，分娩の準備を十分にしておく必要がある（表Ⅲ-7）．

この時期のポイントは胎児の下降度であり，先進部の位置が+3になる頃には胎児が第3回旋を終了する．それまでも胎児の下降感で肛門圧迫感や便意を自覚しているが，アウエルバッハ神経叢の刺激が起きると，産婦は呼気の終了時に横隔膜の挙上とともに自然に腹圧がかかる状態（努責）を自覚する．

3 娩出力の状態

娩出力には子宮収縮（陣痛）と腹圧（努責）がある．一方で，子宮が収縮していない状態（間欠期）にも子宮筋のトーヌスによって子宮内圧が保たれている．

表Ⅲ-7 分娩時期によって出現する症状とアセスメント

項目	最大傾斜期 phase of maximum slope	減速期 deceleration phase
バイタルサイン	平均体温：37.4℃まで上昇 心拍数：間欠期で80回/分、収縮時で90回/分 血圧：陣痛時に上昇 呼吸数：心拍数の上昇とともに促迫	代謝が落ち着き、体温、脈拍、血圧が分娩開始時程度になる。 陣痛時には上昇、促迫する。
全身状態	四肢末端が冷える、寒気がする、発汗する、顔が紅潮する、声がもれる、落ち着かなくなる。	末梢血管が拡張し四肢末端が温かくなる、間欠時に力が抜けて傾眠がちになる、短時間で夢を見る、時間の感覚がなくなる。
消化器症状	胃が収縮することによる悪心あるいは嘔吐、食欲低下	悪心が落ち着く。
子宮	陣痛が強まり、発作が長くなる、間欠が縮まる。	子宮収縮が弱まり、間欠がやや延長する。
帯下	内子宮口の開大に伴って血性分泌物が増える。	子宮口が全開に近づき、破水する。 血性分泌物が増える。
アセスメントすべきこと	現在のペースで順当に子宮口が全開大になるのはいつごろか。 最も早い進行の可能性はいつか。 次回(減速期)の評価をいつ行うか。 陣痛は適切な強さ、長さであるか。 胎児の予備力は十分か。 母体のエネルギー(食事や飲水)は十分か。 誰に、どのように説明・報告するか。	現在のペースで児娩出はいつごろか。 最も早い進行で児娩出の可能性はいつか。 遅い場合、次回の評価をいつ行うか。 陣痛は適切な強さ、長さであるか。 胎児の予備力は十分か。 第2期に備えて母体のエネルギー、休息は十分か。 誰に、どのように説明・報告するか。

1) 子宮内圧

平均的な子宮内圧(静止圧)は約10 mmHgとされており、経産婦に比べて初産婦のほうが高い。20 mmHgを超える場合はハイパートーヌスと呼ばれ、羊水過多症や切迫早産、多胎などが原因である。静止圧の上昇は子宮循環血流量を減少させ、胎児の酸素化を阻害する原因となるため、胎児心拍の監視も同時に行う必要がある。特に、オキシトシンやプロスタグランジン$F_2α$を使用した分娩誘発や促進の開始時には慎重な観察が必要である。産婦自身も「お腹の張りが引かない」ように感じるため、主訴に注意し、急に強い子宮収縮が出現した場合には常位胎盤早期剥離に注意する。

分娩経過中には子宮内圧測定は一般的には行われず、臨床的には陣痛の周期と持続時間で陣痛の強さを表現する。分娩時期による平均的な陣痛と、過強陣痛、微弱陣痛の評価基準が示されている(表Ⅲ-8)。内診所見と組み合わせて適切に判断する。

2) 子宮収縮

陣痛は「子宮収縮が10分以内、あるいは1時間に6回以上周期的に反復すること」とされている。子宮収縮状態の把握方法として一般的なのは、外測法による分娩監視装置の装着である。描出された胎児心拍数陣痛図(cardiotocography；CTG)だけでなく、陣痛中の腹部触診を行いながら観察することで産婦が感じている産痛の程度や、部位についても情報を得ることができる。これは、分娩経過に影響する個人差を把握するうえで重要な要素となる。基本的条件(年齢、初経産、産科既往など)、妊娠経過中の条件、家族関係に加えて、その時点での産婦の

表Ⅲ-8 分娩時期と陣痛

分娩時期		分娩第1期				分娩第2期
フェーズ		潜伏期 latent phase	活動期 active phase	最大傾斜期 phase of maximum slope	減速期 deceleration phase	
経過時間の目安	初産婦	平均8.5時間	2時間以内	約2時間	2時間	1.5〜2時間
	経産婦	平均5時間	1時間以内	約1時間	数分	30分〜1時間
子宮口開大度		〜2.5 cm	4〜6 cm	7〜8 cm	9 cm〜	
平均	子宮内圧		40 mmHg	45 mmHg	50 mmHg	
	陣痛周期		3分	2分30秒	2分	2分
	陣痛持続時間		70秒		60秒	
過強	子宮内圧		70 mmHg	80 mmHg	55 mmHg	
	陣痛周期		1分30秒以内	1分以内	1分以内	1分以内
	陣痛持続時間		2分以上		1分以内 30秒以上	
微弱	子宮内圧		10 mmHg	10 mmHg	40 mmHg	
	陣痛周期		6分30秒以上	6分以上	4分以上	初産 4分以上 経産 3分30秒以上
	陣痛持続時間		40秒以内		30秒以内	

フリードマン頸管開大度曲線および子宮内圧・陣痛周期・陣痛持続時間の基準（日本産科婦人科学会陣痛の強さの表現法小委員会）から作成

食事，睡眠／疲労，心理状態も含めてアセスメントする必要がある（表Ⅲ-7 参照）。

3）ホルモンと分娩進行

分娩進行には生理的なホルモンの変化が関係している。分娩第1期の潜伏期は，子宮頸管の熟化がポイントであるが，この時期に分泌されるプロスタグランジンによってヒアルロン酸が増加し，頸管組織の主成分であるコラーゲンの熟化が進むといわれている[6]。

一方で，最大傾斜期に入ると，オキシトシンによって子宮体部の収縮が強まるが，同時に横紋筋の収縮によって全身の代謝が亢進する。一方，減速期に入るとモルヒネに似た鎮痛効果をもつβエンドルフィンが分泌されて末梢血管が拡張し，特徴的なリラックス状態を呈する。分娩進行において生理的変化が順調に現れていることを確認していくことは重要である。分娩に関連するホルモンの多くは副交感神経優位な状態で分泌されやすく，特に緊張や不安状態にあるときにはオキシトシンの作用に拮抗するアドレナリンが分泌されやすくなる。分娩誘発・促進でホルモン剤投与を行う場合にも効果の発現に個人差が大きいように，産婦の身体の準備状況だけでなく心理状態によって大きく左右されることを意識し，産婦がリラックスできるよう分娩環境の物的・人的な調整を積極的に行うことが助産師に求められる。

4 破水・分泌物

破水とは，卵膜が破綻して羊水の漏出をきたした状態で，破水した時期と部位によって区別される。

分娩第1期終了（減速期）頃に破水する場合を適時破水といい，全分娩の50％程度がこの時期に破水するといわれる。それ以外の時期に破水するものは，前期破水，早期破水，遅延破水と呼ぶ。適時破水の場合は，子宮収縮が始まるときに胎胞が破綻し，産婦は風船が割れたような衝撃と破水感を自覚することが多い。分娩の時期や羊水量によって適切な診断方法を選択する（表Ⅲ-9およびp73「破水の診断」参照）。また，残存している羊水量の評価は超音波断層法で羊水ポケット（AP）測定法，羊水インデックス（AFI）法が広く用いられる（表Ⅲ-10）。

①前期破水

　分娩開始前に破水するもので，絨毛膜羊膜炎などの感染による卵膜の脆弱化や，急激な腹圧の亢進などが原因とされる。通常は24時間以内に陣痛が発来することが多いため，子宮収縮状態に注意して観察を行う。また，産道を介して上行感染に移行する場合があるため全身の感染徴候に注意する。

②早期破水

　分娩開始後から子宮口全開前に破水するもので，前期破水同様に絨毛膜羊膜炎などの感染，急激な腹圧の亢進のほか，胎児先進部と産道に不適合がある場合や，回旋異常の場合がある。

③遅滞破水

　子宮口が全開し，先進部が骨盤腔内に下降してからも卵膜の破綻をみないものを指す。内診で胎胞や卵膜を触れることで診断できる。卵膜の強靭，羊水の過少，娩出力の不足などの要因があり，人工破膜を行う。

表Ⅲ-9　破水の診断法

手法	解説
腟鏡診	滅菌消毒した腟鏡を挿入し，子宮頸管からの流出あるいは貯留を確認する。
内診所見	内診時に胎胞や卵膜を介さずに児頭を直接触れる。
pH測定	腟内は強酸性（pH4.5～5.5）であるが，羊水はアルカリ性（pH7.0～7.5）であるため，腟内がpH6.5であれば診断できる。
生化学的手法	羊水中に存在するがん胎児性フィブロネクチン，αフェトプロテイン，インスリン様成長因子結合タンパク1型などを検出するキットがある。早産域などで量が少ない場合の診断に用いる。
超音波断層法	経腹的に羊水ポケット（AP）や羊水インデックス（AFI）を測定する。

表Ⅲ-10　羊水量の評価

羊水量	羊水ポケット（AP）	羊水インデックス（AFI）
過多	8 cm≦	24 cm≦
正常	2～8 cm	5～24 cm
過小	<2 cm	<5 cm

2 胎児のフィジカルイグザミネーション

分娩期における胎児のフィジカルイグザミネーションの手段は，外診（産婦の腹部触診），内診，分娩監視装置，超音波断層法（第Ⅱ章参照）の4つがある。

1 外診：胎児の胎位・胎勢

胎児の胎位・胎勢については，妊娠中に判明している所見と分娩時に確定する所見がある。骨盤位，横位，斜位などの胎位については妊娠中の超音波断層法で判明することが多いが，頭位の場合，正常な胎児は筋トーヌスがあるため四肢を曲げて引き寄せ，脊椎を丸めている。胎勢（反屈位）の診断は分娩が進行して骨盤に嵌入しないと確定できない（表Ⅲ-11）。分娩入院時にもレオポルド触診法を用いて陣痛の間欠時に触診を行う（p43，図Ⅰ-43 参照）。

2 外診および内診：胎児の胎勢，下降度，回旋

児背が母体の腹部側を向く第1分類，小部分が母体の腹部側を向く第2分類があり，これはレオポルド触診法第2段で確認できる。胎児は骨盤入口部に固定するまでは頭を自由に動かせるが，骨盤内に下降する頃になると第1分類で顎を引いた胎勢（屈位）をとる。しかし，分娩が急に進行した場合や，骨盤の形状によって反屈位となる場合がある。あるいは回旋の状況によって第2分類のまま下降し，前方前頭位になる場合もある。分娩開始後には内診時に先進部の所見によって判明することが多い。ここでは，分娩入院時からフィジカルイグザミネーションを行う項目に沿って解説する。

表Ⅲ-11 第1胎向での胎位と胎勢

正常	異常						
	頭位				骨盤位	横位	斜位
屈位	反屈位						
	顔位	額位	前頭位				
児頭が子宮口方向にあり，子宮の縦軸と胎児の縦軸が一致。かつ顎を胸に近づけるように胸椎を前に屈曲させている。	頸椎を後頭方向に強く屈曲させている。先進部が顔面	頸椎を後頭方向に屈曲させている。先進部が前額	頸椎が垂直で曲げていない。先進部が頭頂		児頭が子宮底方向にあり，子宮の縦軸と胎児の縦軸が一致	子宮の縦軸と胎児の縦軸が直交する。	子宮の縦軸と胎児の縦軸が交差する。
全分娩の95%					3〜5%	0.30%	

3 外診：骨盤への児頭固定および嵌入の診断

児頭の骨盤適合を測る方法としてザイツ法がある（p46，図Ⅰ-46参照）。児頭が骨盤入口上で浮動している場合に児頭骨盤不均衡の一次検索として用い，±以上の場合には骨盤X線撮影を考慮する。一方で，児頭が骨盤に固定している場合の下降度を測るものとしてはガウスの頤部（いぶ）触診法がある（図Ⅲ-2）。レオポルド触診法の第2段で小部分を確認したときに，児背側で肩の位置を確認し，正中線をはさんだ反対側から

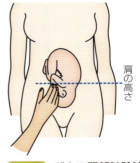

図Ⅲ-2　ガウス頤部触診法

児頭が骨盤に固定している場合に行う。
児背側で肩の触れる位置を恥骨からの高さの目安とし，小部分（反対）側を恥骨上からさすり下ろすようにすると触れる下顎骨の位置を見つける。

恥骨に向けてさすり下ろすと触れる硬い部分が頤部（下顎骨）である。胎児の下顎骨は哺乳に備えて発達しているため硬く触れる。胎児が第2分類の場合には触れにくいが，第1分類であれば，慣れると産婦が必ずしも仰臥位でなくても触れやすく，頤部の位置を確認することで骨盤内への児頭の下降を推測できる。第3回旋後には触れなくなる。この頃には産婦の努責（腹圧）など，他の所見と組み合わせてアセスメントする。レオポルド触診法と同様，産婦に肥満がある場合はわかりづらいため他の診察方法を選択する[2]。

4 内診：胎児下降度，胎勢，回旋

分娩時の胎児の下降度は内診で判断する。陣痛の持続，子宮口開大，子宮頸管の展退とともに胎児は骨盤内を下降するが，児頭下降度を表現するステーション（station）という概念をデ・リー（De Lee）が提唱した。内診指で左右の坐骨棘を触診し，それを結んだ仮想の線（坐骨間径）上に先進部があるときをステーション±0とし，この基準線より先進部の位置が上であればマイナス，下であればプラスとして単位を「cm」で表した（図Ⅲ-3）。内診は手探りの診察であるが，これによって分娩開始時から進行期での胎児下降度を共通認識できる表記が可能である[9]。

また，骨盤縦断面を骨盤入口面（恥骨上縁と岬角を通る骨盤入口面）と尾骨先端を通る平行面を3区分し，4つの面に分ける方法をホッジ（Hodge）の骨盤平行平面区分法と呼ぶ。このうち，第3平面がデ・リーのステーション±0，骨盤の闊部にあたり，平均的な分娩経過としては活動期（A：active phase）までがこの位置である。最大傾斜期（M：phase of maximum slope）に移行すると，先進部は骨盤誘導線に沿って前方に向かうため，産婦の骨盤を正面から冠状面で表現するステーションでは+2以上の進行度の表記がしにくい。そのため，平面区分にしたがって表現する東大式が一般的に用いられている（図Ⅲ-3）。先進部に中指を置いたまま，示指で坐骨棘の位置を確認して距離を計測する。+2以上の場合には坐骨棘そのものが触れにくいため，それまでの経過中で把握した位置が判断できていれば推測でもよい。

内診で頸管開大が3cm以上になると児頭の骨縫合を触れることができる。破水前には触れにくいが，外診所見で得られていた胎向・胎勢の情報を参考に回旋の状態を推測することが可能である。矢状縫合と小泉門の位置関係から，第3回旋の状況や胎勢を推定する[10]。

2 胎児のフィジカルイグザミネーション

ステーション(cm)		児頭最大周囲径の位置
デ・リー(De Lee)	東大式	
0〜	0〜+1	高在
+1	+2	(高)中在
+2	+3	(低)
	+4	低在
	+5	出口部

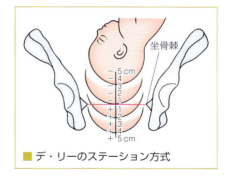

■ デ・リーのステーション方式

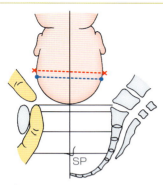

ⓐ児頭は入口上浮動。恥骨結合後面は全部触れる。指頭挿入不可。

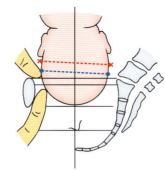

ⓑステーション −3〜−4cm。児頭は入口部にあり，軽度固定している。恥骨結合後面2/3を触れる。

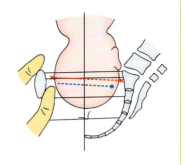

ⓒステーション −1〜−2cm。児頭は入口部から濶部上腔にあり，固定から嵌入の状態。高在。恥骨結合後面下1/2を触れる。坐骨棘は先進部の下方にある。

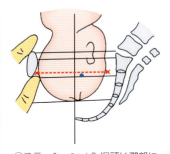

ⓓステーション ±0。児頭は濶部にある。中在。恥骨結合後面下1/3を触れる。坐骨棘は先進部側方にある。

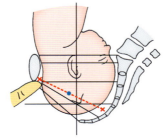

ⓔステーション +3cm。児頭は峡部にある。低在。恥骨結合後面は下縁のみ触れる。坐骨棘は先進部後側方にある。

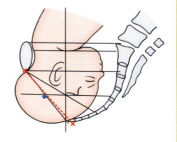

ⓕステーション +5cm。出口部。会陰膨隆。

●---● 児頭大横径
×---× 児頭の骨盤軸に直角な最大周囲径

■ 東大式胎児下降度表現法

図Ⅲ-3 胎児下降度の目安と表記

5 胎児心拍数陣痛図

　入院時点で母体救命の必要性を判断すると同時に，「胎児心拍がある」ことを確認する．入院の段階で子宮内胎児死亡が判明する場合があるため，速やかに医師へ連絡するとともに産婦や家族への対応を行う必要がある．

　日本産科婦人科学会周産期委員会の基準では，妊娠期と同様に①基線が正常範囲，②微細変動が中等度，③一過性頻脈がある，④一過性徐脈がない，以上4所見が得られれば胎児状態は良好（reassuring fetal status）と判断できる（表Ⅲ-12）[11]．入院時を含めて分娩監視装置を20分以上使用し，正常波形（レベル1）であることを確認する（表Ⅲ-13）．特にリスクがない，あるいはローリスク産婦の場合で，ここまでの経過に問題がなければ引き続いて分娩監視装置を用いたモニタリングを行う．

　胎児心拍数陣痛図はノイズのない記録で判読することで精度が保たれるが，同一体勢が長時間になることで産婦には血栓発生のリスクもある．産婦に負担がかからず，しかも安全が担保されるようにモニタリングを行うことで助産師の技術が試される．

　現在のガイドラインでは，その後6時間以内の対応として間欠的児心拍聴取を行ってもよいとされており，胎児心拍数陣痛図の波形分類別に医師と助産師の行う対応と処置が推奨されている（表Ⅲ-14）[12]．正常波形が確認されない場合には，引き続き連続監視を行うが，直近の外来で子宮収縮がない状態で記録された胎児心拍数陣痛図と比較できるとさらによい．モニタリングの中断は，良好であるという判断ができた場合に行う．努責によって胎児へのストレスはさらに強まるため，連続的な分娩監視，あるいは陣痛終了ごとに間欠的聴取を行う．

表Ⅲ-12　胎児の well being が健常である条件

項目		所見	正常基準	異常所見
胎児心拍数基線	FHR baseline	正常	110～160 bpm	徐脈＜110 bpm，160 bpm＜頻脈
基線細変動	baseline variability	正常	6～25 bpm	減少＜5 bpm，26 bpm＜増加 消失（直線状），サイヌソイダルパターン
一過性頻脈	acceleration	あり	15 bpm 以上， 15秒以上2分未満で復帰	
一過性徐脈	deceleration	なし	徐脈がない	最下点と子宮収縮のピークが一致 （正常な児頭圧迫の場合もある）

表Ⅲ-13　胎児心拍数波形の分類判定（日本産科婦人科学会周産期委員会提案，2010）

胎児心拍数波形のレベル分類

レベル表示	日本語表記	英語表記
レベル1	正常波形	nomal pattern
レベル2	亜正常波形	benign variant pattern
レベル3	異常波形（軽度）	mild variant pattern
レベル4	異常波形（中度）	moderate variant pattern
レベル5	異常波形（高度）	severe variant pattern

（次ページへつづく）

(つづき)

基線細変動正常(6〜25 bpm)例

一過性徐脈 心拍数基線	なし	早発	変動性一過性徐脈 15 bpm 以上の低下／30 秒未満 15 秒以上 3 分未満で戻る		遅発一過性徐脈 低下から最下点まで 30 秒以上 子宮収縮のピークとずれる		遅延一過性徐脈 15 bpm 以上の低下 2 分以上 11 分未満	
			軽度	高度	軽度	高度	軽度	高度
正常波 110−160	1	2	2	3	3	3	3	4
160＜頻脈	2	2	3	3	3	4	3	4
80≦徐脈	3	3	3	4	4	4	4	4
徐脈＜80	4	4		4	4	4		

基線細変動減少(≦5 bpm)例

一過性徐脈 心拍数基線	なし	早発	変動性一過性徐脈		遅発一過性徐脈		遅延一過性徐脈	
			軽度	高度	軽度	高度	軽度	高度
正常波 110−160	2	3	3	4	3	4	4	5
160＜頻脈	3	3	4	4	4	5	4	5
80≦徐脈	4	4	4	5	5	5	5	5
徐脈＜80	5	5		5	5	5		

基線細変動消失(直線状)例

一過性徐脈 心拍数基線	なし	早発	変動性一過性徐脈		遅発一過性徐脈		遅延一過性徐脈	
			軽度	高度	軽度	高度	軽度	高度
心拍数基線にかかわらず	4	5	5	5	5	5	5	5

基線細変動増加(26 bpm＜)例

一過性徐脈 心拍数基線	なし	早発	変動性一過性徐脈		遅発一過性徐脈		遅延一過性徐脈	
			軽度	高度	軽度	高度	軽度	高度
心拍数基線にかかわらず	2	2	3	3	3	4	3	4

サイヌソイダルパターン

一過性徐脈 心拍数基線	なし	早発	変動性一過性徐脈		遅発一過性徐脈		遅延一過性徐脈	
			軽度	高度	軽度	高度	軽度	高度
心拍数基線にかかわらず	4	4	5	5	5	5	5	5

日本産科婦人科学会／日本産婦人科医会(編・監):産婦人科診療ガイドライン産科編2017.pp284-285,日本産婦人科学会,2017

第Ⅲ章　分娩期のフィジカルイグザミネーション

表Ⅲ-14　胎児心拍数波形分類に基づく対応と処置

波形レベル	対応と処置	
	医師	助産師*
1 正常波形	A：経過観察	A：経過観察
2 亜正常波形	A：経過観察 または B：監視の強化，保存的処置の施行および原因検索	B：連続監視，医師に報告する
3 異常波形（軽度）	B：監視の強化，保存的処置の施行および原因検索 または C：保存的処置の施行および原因検索，急速遂娩の準備	B：連続監視，医師に報告する または C：連続監視，医師の立ち会いを要請，急速遂娩の準備
4 異常波形（中度）	C：保存的処置の施行および原因検索，急速遂娩の準備 または D：急速遂娩の実行，新生児蘇生の準備	C：連続監視，医師の立ち会いを要請，急速遂娩の準備 または D：急速遂娩の実行，新生児蘇生の準備
5 異常波形（高度）	D：急速遂娩の実行，新生児蘇生の準備	D：急速遂娩の実行，新生児蘇生の準備

＊医療機関における助産師の処置と対応を指し，助産所におけるものではない
〈保存的処置の内容〉
一般的処置：体位変換，酸素投与，輸液，陣痛促進薬注入速度の調節・停止など
場合による処置：人工羊水注入，刺激による一過性頻脈の誘発，子宮収縮薬の投与など

日本産科婦人科学会／日本産婦人科医会（編・監）：産婦人科診療ガイドライン産科編2017．p286，日本産科婦人科学会，2017

引用文献

1) Franklin C, Mathew J: Developing strategies to prevent in hospital cardiac arrest; analycing responses of physicians and nurses in the hours before the event. Crit Care Med 22(2): 244-247, 1994
2) 日本産科婦人科学会／日本産婦人科医会（編・監）：産婦人科診療ガイドライン産科編2017．CQ308 常位胎盤早期剥離の診断・管理は？　pp186-190，日本産科婦人科学会，2017
3) 平澤美惠子，村上睦子：写真でわかる助産　技術アドバンス．pp65-118，インターメディカ，2016
4) 坂本正一（監）：分娩時の管理．プリンシプル産科婦人科学2　改訂版．pp268-277，メジカルビュー社，2008
5) 医療安全推進者ネットワーク：医療安全を取り巻く動向ここに注目．Team STEPPS：チームのパフォーマンスを高めるコミュニケーションの向上．http://www.medsafe.net/recent/141teamstepps.html（2018/1/25 閲覧）
6) 竹田省（監），福井トシ子（編）：臨床助産テキスト第1巻．1 妊娠．妊娠に伴う生理学的な変化．pp12-23，メディカ出版，2016
7) 竹田省（監），福井トシ子（編）：臨床助産テキスト第1巻．2 妊娠期のフィジカルアセスメント．pp24-34，メディカ出版，2016
8) 小川正樹：クリニカルカンファランス．4）周産期．科学的な視点から分娩の生理と病理を探る．頸管熟化の生理と病理．日産婦誌 63(12)：238-243，2011
9) 竹内正人：正常分娩　回旋．病気がみえる Vol.10．産科　第3版．pp248-257，メディックメディア，2013
10) 中根直子，鈴木恵子：内診所見が他のスタッフと違う．どう診断したらいいの？　一問一答！学び直しの分娩介助テクニック02．ペリネイタルケア 33(9)：19-23，2014
11) 日本産科婦人科学会／日本産婦人科医会（編・監）：産婦人科診療ガイドライン産科編2017．CQ410 分娩中の胎児心拍数及び陣痛の観察は？　pp278-282，日本産科婦人科学会，2017
12) 日本産科婦人科学会／日本産婦人科医会（編・監）：産婦人科診療ガイドライン産科編2017．CQ411 胎児心拍数陣痛図の評価表とその対応は？　pp283-289，日本産科婦人科学会，2017

分娩監視装置による継続モニタリングの効果の検討 —Another Step Advanced

●継続モニタリングは間欠的心音聴取より優れているわけではない

　今まで多くの人が，分娩監視装置で児心音を継続的にモニターすることが最も安全な分娩管理であると信じてきた。しかし実際には，分娩監視装置が胎児仮死や神経障害を減らしたという明らかなエビデンスは今日まで得られていない。

　コクランのメタアナリシスによれば，分娩監視装置による継続モニタリングとドプラーなどによる間欠的聴取法とを比べた無作為抽出実験で，新生児の痙攣は継続モニタリングの方が有意に少なかったが，周産期死亡率，脳性麻痺の割合に有意な差はみられなかった。しかし継続モニタリング群では帝王切開は 1.63 倍，吸引・鉗子分娩は 1.15 倍増加すると分析されている[1]。

●分娩監視装置の問題：胎児心音パターンは本当に胎児の低酸素状態を反映しているか

1. Reliability（信頼性）が低い

　個人の中でも，また複数の人との間でも解釈が一致している度合いが低い。つまり人によって，また同じ人でさえも時によって解釈が違ってしまう。

2. Validity（妥当性）が低い

　胎児の酸欠状態と関連している度合いが低い。どのような児心音のパターンが低酸素状態を示しているかについて，専門家の間でも意見の一致がない。1997 年に米国の NICHD（National Institute of Child Health and Human Development：国立子どもの健康発達研究所）は「正常のパターン」について，ベースライン（基線）と variability（基線細変動）が正常範囲で，acceleration（一過性頻脈）が存在し deceleration（一過性徐脈）がないパターンでは胎児が元気であることはほぼ間違いないことについては，見解が一致しているが，唯一合意し得た胎児の予後が悪いパターンは，① variability の消失が認められ，かつ，②繰り返す遅発または変動一過性徐脈，もしくは本格的な徐脈がある場合，とした[2]。そのパターンの場合でも，新生児酸血症は 23% にしかみられなかったという[3]。

3. Specificity（特異度）が低い

　偽陽性率が高いために，帝王切開や鉗子・吸引分娩が増加するという結果を招いている。これは，reliability と validity で述べたように，胎児低酸素症や予後の悪さを予測するパターンを正しく見出せないことに関連している。

●間欠的心音聴取の方法

　1995 年，米国産婦人科学会（ACOG）は，児心音聴取法についての見解を発表し，ハイリスクの産婦であれローリスクの産婦であれ，胎児心音の観察は，ドプラーなどによる間欠的聴診でも，分娩監視装置による継続モニタリングと同じ効果を上げることができるとし，ローリスクの産婦は分娩第 1 期活動期は 30 分おきに，分娩第 2 期は 15 分おきに聴取する方法を示した[4]。しかし，この聴取間隔は 1 つの指標でしかない[5]。日本産科婦人科学会は，ローリスクで分娩第 1 期に正常胎児心拍数パターンであることを確認した場合は，次の分娩監視装置使用までの一定時間（6 時間以内）は間欠的児心拍聴取（15〜90 分ごと）で監視を行ってよいとし，具体的な管理方法として何が適切かを決めることは困難である，としている（ただし，第 2 期は

すべての産婦に継続モニタリングを勧めている）[6]。

●日本の5段階と米国，英国，カナダの3段階システムの違い

その後，英国，カナダとともに，米国のNICHD[7]とACOGは胎児心拍数波形分類の3段階システムを導入し，各段階に対する管理方針を示した[8]。それがALSO（Advanced Life Support in Obstetrics）に反映されている胎児心拍数波形分類のカテゴリーである（図Ⅲ-4）[9]。しかし日本産科婦人科学会は5段階システムを導入している。

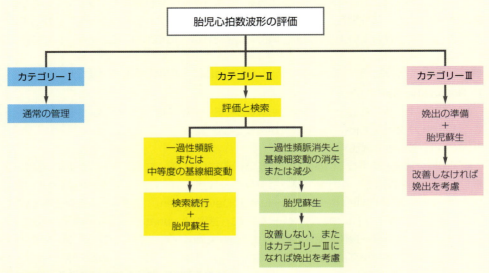

図Ⅲ-4　胎児心拍数波形分類3段階システム
ALSOプロバイダーコースマニュアル日本語版．「分娩中の胎児監視」スライド44，2011

■カテゴリーⅠ：正常な胎児心拍数波形
以下のすべての特徴が必要：
・基線：110〜160 bpm
・中等度の基線細変動
・遅発もしくは変動一過性徐脈を認めない
・早発一過性徐脈はあってもなくてもよい
・一過性頻脈はあってもなくてもよい

■カテゴリーⅡ：不明確な胎児心拍数波形
以下のいくつかを認める：
・頻脈
・基線細変動の消失，減少，増加
・"肩（shoulders）＝前後の一過性頻脈"を伴う変動一過性徐脈
・中等度もしくは減少した基線細変動を伴った反復する変動一過性徐脈
・基線までの回復が遅いパターン，基線に回復する前の急激な心拍数増加（overshoot）を伴う変動一過性徐脈
・中等度の基線細変動を伴った反復する遅発一過性徐脈
・遷延一過性徐脈
・児頭刺激後に一過性頻脈を認めない

■カテゴリーⅢ：異常な胎児心拍数波形
サイナソイダルパターン
または
胎児心拍基線細変動消失を伴う以下のパターン：
・反復する遅発一過性徐脈
・反復する変動一過性徐脈
・徐脈

日本の5段階（p130, 表Ⅲ-14参照）は、基線細変動が中等度（図Ⅲ-4のカテゴリーⅠ）と消失（図Ⅲ-4のカテゴリーⅢ）の間の減少例について、3～5（異常波形軽度、中等度、高度）のレベルに細かく分類している点が、欧米の3段階との違いである。これは、「まだ軽症」と考えられる時点（レベル3）より「胎児機能不全」の診断を可能にし、「監視強化」以上の対応を求め、重症化予測困難な分娩中胎児状態に即応できるように配慮するためである、と説明している[6]。

しかし、この5段階システムの有用性を検証したSadakaらは、胎児低酸素症と5段階レベル分類は相関していたと評価しながらも、分娩第2期のレベル3以上のパターンは必ずしも分娩様式に関係しておらず、第2期の心拍解釈の難しさを認めた。またNICHDの第2段階（ALSOのカテゴリーⅡ）の分類をどのように解釈するかは今後の課題であり、第2期は第1期とは別の分類で評価する必要性もあるかもしれない、と考察している[10]。

日本の5段階システムが有効な評価基準であるのかを、今後も評価していかなければならない。

● 継続モニタリングの分娩に与える影響

継続モニタリングによって、帝王切開や鉗子・吸引分娩が増加するのは偽陽性率が高いだけの理由ではないと思われる。継続モニタリングのためには産婦は常に臥床を強いられる。体動制限は血液循環や活動エネルギーを低下させ、産婦の心理状態を抑圧して正常な身体の営みとしての分娩進行を妨げる可能性がある。たとえば、ローリスク産婦を対象にした比較研究で、歩行しなかった産婦の鉗子や吸引分娩は歩行した産婦の2倍であったとの報告がある[11]。

また、分娩第2期の産婦の体位に関するコクランのレビューでは、仰臥位や砕石位に比べ側臥位や座位などの体位のほうが鉗子・吸引分娩が少ないばかりでなく、分娩時間や胎児心音の異常、会陰切開も少なかったことを見出している[12]。

● 胎児の健康度を正確にチェックするには

私たちは悪影響が少なく最も有効な胎児心音の監視の方法を見出していかなければならないが、ACOGもいうように、胎児心音のモニターは分娩監視装置によるものであれ、聴診によるものであれ、臨床像の1つの情報源でしかない。重要なことは、継続モニタリングや胎児心音パターンのみに頼るのではなく、ほかの観察を強化し臨床データを収集し、総合的にアセスメントすることである[4]。

ALSO-Japanは、継続モニタリングにはきわめて限られた短期的な有益性しかない、とともに弊害の可能性があり、継続モニタリングの有益性は患者のリスクを踏まえて評価されるべきであることを示している。また、分娩時に継続モニタリングと間欠的聴取のどちらかを使用するかに関しては、妊婦と主治医との間でともに話し合って決定されるべきである、としている[13]。

引用・参考文献

1) Alfirevic Z, Devane D, Gyte GM, Cuthbert A: Continuous cardiotocography (CTG) as a form of electronic fetal monitoring (EFM) for fetal assessment during labour. Cochrane Database Syst Rev 2017, Feb, 3;2:CD006066.
2) The National Institute of Child Health and Human Development Research Planning Workshop: Electronic fetal heart rate monitoring: research guidelines for interpretation. Am J Obstet Gynecol 177(6): 1385-1390, 1997

3) Parer JT, King T, Flanders S, et al: Fetal acidemia and electronic fetal heart rate patterns: is there evidence of an association? J Matern Fetal Neonatal Med 19(5): 289-294, 2006
4) ACOG technical bulletin: Fetal heart rate patterns; monitoring, interpretation, and management. Int J Gynaecol Obstet 51(1): 65-74, 1995
5) American College of Obstetricians and Gynecologists. ACOG Practice Bulletin No. 106: Intrapartum fetal heart rate monitoring; nomenclature, interpretation, and general management principles. Obstet Gynecol 114(1): 192-202, 2009
6) 日本産科婦人科学会／日本産婦人科医会（編・監）：産婦人科診療ガイドライン産科編，p284，日本産科婦人科学会，2017
7) Macones GA, Hankins GD, Spong CY, et al: The 2008 National Institute of Child Health and Human Development workshop report on electric fetal monitoring; update on definitions, interpretation, and research guidelines. Obstet Gynecol 112(3): 661-666, 2008
8) American College of Obstetricians and Gynecologists. Practice bulletin no.116; Management of intrapartum fetal heart rate tracings. Obstet Gynecol 116(5): 1232-1240, 2010
9) ALSOプロバイダーコースマニュアル日本語版．「分娩中の胎児監視」スライド44，2011
10) Sadaka A, Furuhashi M, Minami H, et al: Observation on validity of the five-tier system for fetal heart rate pattern interpretation proposed by Japan Society of Obstetricians and Gynecologists. J Matern Fetal Neonatal Med 24(12): 1465-1469, 2011
11) Albers LL, Anderson D, Cragin L, et al: The relationship of ambulation in labor to operative delivery. J Nurse Midwifery 42(1): 4-8, 1997
12) Gupta JK, Nikodem VC: Position for women during second stage of labour. In: The Cochrane Library, Issue 3, Oxford, 2003
13) ALSOプロバイダーコースマニュアル日本語版．「分娩中の胎児監視」テキストp5，2011

3 分娩時および分娩後に遭遇する異常出血のフィジカルイグザミネーション

正常分娩の出血量は 500 mL 未満で，それを超える場合は分娩時出血多量とされる。母体および胎児の生命を脅かすような分娩時および分娩後の出血は，妊産婦の約 300 人に 1 人に起こる合併症で，出血は母体死亡の主要な原因である。

ここでは，分娩時および分娩後の異常出血のアセスメントについて述べる。

1 分娩期の異常出血

妊娠後半期および分娩時の主な異常出血には，表Ⅲ-15 に示す前置胎盤，常位胎盤早期剥離，子宮破裂および産科 DIC などがある。疾患それぞれに特徴が存在するので，助産師は診察を正確に行い，初期症状を早期に発見し，医師に報告するとともに，重篤な結果に至るのを未然に防ぐことが重要である。

2 分娩後の異常出血

分娩後の主な異常出血には，軟産道裂傷（腟会陰裂傷，頸管裂傷）と弛緩出血がある（表Ⅲ-16）。腟会陰裂傷は臨床では比較的よく遭遇する損傷であり，弛緩出血も全分娩の約 5％ にみられ，決してまれではない。助産師はこれらの出血の態様をよく理解し，十分な観察を行い，出血量を最小限に抑えられるように対処しなければならない。

3 産科 DIC

基礎疾患（常位胎盤早期剥離，妊娠高血圧症候群，子癇，羊水塞栓，癒着胎盤など）をもつ産科出血では，中等量の出血でも容易に DIC を併発することがある。通常の分娩でも大量出血は起こりうるが，基礎疾患がある妊産婦の場合には，事前に分娩時の管理体制や輸血体制を確認しておく必要がある。分娩経過中に SI（ショックインデックス）が 1 となった時点で，一次施設では高次施設への搬送なども考慮する必要がある。出血原因を早期に突き止めるととも

表Ⅲ-15 妊娠後半期および分娩時に異常出血を起こす主な疾患の鑑別

項目		前置胎盤	常位胎盤早期剥離	子宮破裂	産科 DIC
頻度・原因	頻度	全妊娠の 0.57％ 初産婦 0.2％，経産婦 5％	全分娩の 0.5〜1.3％，重症例は全分娩の 0.1％，反復発生は 5.3％	全分娩の 0.05〜0.1％	全分娩の約 0.5％
	原因など	多産婦に多い 30 歳以上では 20 歳妊婦の 2 倍 帝王切開術の既往や子宮腔内操作など手術操作の既往歴，子宮内腔の変形，子宮体部内膜の炎症性変化など	やや高年齢の経産婦に多い 本症の 50〜70％ に妊娠高血圧症候群が存在 子宮内感染（絨毛膜羊膜炎）との関連が指摘される 外力，高齢，多産などが関連	帝王切開既往の症例の 0.7％（瘢痕部子宮破裂） 自然子宮破裂（児頭骨盤不均衡・多胎など分娩時の胎児通過障害） 外傷性子宮破裂 破裂の程度によるが母体死亡率は約 1〜2％，胎児死亡率は 80％	産科 DIC の基礎疾患（常位胎盤早期剥離，出血性ショック，重症感染症，羊水塞栓症，妊娠高血圧症候群，死胎児症候群，急性妊娠脂肪肝など） 基礎疾患では常位胎盤早期剥離が最も多く 50〜60％ 母子ともに死亡率が高い

（次ページへつづく）

(つづき)

	項目	前置胎盤	常位胎盤早期剥離	子宮破裂	産科DIC
母体の症状・陣痛の状態	初発症状	無痛性，突然の外出血が反復または継続	急激な下腹痛と外出血	突然下腹部に激痛を訴える 切迫破裂徴候：子宮下部の過伸展により収縮輪（バンドル病的収縮輪）の上昇，激しい腹痛，不穏状態	基礎疾患にみられる状態を呈する
	出血の状態	最初は少量であることが多い（警告出血） 陣痛発作時は増強し，間欠時は減少	内出血が主で外出血は概して多くない 外出血は間欠時に多い	内出血が主であるが，一般に外出血も早期剥離よりも多い 収縮発作とは無関係	サラサラした凝固しにくい子宮出血 血尿，下血，鼻出血，歯肉出血，皮下，肺，消化管などにみられることもある 縫合した創部や注射孔など出血するはずのない部位からの出血に注意
	腹部の状態	特に異常はみられない	子宮壁は板状に硬化し，緊張が強い 圧痛疼痛があり，剥離部は激痛がある 内出血が多いと子宮底は上昇する	子宮体は固く収縮し，触れがたい 圧痛が顕著で，破裂部は激痛がある 腹囲は増加	子宮硬直
	陣痛	正常	発作間欠が不明	過強陣痛あるいは痙攣性陣痛 破裂後は微弱または停止	基礎疾患による
	全身状態	貧血の程度は外出血と比例する 尿所見も正常であるが，出血量が多いと乏尿になる	外出血に比例せず，貧血症状が現れる 貧血に比例せず，血圧が高いことがある	外出血とは比例せず，外出血がなくとも貧血やショックに陥ることがある 出血量に比例して血圧低下をきたし乏尿となる 一般状態は重篤	析出したフィブリンが臓器の細小動脈に塞栓を起こす 腎不全，肺動脈圧が上昇し，換気障害が起こり，肺性心やシーハン症候群など 心不全・ショック症状：冷汗，蒼白，呼吸促迫 肝障害：黄疸や脳障害：意識障害，けいれんなど
診査および検査所見	胎児所見	通常は変わりなく，触診もできる	胎児機能不全を伴う 子宮壁の緊張のため，胎児心音や胎動は認めがたく，胎児部分の触知は困難	全破裂では心音，胎動消失し，腹壁直下に容易に胎児を触知	児心音消失（胎児死亡率が高くなる）
	内診所見	倚褥感がある 子宮口開大後は直接胎盤を触れる	未破水時は緊張した胎胞を触れる 既破水時は血性羊水の流出	胎盤は触れない 破裂後は胎児下降部の上昇を認める	
	超音波所見	胎盤後血腫を認める	剥離直後：胎盤実質の「肥厚・巨大化」の印象 時間が経過すると胎盤後血種を認める	全破裂では，子宮外に胎児を認める	

武谷雄二ほか（監）：プリンシプル産科婦人科学2産科編 第3版，メジカルビュー社，2014および荒木勤：最新産科学 異常編 改訂第22版．文光堂，2012をもとに作成

3 分娩時および分娩後に遭遇する異常出血のフィジカルイグザミネーション

表Ⅲ-16 分娩後に異常出血を起こす主な疾患の鑑別

項目	腟会陰裂傷	頸管裂傷	弛緩出血
頻度	会陰裂傷：最も生じやすい裂傷 腟壁裂傷：会陰部に隣接する腟下部1/3と頸管に隣接する腟上部1/3は比較的裂傷を生じやすい	初産婦で1.2%，経産婦で0.5%程度	全分娩の約5%，1,000 mLを起えるのは約1〜2.6% 経産婦（頻産婦）に多い
原因など	児が腟や会陰を通過時に，必要な伸展が得られないために生じる 胎児が急速に出口部を通過する場合 腟・会陰の伸展不良 巨大児や水頭症など胎児形態異常など	分娩が急速に進行した場合や，吸引・鉗子分娩で多い 頸管が過度に伸展される場合（巨大児，反屈位など） 高年初産婦などの軟産道伸展不良，子宮頸部瘢痕などにより頸管が脆弱化している場合など	子宮収縮の不良による出血 子宮筋の過度の伸展，急産・急遂娩など 子宮筋腫，子宮奇形などの局所的障害 膀胱または直腸の充満による反射性弛緩 羊水成分が子宮内に流入するという，羊水塞栓類似の病態が指摘されている
出血の状態	通常，出血は少ないことが多い 疼痛を伴う	児娩出前は，胎児による圧迫のため出血はない 児娩出直後より鮮紅色の持続性出血	胎盤娩出後に持続的あるいは間欠的に出血する 静脈血成分を含むため，暗赤色を呈する
子宮の状態	子宮収縮は良好	子宮収縮は良好	柔軟で，子宮底の触知が困難な場合がある 子宮腔内に血流が貯留すると，子宮底は徐々に上昇する
全身状態	貧血の程度は出血量と比例する	貧血の程度は出血量と比例する	出血量が多い場合には，ショック症状を呈する
内診所見	腟血腫や外陰血腫がある場合には，分娩後に産道痛，肛門痛，肛門圧迫感などを訴え，内診および直腸診により有痛性の弾力ある腫瘤を触知する	示指および中指の間に頸管壁を挟み，頸管組織を両指の間に確認しながら子宮口を一周させ，裂傷の有無を確認する 腟鏡診では直視下で確認する	

武谷雄二ほか（監）：プリンシプル産科婦人科学2 産科編 第3版．メジカルビュー社，2014および荒木勤：最新産科学 異常編 改訂第22版．文光堂，2012をもとに作成

に，出血量が経腟分娩では1L，帝王切開分娩では2Lを目安として輸血の準備を行う（表Ⅲ-17，Ⅲ-18）。

産科DICは突発的に発生し経過が急性であり，診断に時間的な余裕がないことが多いため，産科DICスコアが採用されている（表Ⅲ-19）。SIが1.5以上，産科DICスコアが8点以

表Ⅲ-17 分娩時出血量の90パーセンタイル

	経腟分娩	帝王切開分娩*
単胎	800 mL	1,500 mL
多胎	1,600 mL	2,300 mL

*帝王切開時は羊水込み
（日本産科婦人科学会周産期委員会，2008年）

第Ⅲ章 分娩期のフィジカルイグザミネーション

表Ⅲ-18 SI（ショックインデックス，ショック指数）

$$SI = \frac{心拍数}{収縮期血圧}$$

分類	正常	軽症	中等症	重症
SI	0.5	1.0	1.5	2.0
推定出血量	750 mL 未満	750〜1,500 mL	1,500〜2,000 mL	2,000 mL 以上

＊推定血液量は循環血液量が5,000 mL の場合の推定値
＊妊婦の場合は循環血液量が増加しているため，SI：1 は約 1.5 L，SI：1.5 は約 2.5 L の出血と推定

表Ⅲ-19 産科 DIC スコア

以下に該当する項目の点数を加算し，8〜12 点：DIC に進展する可能性が高い，13 点以上：DIC

基礎疾患	点数	臨床症状	点数	検査	点数
早剥（児死亡）	5	急性腎不全（無尿）	4	FDP：10 μg/dL 以上	1
早剥（児生存）	4	急性腎不全（乏尿）	3	血小板：10 万 /μL 以下	1
羊水塞栓（急性肺性心）	4	急性呼吸不全（人工換気）	4	フィブリノゲン：150 mg/dL 以下	1
羊水塞栓（人工換気）	3	急性呼吸不全（酸素療法）	1	PT：15 秒以上	1
羊水塞栓（補助換気）	2	臓器症状（心臓）	4	出血時間：5 分以上	1
羊水塞栓（酸素療法）	1	臓器症状（肝臓）	4	その他の検査異常	1
DIC 型出血（低凝固）	4	臓器症状（脳）	4		
DIC 型出血（出血量：2 L 以上）	3	臓器症状（消化器）	4		
DIC 型出血（出血量：1〜2 L）	1	出血傾向	4		
子癇	4	ショック（頻脈：100 以上）	1		
その他の基礎疾患	1	ショック（低血圧：90 以下）	1		
		ショック（冷汗）	1		
		ショック（蒼白）	1		

上となれば，「産科危機的出血」としてただちに輸血が行われるので，助産師は医師の指示の下に救急処置に協力して当たることが肝要である．

参考文献
1) 野田洋一：DIC および DIC の処置．日産婦誌 61(1)：N6-N10，2009
2) 日本産科婦人科学会ほか：産科危機的出血への対応ガイドライン 2016
   http://www.jsog.or.jp/news/pdf/sankakikitekisyukketsu_taiougl2016.pdf（2018/1/25 閲覧）
3) 武谷雄二ほか（監）：プリンシプル産科婦人科学 2 産科編　第 3 版．メジカルビュー社，2014

第 IV 章
産褥期の
フィジカルイグザミネーション

　女性の身体は分娩が終了すると同時に，妊娠前の状態に戻ろうとして全身に変化がみられる。分娩経過が正常であれば，ほとんどの褥婦は生理的な変化を遂げていく。主な変化は，①全身の解剖生理機能的変化，②子宮等生殖器の非妊時への回復，③分娩時産道にできた創傷の治癒，である。分娩直後の数時間から産褥1日目は迅速に，産褥7日目くらいまでは徐々に，そして6～8週間かけて緩やかに戻っていく。

　しかし，時には正常から逸脱し，異常へと変化することもある。また，異常とまではいえなくても，褥婦にとって深い症状として出現するトラブルもある。いずれにしても，産後の回復を妨げ，遅らせる原因となり，ひいては育児のスタートのつまずきになることもある。したがって，身体が正常に回復しているかどうかを診断することが大切である。ここでは，助産師が行うべき主な産後の診察について述べる。産後の診察の順序を分娩後2時間（分娩第4期）と産後1～7日目（～1か月）に分けて，図IV-1 にまとめた。

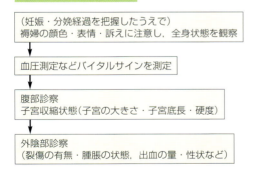
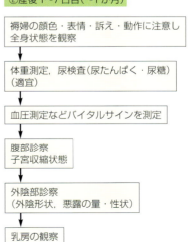

図IV-1　産褥診察の順序

第Ⅳ章 産褥期のフィジカルイグザミネーション

1 分娩後2時間（分娩第4期）の子宮の変化とフィジカルイグザミネーション

　分娩後の2時間は，産後でありながら分娩第4期ともいわれ，時には迅速で適切な対応が必要とされる。そのため，助産師は妊娠・分娩経過を熟知したうえで，常に褥婦が視野に入る範囲内にいて，適宜，観察・診察を行う。少なくとも分娩終了1時間後，2時間後の全身状態および子宮収縮の良否，出血量の把握は欠かすことができない。

　褥婦は分娩を終えた疲労を感じながらも気分は高揚しているため，早期母子接触や初回授乳を開始することが可能である。このとき，母児の接触状態や新生児の状態をも含めた観察も必要になることに留意しておきたい。

　出産までに著しく増大した子宮は，分娩直後より復古を開始し急速に縮小していく。縮小は主として子宮血管の収縮による乏血状態，子宮筋線維の退行変化と萎縮によると考えられる。

1 子宮体部の診察と変化

1）視診

　子宮体部は分娩直後から数日間，腹壁上からも臍下に小児頭大の球形が隆起しているのがみえる。しかし，膀胱が充満している場合や肥満気味の女性ではわかりにくい。

2）触診

　触診によって主に子宮の収縮状態を診断する。

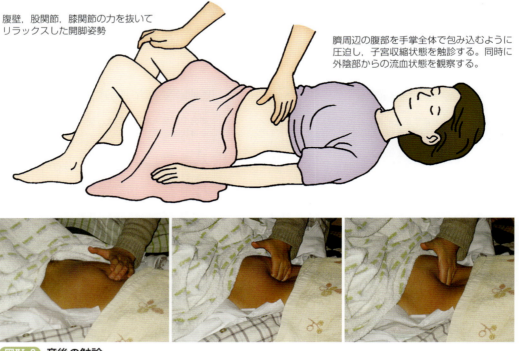

腹壁，股関節，膝関節の力を抜いてリラックスした開脚姿勢

臍周辺の腹部を手掌全体で包み込むように圧迫し，子宮収縮状態を触診する。同時に外陰部からの流血状態を観察する。

図Ⅳ-2　産後の触診

1 分娩後2時間(分娩第4期)の子宮の変化とフィジカルイグザミネーション

褥婦に仰臥位で両膝を立てて開脚の姿勢をとってもらい，腹壁および股関節，膝関節の力を抜いたリラックスした状態で，臍周辺の腹部を診察者の手掌全体で包み込むように圧迫して子宮を触る(図Ⅳ-2)。このとき，こりこりした固めの小児頭大の球形が臍下2～3横指に触れる。また，同時に外陰部から流血の状態を観察する。外陰部からの流血が少量であれば正常である(図Ⅳ-3)。

子宮が触れづらい場合は子宮底をすばやく探し，輪状マッサージを行う。このマッサージにより子宮内容物が中量の出血や凝血となって排出され，子宮は硬くなる。子宮が硬くならず出血量が多い場合には，子宮弛緩症(収縮不全)，胎盤・卵膜の遺残などを疑う。

その後，子宮底は少しずつ上昇し，12時間後には臍高に触知される。これは骨盤底諸筋の緊張回復や膀胱・直腸充満による。その後は産褥日数とともに下降するが，個人差もあるため，前日の値と比べて診察する(図Ⅳ-4)。下腹部に膨隆がみられ，軽い打診で波動を感じる場合は膀胱の充満が考えられる。

産後数日の間は子宮収縮による比較的規則正しい下腹部痛がみられることがあるが，子宮復

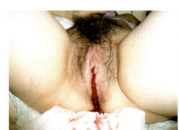
①臍周辺の腹部圧迫による出血

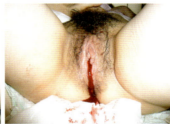
②さらに輪状マッサージによる出血
(子宮内容物の排出)

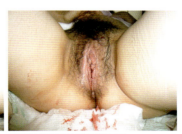
③子宮が硬くなり出血が止まる

図Ⅳ-3 外陰部からの流血状態(産後1時間)

産褥日数	子宮底の高さ	子宮底の長さ(恥骨結合上縁) cm
胎盤娩出直後	臍下2～3横指	10～12
分娩12時間	臍高～臍上1～2横指	15
産褥1～2日	臍下1～2横指	11～17
3日	臍下2～3横指	9～13
4日	臍高と恥骨結合上縁の中央	9～10
5日	恥骨結合上縁上3横指	8～11
6日	恥骨結合上縁上2横指	7.5～8
7～9日	恥骨結合上に少し触れる	6～9
10日以降	腹壁上から全く触れない	—
6週目	ほぼ妊娠前に戻る	—

恥骨結合

図Ⅳ-4 産褥子宮底の高さと長さ

古を促進する生理現象であり，後陣痛と呼ばれる。どちらかといえば経産婦に多くみられ，特に授乳中は強い。

2 子宮頸部の診察と変化

子宮頸管の復古は急速である。胎盤娩出直後の子宮峡部および頸部は通過管の状態にあり，外陰部からの流血状態が少量であれば，そのまま様子をみる。しかし，子宮収縮が良好であるにもかかわらず，鮮紅色の持続性出血がみられた場合には頸管の裂傷を疑い，内診指（示指と中指）により頸管を挟むようにし，輪状に触れ裂傷の有無を調べる。特に子宮口全開前からの強い努責がみられた褥婦や巨大児出産の褥婦では注意する。裂傷とまではいかなくても，時には挫（滅）創があり，軽い凹凸が触れることもある（図Ⅳ-5）。

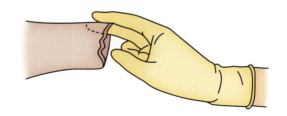

図Ⅳ-5 挫（滅）創の診断

ただし，分娩直前の内診で子宮口の開大度をみるのとは違い，胎児娩出後の子宮頸部は伸びたゴムひも状を呈しており，ややわかりづらい。腟鏡診による直視下で調べれば，より確実である。産後3日目には2指を通じ，7日前後には1指を通じる程度となり，6～7週間で閉鎖する。子宮腟部は分娩直後には弛緩し薄くなっているが，2～3日後に腟腔内に突出した隆起となり，10日後くらいまでに非妊時の状態に近くなる。外子宮口は一般に横裂するため，未産婦と区別できる（図Ⅳ-6）。

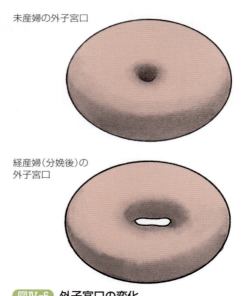

未産婦の外子宮口

経産婦（分娩後）の外子宮口

図Ⅳ-6 外子宮口の変化

3 腟・外陰の診察と変化

分娩直後に，まず会陰の裂傷を診察する。左手で小陰唇を開き，伸展した腟腔の腟壁を右手に持った滅菌ガーゼで軽く圧迫しながら血液を拭き取り，裂傷の有無を確認する。会陰の裂傷は程度により4段階に分類される。

- 第1度：会陰皮膚，腟粘膜に限局し，筋層には達しない裂傷
- 第2度：球海綿体筋，浅会陰横筋などの会陰筋層に及ぶが，外肛門括約筋には達しない裂傷
- 第3度：外肛門括約筋，深層の会陰筋，直腸腟中隔に達する裂傷

1 分娩後2時間（分娩第4期）の子宮の変化とフィジカルイグザミネーション

表Ⅳ-1 REEDA スコア

ポイント	発赤 redness	浮腫 edema	皮下出血 ecchymosis	分泌物 discharge	癒合 approximation
0	なし	なし	なし	なし	閉じている
1	創面の両側 0.25 cm 以内	会陰・創面から 1 cm 以下	両側 0.25 cm 以内 片側 0.5 cm 以内	血清	皮膚の離解 3 mm またはそれ以下
2	創面の両側 0.5 cm 以内	会陰・陰唇または創面から，1〜2 cm 間	両側または間隔が 0.25〜1 cm 片側 0.5〜2 cm	持続的出血	皮膚と皮下脂肪が離解
3	創面の両側 0.5 cm 以上	会陰・陰唇・創面から 2 cm 以上	両側 1 cm 以上 片側 2 cm 以上	出血，化膿	皮膚，皮下脂肪，筋肉層の離解
スコア					

計_____

・第4度：第3度裂傷に加え，肛門粘膜，直腸粘膜の損傷を伴う裂傷

　第3〜4度の裂傷に遭遇することはまれであるが，第2度の裂傷といえども，念のため処置後には肛門診を行い，肛門・直腸粘膜の損傷がないことを確認しておく。また，分娩時に会陰切開術が施行され，分娩終了後，会陰縫合が行われた場合も同様の観察を行う。

　会陰部の治癒状況を評価し数量化する方法として，1970年にNancy Davidson（米国ワシントン州立大学連合センター母子看護学助教授）によって考案された「REEDA スコア」がある（表Ⅳ-1）。REEDAの頭文字は評価に用いる治癒過程の5つの構成要素に由来しており，発赤の程度 redness のR，浮腫 edema のE，会陰皮下出血 ecchymosis のE，会陰創部からの分泌物 discharge のD，会陰創部の皮膚境界線の近さ approximation のAの5文字をとったものである。会陰の不快領域を最も小さい構成要素に分割し，身体の他領域の知られている治癒基準と対応させ，数量化することによって，会陰部分の治癒過程について情報が得られるので，褥婦が気持ちよく過ごせるように援助する目的で利用することができる。

　伸展した腟壁は，2〜3日後には弛緩が減少し，3〜4週間でほぼ非妊時の状態に戻る。断裂した処女膜は原形をとどめず，処女膜痕となって輪状の痕跡を残しているのが観察される。

　分娩後，外陰部は浮腫や腫脹がみられるが，産後1〜2日で速やかに消失し，陰裂も24時間後には閉鎖する。分娩時の擦過傷や小裂傷は数日で治癒する。まれに会陰部から肛門部にかけて強い疼痛の訴えがあるときには血腫などが疑われるため，褥婦の訴えによく耳を傾け，必要に応じて触診をする。

4 悪露の変化

　産褥期に子宮・腟より排出される分泌物のことを総称して悪露という。子宮内腔からの分泌物を主とするが，これに頸管・腟・会陰の分泌物を混じたものである。成分は血液成分，リンパ液で，変性脱落膜細胞，変性結合織，変性上皮を含む。正常の場合は図Ⅳ-7のように変化する。産後4〜7日目くらいまでは子宮や外陰の変化とともに悪露の性状を観察する。診察にあたっては，できるかぎり露出部を少なくしながら短時間で観察する。視診だけにとどまらず，臭いにも注意する。悪露は独特の臭気を伴うが，腐敗臭や悪臭がないのが正常である。異

産褥日数(日)	0〜3	3〜4	4〜8	〜14	〜28	〜35	〜42
名称	血性)悪露 赤色		褐色悪露	黄色悪露	白色悪露		
色調	血性〜暗赤色		赤褐色→(暗)褐色→	黄褐色 黄色	〜クリーム色→白色		
性状	血液・脱落膜 少量の凝血など		赤血球減少 白血球増加	白血球増加 血清増加	子宮腺の分泌物		
臭い	特有の甘臭		軽い臭気				
量(g)	100〜200	30〜100	20〜30	10	少量		総計 約500g

図Ⅳ-7　悪露の変化

臭がする場合には感染の可能性も考えられるので，腹部の圧痛や体温上昇にも注意する。

2　産褥期の全身の変化とフィジカルイグザミネーション

　褥婦の診察にあたっては，性器の変化ばかりでなく，全身の変化も見逃さず回復状態を観察する。

1）悪寒

　分娩直後に一過性の悪寒やふるえを起こすことがあるが，これは主として分娩時の筋肉労作などによる熱量の損失による。発熱がなければ，掛け物を増やしたり足元にあんかを入れるなど，保温に努めると1〜2時間後には治まる。

2）体温

　分娩時の著しい筋肉労作や産道創傷の吸収熱により軽度の体温上昇をみることがあるが，通常，産褥全期を通して0.2〜0.3℃の上昇を示す程度である。37.5℃以上は感染の前兆として注意する。38℃以上は感染症の徴候として考える。産褥熱，尿路感染症，乳腺炎などの症状の鑑別が必要である。

3）脈拍

　分娩後は下大静脈の圧迫が取れ，心拍出量が増加するので，一時頻脈になりやすいが，90回/分を超えることはなく，数時間で平常に戻る。時に一過性の徐脈（40〜50回/分）がみられる。母体循環機能の変化や腹腔内圧の急激な下降による副交感神経の刺激のためと考えられており，自然に回復する。

　一般に産褥期の脈拍は不安定だが，分娩時出血多量や難産後の疲労，感染などがあると頻脈（100回/分以上）がみられる。

2 産褥期の全身の変化とフィジカルイグザミネーション

4）血圧

分娩時一時的に上昇した血圧は徐々に下降し，24時間以内に非妊時の状態に戻る。分娩時の疲労や強度の後陣痛，新生児のケアや頻回授乳による不眠などによっては多少の変動をみる。収縮期血圧140 mmHg以上，拡張期血圧90 mmHg以上は妊娠高血圧症候群が疑われる。正確な血圧を得るためには，褥婦の安静を保ってから測定する。

5）皮膚

分娩第4期では皮膚の機能が活性化し，汗腺の機能亢進による発汗がみられることがあるが，数日中に自然消失する。

妊娠時の色素沈着は，分娩後メラニン細胞刺激ホルモンの急激な減少により，産後は自然に消失する。

腹壁の妊娠線は白色瘢痕化し，旧妊娠線として残る。腹直筋の離解は結合組織によって閉鎖されていくが，離解が著しい場合には長く残る。腹壁の復古は個人差はあるが6週間以上を要し，多少は弛緩したままとなる。

6）泌尿器

分娩終了後，腎機能は亢進し尿量が増加するが，分娩中の頻回の排尿や水分摂取量によっても変化する。

産褥初期に尿意があり，トイレ歩行しても排尿がみられず，一過性の尿閉が起こる場合がある。これは児頭圧迫による膀胱頸の末梢神経障害や尿道・外陰部の腫脹および損傷，腹壁・膀胱壁の弛緩などが考えられるが，12～24時間以内に自然排尿が可能となるのが通常である。また，時には膀胱収縮筋麻痺を起こし，尿失禁がみられることがあるが，これも通常数日間で自然に回復する。

7）消化器

産褥1～2日は食欲低下がみられることもあり，悪露の排泄，尿量増加，発汗，不感蒸泄の増加のため水分喪失傾向にあり，口渇を訴えることが多い。また，分娩後の腸蠕動の低下，腹壁弛緩，裂傷痛や肛門部痛により産褥2～3日は便秘傾向となるが，食欲の回復や離床とともに通常に戻る。

8）体重

体重の変化は，分娩直後，子宮内容物の排泄や分娩時出血により6 kg前後減少する。さらに悪露の排泄，子宮組織の退縮などがあり，およそ4か月で非妊時の体重に戻る。

9）起こりやすい感染症

産褥期の感染は前期破水，遷延分娩，合併症を伴う場合などの分娩経過や労作による体力低下，急激な環境変化が誘因となるうえ，悪露など分泌物が多く不潔になりやすいため感染を起こす可能性が高くなる。

■膀胱炎

排尿時痛，尿意逼迫，頻尿，残尿感を主訴とする。早期離床により膀胱の充満を防ぐとともに水分補給に努め，外陰部の清潔を保つことが予防につながる。

■腎盂腎炎

急性は悪寒戦慄，高熱など，全身倦怠感を伴い，局所症状として腰背部痛がある。膀胱炎症状を呈することもあり，混濁尿に気づくこともある。肋骨脊柱角の圧痛(p38)も参照。

■産褥熱

産後24時間～産褥10日目までの間に38℃以上の熱が2日以上続き，下腹部痛，子宮の圧痛，悪露の悪臭(腐敗臭)を呈する。通常，産後2～7日頃起きやすい。子宮復古不全が産褥子宮内感染症の原因となることも多いので，日々の悪露の量・色，子宮収縮状態の観察をおろそかにしない。また，早期離床や早期の授乳開始により，悪露の流出を促すことは産褥子宮内感染症の予防にもつながる。

■乳腺炎

乳腺のうっ滞している局所の腫脹・疼痛を主訴とし，発赤・発熱を伴うこともある。詳細は後述の「5．乳房のフィジカルイグザミネーション」を参照のこと。

3 帝王切開後の診察とフィジカルイグザミネーション

近年，ハイリスク妊娠の増加などに伴い，帝王切開による分娩が増加している。帝王切開分娩は通常，腹式帝王切開術をさし，術式は子宮下部を横切開する深部帝王切開術と子宮体部を縦切開する古典的帝王切開術があるが，現在行われているのは，ほとんどが腹式深部帝王切開術である。

また，帝王切開分娩には予定を立てて行われる選択的帝王切開と，母児いずれかの正常逸脱徴候により妊娠途中，あるいは分娩進行中に緊急に行われる緊急帝王切開がある。選択的帝王切開の場合は術前の説明がなされることで産婦が術前から術後までを想像しやすいが，緊急帝王切開の場合には産婦の理解・確認が十分に行えないこともある。その場合は，術後の回復状況を見極めたうえで退院時までのバースレビューにつなげる配慮が必要であろう。

いずれにおいても妊娠分娩歴，合併症や既往歴は勿論のこと，帝王切開時の麻酔法や術中の経過を把握したうえで，心身の経過観察を行うことが大切である。

1 帝王切開後～24時間におけるフィジカルイグザミネーション

帝王切開術後早期は，手術侵襲により身体的状況の変化が生じやすいため，通常は帰室した直後，15分後，30分後，1時間後に観察・診察を行い，その後は状況に応じて観察・診察を行う。

帝王切開時の麻酔は脊髄クモ膜下麻酔(腰椎麻酔)や硬膜外麻酔のことが多く，褥婦は早期に覚醒しているが，時には全身麻酔の場合もあるので，褥婦に声かけを行い，意識状態を確認しながら観察・診察を行う。

3 帝王切開後の診察とフィジカルイグザミネーション

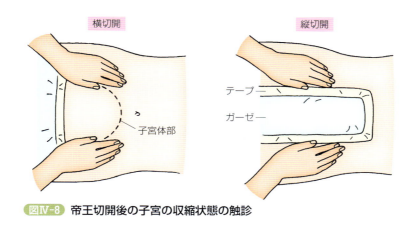

図Ⅳ-8 帝王切開後の子宮の収縮状態の触診

1）全身状態の観察

バイタルサインを計測しつつ，視診で顔色，口唇色，体色を観察し，四肢の冷感の有無，意識状態，悪心・嘔吐の有無，疼痛部位や程度，尿量，輸液・輸血量，輸液針挿入部の状態も確認する。

2）子宮復古の観察

経腟分娩後の視診・触診に準じるが，図Ⅳ-8のように横切開であれば恥骨結合上に切開創があり，縦切開であれば臍〜恥骨結合間に切開創がある。それぞれ創部を覆うガーゼが貼布されている。褥婦に仰臥位で両膝を立てて開脚の姿勢をとってもらい，腹部を露出する。ガーゼ上から創部に触れないよう気をつけ，子宮体部の左右から触診を行い，子宮収縮状態（高さ，硬度，輪状マッサージによる悪露の流出具合い）を観察する。

3）創部の観察

帝王切開直後の創部にはガーゼが貼布されているので，創部からの出血状況はガーゼへの滲出具合い（うっすらにじむ程度，赤みが増してくるなど）で判断する。その後，創部の治癒状況の判断は創部の消毒・ガーゼ交換時に視診で癒合状態，発赤，浮腫，皮下出血，分泌物などを観察し，合わせて疼痛部位の確認もする。

2 帝王切開術後の主な合併症

■産褥熱

子宮切開部位や胎盤付着部位に細菌が侵入し，子宮内に感染が広がり炎症が起きる。術後24時間〜産褥10日目までの間に38℃以上の発熱が2日以上続き，下腹部痛，子宮傍組織への圧痛，悪臭を伴う悪露などが認められる。

■子宮復古不全

帝王切開術後は子宮筋層に切開創があるため，安静臥床時間が長くなりがちで，悪露の排泄が停滞気味となることから，子宮収縮がしづらく血性悪露が長引く。産褥日数に比較して子宮

が大きく，かつ軟らかいときは子宮復古不全を考える。予防として早期離床を勧める。
- ■ **術後イレウス**

術後の観察時に腸蠕動音，ガス貯留の有無，腹痛の訴え・部位，悪心・嘔吐の有無，腹部膨満感に留意する。
- ■ **頭痛**

腰椎麻酔での術後に数％みられることがある。ほとんどは一過性である。
- ■ **深部静脈血栓症（deep vein thrombosis；DVT）**

妊娠・産褥期は凝固系が亢進しており，血栓ができやすい。術後の臥床で血流の停滞が起こり，血栓形成のリスクが高まる。深部の静脈で血栓形成が起こったもので，片側の下肢（左側に好発）に腫脹・緊満を認め，ホーマンズサインがみられる。また，肥満妊婦は血栓形成のリスクが高まる。予防としては，早期離床，弾性ストッキング，間欠的空気圧迫法が推奨されている。
- ■ **肺血栓塞栓症（pulmonary thromboembolism；PTE）**

深部静脈で形成された血栓が静脈壁から剥がれ，血流に乗って肺にたどり着き，肺動脈に詰まった状態であり，呼吸困難，胸部痛がみられる。帝王切開後，安静が解除された歩行開始後に好発する。そのため，離床前に座位でしばらく過ごし，気分不快がないことを確認して立位とする。褥婦の顔色，訴え，冷感の有無に注意し，歩行時には必ず付き添う。

DVTを予防することにより，PTEの発症予防につながる。

3 帝王切開後の心理

帝王切開後の褥婦は術後の回復と産後の回復に加え，育児行動が思うようにとれないもどかしさが加わり，虚無感や劣等感，失望感を感じることがある。また，緊急帝王切開の場合には，思い描いていた分娩経過と異なることで挫折感を感じている場合もある。ことに児の状況や予後への不安が考えられる場合は，後悔や自責の念が繰り返し起きると思われる。それゆえ，術後の身体的観察とともに褥婦の思いを傾聴しつつ，児の状況が理解できるような援助や早目のバースレビューを行うなど，自己肯定できるような援助が必要であろう。やがて身体の回復に伴い，徐々に育児行動がとれることで通常の産褥経過をたどるようになる。

4 産褥期の心理・精神の変化とフィジカルイグザミネーション

分娩時，最大限の力を出し切った褥婦は疲労や脱力感とともに，分娩を成し遂げた達成感で軽い興奮状態がみられる。わが子の性別や全身状態を確認した後，臥位のまま初めての直接授乳を開始することになるが，生まれたばかりの新生児の吸啜力の強さに驚きつつ，ほとんどの褥婦の顔には満足感がみられる。

しかしながら，出産したばかりの女性にとって産褥期は新たに母親という役割も加わり，身体的にも精神的にもストレスがかかる不安定な時期である。産後の精神機能障害が生じやすく，なかには精神病に移行する場合もあるので，表情，訴え，動作に細やかな観察が必要となる。

1）マタニティブルー

助産師がマタニティブルーに関する知識をもつことは，現代では必須のことと考える。マタニティブルーとは，分娩直後から産褥10日目頃までに起こる一過性の軽い抑うつ状態のことをいう。涙もろくなったり，不安や憂うつになるが，症状は1～2日間で自然に消失する。助産師は産後の褥婦が精神的に不安定になっている場面によく遭遇しているはずである。褥婦の顔色，顔つきには常に注意を向けておく。

■原因

原因は不明であるが，分娩後の急激な内分泌環境の変化，つまりプロゲステロンやエストロゲンの急激な低下，プロラクチンの分泌増加，甲状腺機能の低下などが関係しているといわれている。そのほかに，産科的要因（初産婦，合併症妊娠，帝王切開産婦など）や心理・社会的要因（神経質な性格，未熟な性格，不安傾向が強いなど），環境要因（睡眠不足，育児負担，行動制限など）が相互に関係し，マタニティブルーを誘発すると考えられている。

■症状

筆者も，産後2日目の経産婦がわが子を抱きながら「とても嬉しいんですけど，訳もなく涙が出るんです」とぽろぽろ涙を流しながら戸惑っている場面に遭遇したことがある。この経産婦もマタニティブルーであったと思われる。マタニティブルーには以下のような症状が特徴的にみられる。

- 情動障害：涙もろさ，憂うつ，落胆，不安，心気的・気分不安定
- 認知機能障害：当惑，困惑，集中力の不足，思考力の低下，自己に対する過小評価
- 身体症状（自律神経症状）：不眠，頭痛，疲労感

■頻度と発症時期

出現する頻度は欧米では50～80％との報告があるが，日本では10～30％前後といわれている。この違いは，日本人女性は欧米人に比べて感情をあまり表に出さなかったり，辛抱強かったりすることも関係していると考えられている。

マタニティブルーは産褥3日目頃から発症するとされてきたが，分娩直後に発症する例もあり，現在では分娩直後から10日目頃までに発症し，2週間未満で自然に消失するとされている。しかし，マタニティブルーが産後うつ病や産後精神病の引き金となることもあるため，症状が長引いたり，産後しばらくして情動が不安定になる，眠いのになかなか眠れない，育児不安が強い，わが子への無関心を認める，などがみられるときは要注意であり，鑑別の必要性も出てくる（図Ⅳ-9）。

2）産後うつ病の予防とスクリーニング

産後うつ病の発症と妊娠中のうつ状態および不安状態との間には関連が認められている。そのため，産後うつ病を発症するリスクの高い妊婦を妊娠中の段階から発見すること，産後は妊娠中の問診結果もふまえて精神面の評価を行うことが望ましい。

産後うつ病を予防・早期発見するための健診の流れを以下に示す。

①初診時

精神疾患の既往の有無を確認する。既往がある場合はうつ病や不安障害のハイリスク群に該

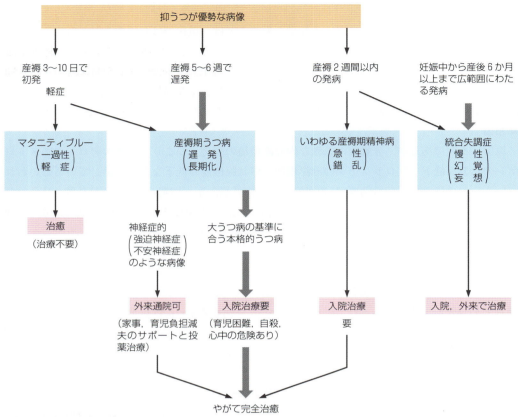

図Ⅳ-9 産褥期うつ病の鑑別
高橋三郎；産褥期うつ病の実態．助産婦雑誌 39(9)；773，1985

当する。
② 妊婦健診時

　妊婦への一般的な質問として，抑うつ状態の有無を確認する。これには，英国の国立医療技術評価機構（National Institute for Health and Care Excellence；NICE）の産前産後のメンタルヘルスのガイドラインにある2項目の質問票が推奨されている。

- 過去1か月の間に，気分が落ち込んだり，元気がなくなったり，あるいは絶望的になって，しばしば悩んだことがありますか。
- 過去1か月の間に，物事をすることに興味あるいは楽しみをほとんどなくして，しばしば悩んだことがありますか。

　質問に対して1つでも「はい」という回答がある，あるいはうつ病が懸念される場合は注意深い観察と助言を行う。重度の場合は精神科受診を促すなど専門的な支援につなげる必要がある。
③ 産婦健診時

　2017年4月より，産後2週間と1か月の母親への「産婦健康診査事業」が厚生労働省により開始されている。これは産後うつ病の予防や新生児への虐待防止などを目的とするものである。

4 産褥期の心理・精神の変化とフィジカルイグザミネーション

表Ⅳ-2 エジンバラ産後うつ病質問票(EPDS)

ご出産おめでとうございます。ご出産からいままでの間にどのようにお感じになったかをお知らせください。今日だけでなく，過去7日間にあなたが感じられたことに最も近い答えにアンダーラインを引いてください。必ず10項目に答えてください。

〔質問〕
1. 笑うことができるし，物事のおもしろい面もわかった。
   - (0)いつもと同様にできた。
   - (1)あまりできなかった。
   - (2)明らかにできなかった。
   - (3)全くできなかった。
2. 物事を楽しみにして待った。
   - (0)いつもと同様にできた。
   - (1)あまりできなかった。
   - (2)明らかにできなかった。
   - (3)ほとんどできなかった。
3. 物事がうまくいかないとき，自分を不必要に責めた。
   - (3)はい，たいていそうだった。
   - (2)はい，ときどきそうだった。
   - (1)いいえ，あまりたびたびではない。
   - (0)いいえ，そうではなかった。
4. はっきりした理由もないのに不安になったり，心配した。
   - (0)いいえ，そうではなかった。
   - (1)ほとんどそうではなかった。
   - (2)はい，ときどきあった。
   - (3)はい，しょっちゅうあった。
5. はっきりした理由もないのに恐怖に襲われた。
   - (3)はい，しょっちゅうあった。
   - (2)はい，ときどきあった。
   - (1)いいえ，めったになかった。
   - (0)いいえ，全くなかった。
6. することがたくさんあって大変だった。
   - (3)はい，たいてい対処できなかった。
   - (2)はい，いつものようにはうまく対処しなかった。
   - (1)いいえ，たいていうまく対処した。
   - (0)いいえ，普段通りに対処した。
7. 不幸せなので，眠りにくかった。
   - (3)はい，ほとんどそうだった。
   - (2)はい，ときどきそうだった。
   - (1)いいえ，あまりたびたびではなかった。
   - (0)いいえ，全くなかった。
8. 悲しくなったり，惨めになった。
   - (3)はい，たいていそうだった。
   - (2)はい，かなりしばしばそうだった。
   - (1)いいえ，あまりたびたびではなかった。
   - (0)いいえ，全くそうではなかった。
9. 不幸せで，泣けてきた。
   - (3)はい，たいていそうだった。
   - (2)はい，かなりしばしばそうだった。
   - (1)ほんのときどきあった。
   - (0)いいえ，全くそうではなかった。
10. 自分自身を傷つけるのではないかという考えが浮かんできた。
    - (3)はい，かなりしばしばそうだった。
    - (2)ときどきそうだった。
    - (1)めったになかった。
    - (0)全くなかった。

岡野禎治ほか訳：産後うつ病ガイドブック．南山堂，2006．Cox, J. L. et al: Detection of postnatal depression. Development of the 10-item Edinburgh Postnatal Depression Scale. *British Journal of Psychiatry*, 150: 782-786, 1987

項目は10項目で，0，1，2，3点の4件法の母親による自己記入式質問票で，うつ病によく見られる症状をわかりやすい質問にしたものである。簡便で国内外で最も広く使用されている質問票である。母親が記入後，その場でEPDSの合計点数を出す。合計が30点満点であり，わが国では9点以上をうつ病としてスクリーニングしている。

　産後2週間健診，1か月健診ともに，褥婦に十分な周囲の支援があるか，精神状態はどうかを，妊娠中の問診結果もふまえて評価する。産後うつ病のスクリーニングにはエジンバラ産後うつ病質問票(EPDS)がある(表Ⅳ-2)。

引用・参考文献

1) 荒木勤：最新産科学　正常編　改訂第22版．pp309-316, 文光堂，2008
2) 荒木勤：最新産科学　異常編　改訂第22版．pp416-427, 文光堂，2012
3) 医療情報科学研究所(編)：病気がみえる Vol.10 産科　第2版，pp303-322, メディックメディア，2011
4) 我部山キヨ子(編)：臨床助産師必携　第2版．pp324-344, 医学書院，2006
5) 我部山キヨ子，武谷雄二(編)：助産学講座7．助産診断・技術学Ⅱ　第5版．pp258-368, 医学書院，2016
6) 北川眞理子，内山和美(編)：今日の助産　改訂第3版．pp766-775, 南江堂，2015
7) 杉本充弘(編著)：ナースの産科学．pp389-398，407-410，447, 中外医学社，2013
8) 中井章人：周産期看護マニュアル．pp231-249, 東京医学社，2008
9) 平澤美惠子，村上睦子(監)：写真でわかる母性看護技術．pp8-17, インターメディカ，2017
10) 丸尾猛，岡井崇(編)：標準産科婦人科学　第3版．pp526-538, 医学書院，2004
11) 吉田敬子(監)：産後の母親とメンタルヘルス．pp6-37, 母子保健事業団，2009
12) 横手直美：帝王切開をしたお母さんの退院後のニーズと助産ケア．助産雑誌68(2)：124-129, 2014

5 乳房のフィジカルイグザミネーション

　乳房のフィジカルイグザミネーションを行うためには，まず乳房の解剖生理を理解しておくことが必要である。また，乳頭痛や白斑などを訴える母親を前にすると得てして乳房だけを診察してしまいがちであるが，このような場合も実際に授乳している様子ならびに授乳後の乳房を観察することも重要である。

1 乳房全体の解剖[1)2)]

　乳房全体を円錐形に保っているのは，クーパー靱帯（図Ⅳ-10）のはたらきによる。乳房の大きさが左右で異なるのは普通で，しばしば左の乳房のほうが大きい。乳腺組織の65％は乳頭基部から半径30 mm 以内に位置する。乳腺組織はミルクライン上の乳腺が退縮して左右1つずつ残るが，退縮しない乳腺は副乳として残る（頻度は1〜2％）。副乳は腋窩に認めることが多いが，ミルクライン上のどこにでも発生しうる（図Ⅳ-11）。妊娠6週頃より増大し，8週頃より表在静脈網が怒張し表層の血管が透けてみえる。

1）妊娠・授乳期の乳がんとの鑑別[3)4)]

　乳房を観察する場合，乳がんの発症も見逃してはならない。この時期の乳房は乳腺組織が著しく発達し，また，乳汁うっ滞などによるしこりも起こりうるため，乳がんの早期発見が遅れる場合がある。正常か異常か判断がつかない場合には乳腺外科を受診するように母親に勧める。

2）乳がんの視診・触診

　視診・触診の詳細については，「第Ⅶ章　3．乳腺疾患，乳がん」を参照。

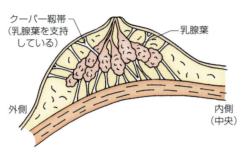

図Ⅳ-10　クーパー靱帯（横断面，上から見たところ）

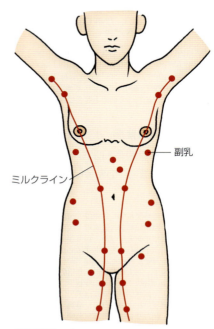

図Ⅳ-11　ミルクライン

2 乳頭・乳輪の解剖[5)-7)]

1）乳房の実質（図Ⅳ-12）

■ 腺房

樹枝状に分岐した腺房からなり，1つの腺房の直径は 0.12 mm。

■ 小葉

10～100 個の腺房からなる。

■ 乳腺葉

20～40 個の小葉からなる。最新の研究では 7～10 個と報告されている。結合組織により分画されている[5)8)]。

■ 乳管

- 導管（duct）：乳頭に近い部分の直径は 2 mm 程度だが，射乳反射と一致して直径が約 1.6 倍に広がることが明らかになった。これまでいわれていた「乳管洞」は，解剖学的に存在しないこともわかっている[9)]。
- 乳管口：約 9～10 本ある。乳管は合流することがあるため，乳腺葉の数より乳管口の数が少ないことがある。

乳頭・乳輪は妊娠 12 週頃より着色がみられる。乳輪の幅は平均して 6.4 cm といわれるが個人差が大きい。乳輪内にはモントゴメリー腺（図Ⅳ-13）という分泌腺が存在する。モントゴメリー腺は乳腺であり，乳頭先端に開く乳腺と同様の分泌組織から成り立っている。そのため，ときどき少量の乳汁も分泌される。

2）乳頭の形態

授乳中の乳頭の幅は平均 1.6 cm で長さは 0.7 cm といわれているが，個人差がある。ピンチテスト（pinch test）によって母指と他の指で乳輪を乳頭基部に向けて圧迫し，乳頭の形態をみ

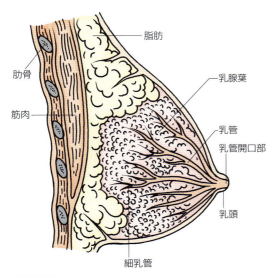

図Ⅳ-12 乳房・乳頭・乳輪の解剖

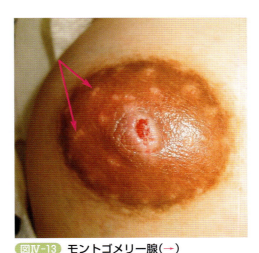

図Ⅳ-13 モントゴメリー腺（→）
乳頭損傷のある例
（写真提供　武市洋美氏）

る(図Ⅳ-14)[10) 11)]。

■ 真性陥没乳頭

ピンチテストで乳頭が突出せず，むしろさらに陥没する乳頭をさす(図Ⅳ-14B，D)。真性陥没乳頭は約3〜4％の女性にみられ，多くは両側性である。

■ 仮性陥没乳頭

外観では乳頭は陥没しているが，ピンチテストや乳頭への刺激で乳頭が突出するものをいう(図Ⅳ-14C，Ⅳ-15)。

■ 扁平乳頭

平常時に乳頭が扁平で，刺激してもほとんど変化がないか，ピンチテストにより少し陥没する乳頭をさす。

陥没乳頭・扁平乳頭であるかどうかにかかわらず，10〜35％の初産婦において妊娠中は乳頭が十分に伸展しないともいわれている[11)]。乳頭の伸展

> **乳房ケアのコツ**
>
> 妊娠中に陥没乳頭を治療しようとしてさまざまな方法が試されたが，どれも有効とはいえず，むしろ母親が「私の乳頭では母乳育児は無理かも」と思ってしまうこともある。現在，専門家の意見としては，出生までは乳頭の形態についてふれないほうがよいという考えが一般的である[12)]。妊娠中の乳房のチェックは授乳への意識づけという意味合いもあるだろうが，専門家からの母親への言葉かけは慎重に，また，出産後まで継続してケアしていくことも伝える。

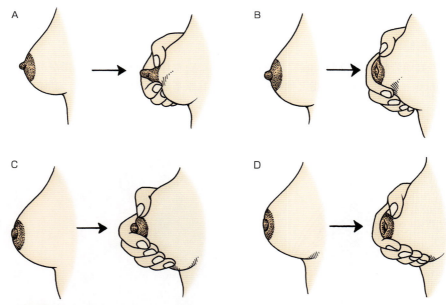

図Ⅳ-14 ピンチテスト
A：外観正常。乳輪部をつまむと乳頭が突出する(平均的な乳頭)。
B：外観は正常だが，乳輪部をつまむと乳頭が陥没する。
C：外観は扁平乳頭だが，乳輪部をつまむと乳頭が突出する(仮性陥没乳頭)。
D：外観は陥没しており，乳輪部をつまむとさらに陥没する。
　BとDが真性陥没乳頭に相当する。

5 乳房のフィジカルイグザミネーション

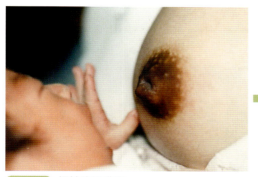
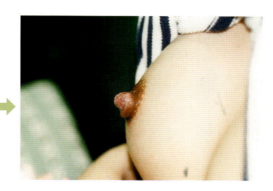

図Ⅳ-15 仮性陥没乳頭
児の吸啜によって乳頭が突出する
（写真提供　武市洋美氏）

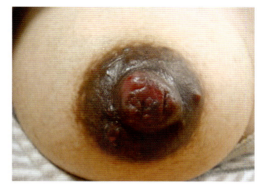

図Ⅳ-16 巨大乳頭
乳頭損傷のある例
（写真提供　武市洋美氏）

性は妊娠中に徐々に改善する。伸展性が十分でない場合でも，児は吸い口（乳頭＋乳輪）をつくって吸啜するので吸着が可能である。乳頭の形態はさまざまであるが，真性陥没乳頭以外にも乳頭が二股に分かれている場合や，大きい乳頭（図Ⅳ-16）なども吸着が難しくなる原因になることがある。

3 神経支配[7]

　乳房の神経支配は第3～5肋間神経が支配している（図Ⅳ-17）。授乳期の神経線維は主な乳管系に伴って認められるが，比較的細い乳管，乳輪，乳頭の領域にはあまり存在しない。このため，女性はいくつかの疾患に関連した乳房の変化に対しては特に感受性を示さなくなる傾向がある。乳腺炎に罹患した場合，母親自身が乳房の圧痛あるいは乳管閉塞に気づく前に，インフルエンザ様の症状を呈することが多いのはこのためである。

　皮膚に分布する神経線維は，乳房周囲から乳頭に向かって放射状に走行する。そのため，乳輪部に沿って切開を入れると神経線維が損傷される。過去の乳房手術歴以外にも新生児期の胸腔穿刺なども重要な情報である。通常，乳房の火傷による瘢痕形成や形態変化は母乳育児を妨げない[2]。

第Ⅳ章　産褥期のフィジカルイグザミネーション

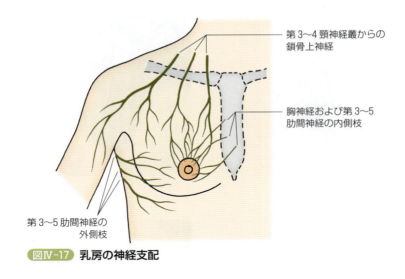

図Ⅳ-17　乳房の神経支配

4 リンパ管[7]（図Ⅳ-18）

　乳房のリンパ灌流は，①表在性もしくは皮膚部分，②乳輪部，③乳腺組織もしくは深部組織，に分類される。乳房からのリンパの流れは，①腋窩リンパ節から鎖骨下リンパ節に流れる経路，②乳房間リンパ節に流れる経路，の2つが主である。乳房間リンパ節は反対の乳腺にも向かう。

　病的な乳房の緊満では，乳輪下リンパ管叢まで腫脹する。

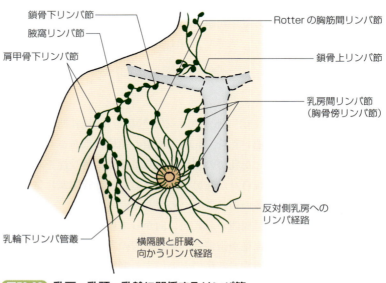

図Ⅳ-18　乳房，乳頭，乳輪に関係するリンパ節

5 母乳分泌のメカニズム

1）乳腺組織の成長[13]

妊娠の前半は，乳管や乳腺葉の発達と増殖がみられる。妊娠中期から妊娠後期にかけて乳腺が乳汁を分泌できるようになる時期では，乳腺葉が大きくなり大半の人で乳房のサイズも大きくなる。妊娠3か月になると，腺房内には初乳様の物質が分泌されるようになる。妊娠16週以降に分娩にいたると，児が生存できなくても乳汁分泌がみられる。妊娠後期になると，実質組織の細胞が増殖し，腺房の中に早期の初乳が貯留して乳房の増大がみられる。

妊娠中に乳房が大きくなるということは乳汁産生・分泌の準備が行われていることを意味する。初乳が生成されても乳房の外に分泌されないと，乳糖は母親の血管内に再吸収されて尿中に乳糖が排泄される。

2）乳汁生成（lactogenesis）の3段階[11]（表Ⅳ-3）

母乳分泌は，初期（分娩後3～8日）にはホルモン（主にプロラクチンとオキシトシン）によって調節される。その後，分泌が確立され維持される時期（分娩後9日以降）になると，オートクリン・コントロールが主な調節機構となる。乳汁を乳腺房に貯めておくと分泌が抑制される。

乳汁生成の遅延や不全の原因となる母親の要因には，胎盤遺残や母体糖尿病などの内分泌疾患が考えられる[11]（表Ⅳ-4）。

表Ⅳ-3 母乳分泌の各段階

段階	特徴
乳腺発育期	・乳腺が発育し，乳房の大きさも重量も増加する ・エストロゲンとプロゲステロンの作用で，乳管や腺組織が増殖する
乳汁生成Ⅰ期 （妊娠中期～産後2日）	・妊娠中期から妊娠後期にかけて乳汁生成が開始する ・分泌細胞から腺房細胞へ分化する ・プロラクチンの刺激によって，乳腺の分泌上皮細胞が乳汁を生成する
乳汁生成Ⅱ期 （産後3～8日）	・腺房細胞の密着結合が閉じる（細胞間隙が閉じる） ・母親のプロゲステロン濃度が急激に低下することにより引き起こされる ・乳汁の分泌量が急激に増加する ・乳房の緊満や熱感を感じる ・内分泌的調節（エンドクリン・コントロール）から局所的調節（オートクリン・コントロール）へと切り替わる
乳汁生成Ⅲ期 （産後9日～退縮期の始まりまで）	・乳汁分泌が確立し維持される ・オートクリン・コントロール（需要と供給の関係）で制御される ・産後6～9か月で乳房の大きさが減少する
乳房退縮期 （最終の授乳～約40日）	・規則的な補足の追加 ・分泌抑制作用のあるペプチドの蓄積により，乳汁分泌が低下する ・母乳中のナトリウム濃度が高まる

Riordan J: Breastfeeding and Human Lactation 3rd ed. p68, Jones and Bartlett Publishers, 2005 をもとに作成

表Ⅳ-4　乳汁生成の遅延や不全の原因となる母親の条件

・帝王切開	Sozmen, 1992
・Ⅰ型糖尿病	Neubauer, et al, 1993
・分娩時の鎮痛薬	Hildebrandt, 1999
・肥満	Rasmussen, et al, 2001
・多嚢胞性卵巣症候群	Marasco, et al, 2000
・卵胞膜黄体嚢胞	Hoover, et al, 2002
・胎盤遺残	Neifert, 1981
・ストレス	Chen, 1999
	Grajeda & Perez-Escamilla, 2002

Riordan J: Breastfeeding and Human Lactation 3rd ed. p75, Jones and Bartlett Publishers, 2005をもとに作成

6 乳汁成分の変化

■初乳
生後数日以内の母乳を指す。初乳が黄色くみえるのは、β-カロテンを多く含むためである[2]。また、授乳を始めたばかりは外観が淡い青色を呈することがあるが、これはホエイ成分が多く低脂肪のためである[14]。外観上の色は個人差がある。

■移行乳
初乳から成乳までの母乳。乳汁の白さはカゼインに基づいており、乳汁産生が進むにつれホエイよりカゼインの比率が増し外観が変化する。

■成乳
生後約10日以降の母乳を指す。

■母乳の色に影響を与えるもの[15]
・緑色：冷凍、赤ワイン、ビタミン剤、クロロフィル
・オレンジ色：カロテン
・赤：ある種のワイン、さびた水道管現象[注8]、乳管内乳頭腫[注9]

注8　さびた水道管現象 (rusty pipe phenomenon)：乳房の中の損傷、浮腫による出血が原因とされる。乳汁生成の初めに起こることがあり、痛みはなく自然に治ることも多い。搾乳して数回後のものが初めより薄くなるようであれば心配ない。
注9　乳管内乳頭腫 (papiloma)：管腔内にできる。痛みはなく外からも触れない。1％未満が悪性。

クリマトクリットの測定の実際

新生児のビリルビンを測定するときに用いる毛細管に搾母乳を吸い取り、遠心すれば測定できる。毛細管の上のほうに白い部分ができ、それが脂肪分で、この長さが全体の長さの何％あるかを計算すればよい。母乳の熱量は以下の計算式で算出される[16]。

・熱量 (kcal/100 mL) ＝38.9＋5.2×クリマトクリット値 (％)

乳房が「空」に近いほど、脂肪含有量が増える。授乳の前後で測定することで児が生成された母乳を飲みとっているかを確認できる[2]。

- ピンク：赤カブ
- 緑-灰色：乳管拡張症
- 赤さび色の母乳：毛細血管の破綻

■ 前乳と後乳

授乳開始時（前乳）より授乳の後半（後乳）は脂肪含有量が多い。クリマトクリットにより母乳の脂肪量・熱量を測定できる[14]。

■ 血乳

産後早期は毛細血管の発達している腺房が破綻して出血する。血乳は産後早期に時折みられることがあるが，児に与えても問題はない[17]。児が吐血した場合は，Aptテストで血液が母体由来か新生児由来かを区別する必要がある。通常産後3～7日で消失する[2]。ただし，血乳が続く場合は異常を疑い乳腺外科の受診を勧める。

7 実際の授乳の観察

授乳中の乳房の診断には，授乳の様子を観察することが不可欠である。適切な抱き方・含ませ方は乳房トラブルを予防する。客観的な観察のために，直接授乳観察用紙（表Ⅳ-5）などの媒体を使用するとよい[18]。

8 授乳中の乳房トラブル（産褥期1か月を中心に）

1）乳頭痛が主訴の母親への問診（図Ⅳ-19）

乳頭痛を訴える母親に，以下のような質問[19)20)]をすると原因を探る手がかりとなる。このような問診では，「はい」「いいえ」で答えられる質問より，母親が具体的に表現できるような聞き方のほうがよいであろう。

- 母親に自分の乳頭・乳輪・乳房がどのような状態になっているかをたずねる。
- 痛みの起こるときはいつか？
  - 飲ませ始めの痛み
  - 授乳中，痛みは軽減
  - 授乳中，痛みは増強
  - 授乳中，痛みは変わらない
  - 授乳開始後，数分経ってからの痛み
  - 授乳を始める直前の痛み
  - 授乳直後の痛み
  - 授乳と関係なくいつも痛む
- 痛みはどこで感じるか？
  - 乳頭か，乳房全体か
  - 表面か奥か
- 痛みはどのようなものか？
  - 拍動痛
  - 焼けるような痛み

第Ⅳ章　産褥期のフィジカルイグザミネーション

表Ⅳ-5　直接授乳観察用紙

母の名前＿＿＿＿＿＿＿＿＿＿＿＿　　　　　　　　　日　付＿＿＿＿＿＿＿＿＿＿＿＿
赤ちゃんの名前＿＿＿＿＿＿＿＿＿　　　　　　　　赤ちゃんの年齢（日齢）＿＿＿＿＿

授乳がうまくいっているサイン：	困難がありそうなサイン：
全体	
母親	
□健康そうに見える □リラックスしており，居心地がよさそう □母親と赤ちゃんとのきずなのサイン	□病気または落ち込んでいるように見える □緊張しており，不快そうに見える □母子が目を合わせない
赤ちゃん	
□健康そうに見える □穏やかでリラックスしている □空腹時，乳房に向かったり探したりする	□眠そう，具合が悪そうに見える □落ちつきがない，泣いている □乳房に向かわない，探さない
乳房	
□健康そうに見える □痛みや不快感がない □乳輪から離れた位置でしっかり指で支えられている □乳頭の突出	□発赤，腫脹，あるいは疼痛 □乳房や乳頭が痛い □乳輪に指がかかったまま乳房を支えている □乳頭が扁平で，突出していない
赤ちゃんの体勢	
□頭と体がまっすぐになっている □母親の体に引き寄せられて抱かれている □体の全体が支えられている □赤ちゃんが乳房に近づくとき，鼻が乳頭の位置にある	□授乳をするのに，首と頭がねじれている □母親の体に引き寄せられて抱かれていない □頭と首だけで支えられている □乳房に近づくとき，下唇，下顎が乳頭の位置にある
赤ちゃんの吸着	
□乳輪は赤ちゃんの上唇の上部のほうがよく見える □赤ちゃんの口が大きく開いている □下唇が外向きに開いている □赤ちゃんの下顎が乳房にふれている	□下唇の下部のほうが乳輪がよく見える □口が大きく開いていない □唇をすぼめている，もしくはまき込んでいる □下顎が乳房にふれていない
哺乳	
□ゆっくり深く，休みのある吸啜 □哺乳しているときは頰がふくらんでいる □哺乳を終えるときは，赤ちゃんが乳房をはなす □母親がオキシトシン反射のサインに気がつく	□速くて浅い吸啜 □哺乳しているときに頰が内側にくぼむ □母親が赤ちゃんを乳房からはなしてしまう □オキシトシン反射のサインがない
備考：	

BFHI2009 翻訳編集委員会（訳）：UNICEF/WHO 赤ちゃんとお母さんにやさしい母乳育児支援ガイド ベーシック・コース．p166，医学書院，2009

5 乳房のフィジカルイグザミネーション

```
                          ┌─────────┐
                          │  乳頭痛  │
                          └────┬────┘
                               ↓
                    ┌──────────────────────┐
                    │      病歴をとる       │
                    │ 在胎週数，出生体重，産後日数 │
                    │ これまでの母乳育児における問題の有無と内容 │
                    └──────────┬───────────┘
                               ↓
```

●今回の乳頭痛について
いつから　　　片方・両方　　　痛みの性状　　　痛みの強さ
授乳と痛みとの関係：最初のみ，授乳中ずっと，授乳後など

●原因検索として
妊娠の可能性：有・無
乳房・乳頭ケアの確認：クリームやゲルなど
乳房の外傷，皮膚トラブル：有・無（有：詳細を聞き取る）
搾乳器使用：有・無（有：詳細を聞き取る：搾乳口のサイズや吸引圧は適切かなど）
哺乳瓶，おしゃぶり使用：有・無（有：詳細を聞き取る）

母親と児の診察

●授乳の様子
抱き方，含ませ方（⇨特に授乳はじめに痛みがある，乳頭損傷がある，授乳前後に乳頭の形態変化がある，という場合は含ませ方を注意してみる）
下口唇が外に開いているか確認
児の哺乳パターン

●母親
・乳房：
　緊満の有無*
　皮膚所見：発赤，腫脹，硬結の有無（⇨膨疹，蕁麻疹，紅斑がある場合はアレルギー反応も考慮）
・乳頭：
　陥没，扁平，その他
　損傷の有無
　授乳前後の形態変化

●児
・口腔所見：鵞口瘡
・口蓋形態：高口蓋，バブルパレート
・舌：舌小帯短縮
・舌の動き：手袋をつけて指を吸わせて評価
・咬反射・咽頭反射

乳頭損傷の有無

あり
・合併症のサインや徴候がみられたら教えてもらう
・乳頭を清潔に保つための方法を伝える
・授乳後に軽く搾乳して乳頭に乳汁がにじんだ状態で乾かす
・搾乳して傷に擦り込む
・ラノリンを塗る
・損傷に適応があるハイドロゲルをつける

なし
・授乳後の乳頭蒼白（レイノー現象）の有無
・白斑の有無
・乳管閉塞の有無を確認

●共通するケア
・授乳前に軽く搾乳し，乳輪周囲を軟らかくしておく
・射乳反射を起こしやすくするための工夫
・痛みの少ない側から授乳
・必要に応じて鎮痛薬を使用

24時間以内に改善を認めるか

あり
治療を継続

なし
・再度母親と児を評価する
・または，専門家に紹介する
・児の吸啜行動や口腔内の問題がある場合は小児科医にコンサルトする
・損傷があり痛みが耐えられない場合は，1～2日授乳を休み，その間，搾乳するという選択肢もある

図Ⅳ-19 乳頭痛のフローチャート

＊：産後数日に訴える乳頭痛の主な原因は抱き方，含ませ方にある。
児が吸着しやすいように乳輪周囲が軟らかいことを確認する。
乳房の緊満が乳頭痛と関係してくる。
L'Esperance CM: Pain or pleasure: the dilemma of early breastfeeding. Birth Fam J 7: 21, 1980 より作成

- 蜂に乳房を刺されたような，赤く焼けた針で乳房をつついたような痛み
- チクチクする痛み
- ヒリヒリする痛み
- 乳頭の背後から強力なシャワーを流したような痛み
- 深くうずく，鈍痛のような痛み
- 痛がゆい

●その痛みは両乳房に感じるものか？
- 授乳中片方の乳房に感じる
- 授乳中両乳房に感じる
- 授乳に関係なく，両乳房に感じる

●乳頭・乳房の観察
- 色は，赤い，ピンク，白い
- 亀裂ができている
- 血液や滲出液が出ている
- 皮膚はどのようになっているか？　剝がれている，紙のように薄くなっている

2）乳頭痛と乳房の原因と症状

■産褥早期に起きる一過性の乳頭痛

　産褥早期には児が吸着するたびに，乳頭にわずかな不快感が起こることがある[20]。ほとんどは乳頭損傷を生じるほどではなく，20～30秒程度で消失することが多い。痛みは出産後3～6日目にピークを迎え，母乳分泌が増加するにしたがって消失していく[21]。乳頭痛が1週間以上継続しているか，乳頭に損傷が起きている場合は，何らかの介入が必要である。

■乳頭痛の原因

●不適切な抱き方と含ませ方による乳頭痛

　乳頭痛の多くは不適切な抱き方，含ませ方によって起きる[22]。この痛みは，飲ませると同時に始まり，次第に減弱しながらも授乳中ずっと持続する。乳頭の先端から乳輪全体までの皮膚の痛みであり，乳房の深い部分で感じる痛みではない。「針で刺すような」「ヒリヒリと焼けるような」痛みと表現される[19]。

　母親の乳房を観察すると，傷の部位と疼痛の原因とは一致する傾向がある[10)11)23]。

- 児がくわえた乳頭の上のほうが痛むか，傷がある場合：児は乳輪の下のほうをたくさんくわえ込んでいて，乳輪の上のほうが少ししか口の中に入っていない可能性がある。
- 右乳頭の10～12時と4～6時の部分，左乳頭の12～2時と6～8時の部分に損傷がある場合（横抱き）：児が浅くくわえているか，口を小さくすぼめた吸啜をしている可能性がある。
- 児がくわえたときの上下の乳頭に挫傷がみられ，三日月のようにとがっている場合：児は乳頭の根元を超えて乳輪まで十分深く吸着していない。
- 児が乳房から離れたとき，乳頭の先が白いか，青白くなっている場合：児は乳頭を上下に歯茎で挟んで飲んでいるか，飲み込むときに過度に乳頭を圧搾している（レイノー現象，p164参照）。

- 乳頭の中心を斜めの方向に赤い，あるいは，青白いスジがついている場合：児の舌が歯茎よりも後方に引っ込んで飲んでいる。
- 乳頭の先端が痛い場合：児が乳頭・乳輪を深く吸着しておらず乳頭のみを吸啜している。または，哺乳瓶を使っている児の舌突出による。
- 乳頭の下方が痛む場合：母親が乳房を手で支えているときに上方からの力が強いと乳頭の下方が児の舌に押しつけられ痛みにつながる。

なお，傷の位置は横抱き・立て抱きでは変化する。記録の際は抱き方とともに，傷の位置を時計に当てはめて残していくとわかりやすい。

● 乳房緊満をきっかけに起こる乳頭痛

乳房が著しく緊満してくると，母親の乳頭が扁平になり，乳輪も硬くなるため，児は適切に吸着することが難しくなる。乳輪が硬いと児は乳頭の先端だけを捉えることになり，乳頭痛や乳頭損傷を引き起こす。また十分に飲めないことから緊満をさらに悪化させることになる。

● 児の口腔内の状態に関連した乳頭痛（舌小帯短縮，口蓋裂など）

吸啜時，児の舌は下の歯茎を超えて前方に伸びていなければならない。児が吸啜している最中に，児の下唇をそっと下に引いて舌の位置が正しいかどうか確認する。舌が見えず，母親が不快に感じ，クリック音（ツクンツクン）や舌打ち音（チェッチェッ）が聞こえ，児の頬にえくぼができる場合，適切に吸啜されていないといえる[24]。

舌小帯短縮症，舌が短い場合，上唇小帯が上唇と歯茎を強く短くつないでいる場合，口蓋が狭く高く溝状である場合，鼻づまり，射乳反射が強すぎる場合，歯茎で乳頭を挟んで圧搾する吸啜パターンなども乳頭痛の原因になることがある。

● 人工乳首を使用したことで起こる乳頭痛[25]

人工乳首を使用することによって，児は口を小さくしか開けず，すぼめがちな飲み方を学習するために乳頭痛の原因となることがある。

● 児の口を乳房から不適切に引き離すことにより起こる乳頭痛

授乳中に乳房から児を無理に離すと乳頭を傷めることになる。

● カンジダ感染による乳頭痛[18)24)]（図Ⅳ-20）

カンジダが乳管に侵入すると，授乳に関係なくかゆみを伴ったヒリヒリ感から「赤く焼けた針を刺されたような」「蜂に刺されたような」焼けるような痛みを，乳房全体または乳房の深い部分で感じるようになる。乳首や乳房がピンク色や赤色に光ったり，腫れたり，皮膚が剝がれそうに薄くなるときもある。母親の乳房は外見上，異常がなく普通にみえる場合もある。この場合の痛みは，吸着が適切でも改善

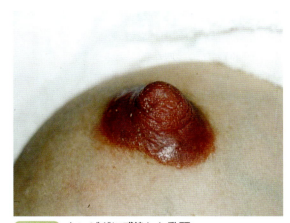

図Ⅳ-20　カンジダに感染した乳頭
（写真提供　武市洋美氏）

しない。

児に鵞口瘡（カンジダによる口腔内感染）やカンジダ感染によるおむつかぶれ，母親のカンジダ腟炎があると乳房にも感染しやすい。どちらかに感染が疑われた場合，母親と児を同時に治療しなければ交互に感染を起こすことになる。

● 乳頭への感染による乳頭痛[2]

乳頭の傷から，黄色ブドウ球菌や溶血性連鎖球菌（溶連菌）に感染しやすくなる。乳頭痛から乳頭損傷になり，抱き方や含ませ方を改善してもなかなか治癒しない場合は，細菌感染を疑い医師に紹介する。

● 搾乳器を不適切に使用することで起こる乳頭痛

搾乳器が正しく使用されていないときには，特に乳頭の根元周囲にダメージを与えることがある。

● 乳頭の形態に関連する乳頭痛

陥没乳頭，扁平乳頭で直接授乳ができるようになったとき，乳頭痛や乳頭の損傷が起こることがある。また，乳頭が長い場合や大きい乳頭では，児の口が乳頭部分のみしか吸着できないために，乳頭痛が起こることがある。

● 湿疹，皮膚炎，アレルギーのために起こる乳頭痛[19)21)]

乳頭と乳輪，または乳房全体に持続的な炎症によって引き起こされる。授乳中，乳頭乳輪には刺すような痛みとかゆみがある。皮膚は表皮が剥がれていたり，乾燥してカサカサしていたり，または，炎症に伴い淡紅色のこともある。両乳房の皮膚表面に常に痛みを感じ，授乳中は両乳房に増強することもある（図Ⅳ-21）。

原因として考えられるものとして，児の唾液やよだれによるかぶれ，ラノリン，みつろう，カモミールなどのクリームや軟膏に配合されている成分によるかぶれ，洗濯洗剤，柔軟剤によるもの，アトピー性皮膚炎，乾癬，脂漏性湿疹，接触性皮膚炎（離乳食を食べ始めた児の口の中の食物残渣によるアレルギー反応）などが考えられる。

● 乳頭の圧縮・レイノー現象・血管攣縮による乳頭痛[26]

授乳直後に乳頭，または乳輪までが真っ白に虚血したような状態になり，刺すような焼けるような拍動痛を乳頭と乳輪に感じる。児が乳房を離れ，乳頭に血液が戻ってくると同時にこの強烈な痛みを感じる。

● 乳頭の不必要な清拭に関連する乳頭痛[27]

毎回授乳前に乳頭を洗ったり清拭したりすることや，乳頭に石鹸やアルコールを使用することは痛みの原因になる。乾燥して表皮が剥離することもある[24]。

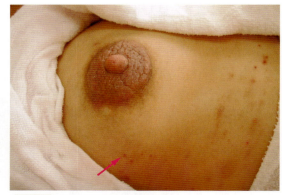

図Ⅳ-21　乳房にできた湿疹（→）
（写真提供　武市洋美氏）

5 乳房のフィジカルイグザミネーション

- ホルモンの状態が変化することによって感じる乳頭痛[26]

   月経前，月経中または妊娠によるホルモン変化によって乳頭痛を感じる。
- その他の乳頭痛
   ・パジェット病：乳がんの一種。片側の乳頭に湿疹ができる。
   ・単純ヘルペス：単純ヘルペスウイルスの再活性化により発疹を認めるが，乳房に認めることはまれである。

■ 乳房全体の痛み[1)28]

- 強すぎる射乳反射による痛み

   乳房の内側からシャワーを放水したような痛み。チクチクとした痛みで不快感がある。カンジダ症の痛みに似ているが，授乳中に両乳房に同時に起こる。
- 乳房緊満（表Ⅳ-6）

   産褥早期に徐々に起こる。乳房は増大。腫脹し疼痛がある。両側性で全体的に起こる。光沢，浮腫，発赤があり乳頭が扁平になっていることもある。時には発熱を伴うが，たいてい24時間以内に治まる。生理的な乳房充満の場合，乳汁の流れはよく，光沢，浮腫，発赤はみられない。
- 乳管閉塞

   乳管部位に熱を伴わないしこりが乳房の一部分（数か所の場合もある）にできる。このしこりは軟らかめか，または硬く痛みを伴う。発赤を伴うこともあるが，通常発熱を伴うことはなく全身状態はよい。一般的に痛みは軽症で限局性である。乳管を詰まらせている小さな粒子は，カゼインミセルとハイドロキシアパタイト，または脂肪のような物質，線維質のヒモ状のもの，濃縮した母乳などによってできているともいわれている。時には茶色や緑色のものが出てくるが，乳管を閉塞させているものの実態は明らかにされてない[23]。

・白斑

   乳頭の先端にできた白い直径1mm程度の白い点。授乳中にピンポイントにチクチクと鋭い

表Ⅳ-6 乳房緊満・乳管閉塞・乳腺炎の比較

項目	乳房緊満	乳管閉塞	乳腺炎
時期	産褥早期，徐々に起こる	授乳後，徐々に起こる	産後10日以降突然に起こる
部位	両側性	片側性	通常片側性
腫脹	全体的	限局性	限局性の発赤，熱感，腫脹
熱感		熱感はわずか，もしくはない	
痛み	全体的	軽度，限局性	強度，限局性
体温	38.4℃以下	38.4℃以下	38.4℃以上
全身状態	良好	良好	感冒様症状

Lawrence RA, et al: Breastfeeding; A Guide for The Medical Profession 6th ed. pp39-63, Elsevier Mosby, 2005 より作成

針で刺されたような強い痛みがある。その上に水疱ができ，乳管閉塞を起こすことがある。白斑は，上皮の異常増殖または脂肪物質が部分的に蓄積したものではないかと考えられている[23]。

・乳汁滞留囊腫（galactocele）

「乳瘤」とも呼ばれる。乳汁の貯留した囊胞で乳管閉塞から進行すると考えられている。表面は平滑で丸い腫瘤であり，圧迫すると不快感があることがある。穿刺して内容を除去しても数日で再貯留することが多い[28]。

● 乳腺炎（図Ⅳ-22）（表Ⅳ-7）[29]

通常分娩3週間以内や急激な卒乳に引き続いて起こることが多いといわれているが，授乳期間中いつでも起こる可能性がある[30]。乳房全体を乳頭が中心の円と仮定すると，乳腺炎を起こしやすい部位は乳房を4分割した外側上の部分といわれている[31]。両側性の乳腺炎はまれだが，両側とも罹患した場合には細菌性感染，溶連菌などを考慮する。非感染性のものは軽度の痛みで，感染性のものは強い痛みと表現されるが，所見や臨床症状からは感染性乳腺炎と非感染性乳腺炎との鑑別は不可能である。そのため，効果的な乳汁の除去を行って12～24時間が経過しても症状の改善がみられない場合は，抗菌薬の適応と考え医師に紹介する。いずれの場合も授乳を続けるようにサポートする[27]。

図Ⅳ-23 に乳腺炎の対応アルゴリズムを示す。

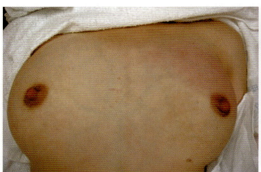 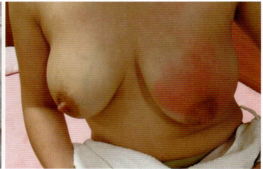

図Ⅳ-22　乳腺炎の初期（左）と重篤な例（右）
（写真提供　武市洋美氏）

表Ⅳ-7　乳腺炎の一般的な診断の目安

・発熱＞38℃
・悪寒
・心拍数増加
・インフルエンザ様の身体の痛み
・乳腺炎に罹患した部位の痛み・腫脹
・発赤，圧痛，熱をもった領域
・母乳中のナトリウム濃度の上昇
・腋窩に向かう赤い線

Walker M, et al: Core Curriculum for Lactation Consultant Practice 2nd ed. p642, Jones and Bartlett Publishers, 2007 より作成

乳腺炎を疑う場合
乳房にしこり・疼痛・発赤・熱感を伴う

Step1

・37.5℃以上の発熱は症状出現から8〜24時間以内に改善傾向にある

いいえ → 医師による診断
・治療の提供(検査・薬物投与)

はい →
・母親：授乳継続
・助産師：授乳・搾乳方法を見直し効果的に行えるよう支援

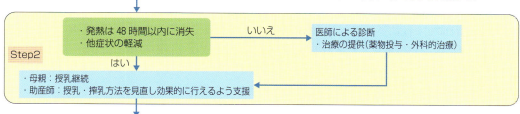

・乳房にしこり・疼痛・発赤の症状がみられた場合，「37.5℃以上の発熱の有無」によってケア方針を判断する。37.5℃未満であれば，授乳・搾乳方法を見直す。加えて情報収集で得られた生活全般への支援も同時に行う。
・しかし，症状出現から8〜24時間の時点で37.5℃以上の発熱があり，乳腺炎を疑わせる諸症状の程度から悪化が予測される場合には，初期のこの段階でも医師との連携を考慮する。
・医師による診断後，授乳を継続することができるよう医師と連携し治療と並行して授乳が行えるよう支援する。

Step2

・発熱は48時間以内に消失
・他症状の軽減

いいえ → 医師による診断
・治療の提供(薬物投与・外科的治療)

はい →
・母親：授乳継続
・助産師：授乳・搾乳方法を見直し効果的に行えるよう支援

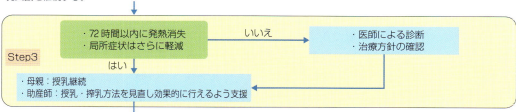

・初期対応により，48時間以内に発熱は消失し，他の諸症状が軽減した場合は，注意深く乳房のしこり・疼痛・発赤の経過を観察しながら授乳が継続できるよう支援する。
・発熱が48時間以内に消失しない場合は，感染性乳腺炎の可能性を考える。
その場合，医師による診断と薬物投与や外科的治療などの治療が継続されることが望ましい。そのうえで助産師による授乳支援を継続する。

Step3

・72時間以内に発熱消失
・局所症状はさらに軽減

いいえ →
・医師による診断
・治療方針の確認

はい →
・母親：授乳継続
・助産師：授乳・搾乳方法を見直し効果的に行えるよう支援

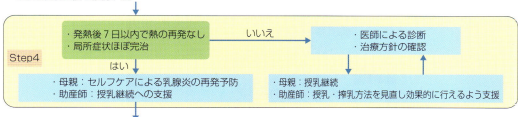

Step1および2の対応によって，72時間以内に発熱は消失し，他の諸症状が軽減した場合は，注意深く乳房のしこり・疼痛・発赤の経過を観察しながら授乳が継続できるよう支援する。
・発熱が72時間以内に消失しない場合は，医師による診断と適切な治療が継続されていることを確認したうえで，助産師による授乳支援を継続する。

Step4

・発熱後7日以内で熱の再発なし
・局所症状ほぼ完治

いいえ →
・医師による診断
・治療方針の確認
⇅
・母親：授乳継続
・助産師：授乳・搾乳方法を見直し効果的に行えるよう支援

はい →
・母親：セルフケアによる乳腺炎の再発予防
・助産師：授乳継続への支援

Step3までの対応によって，7日以内に発熱は消失し，他の諸症状が消失した場合は，母親がセルフケアによって乳腺炎の再発を予防し，授乳が継続できるよう支援する。
・7日以上の長期にわたり症状の改善が見られない場合，専門医による診断や他疾患との鑑別が必要であろう。

図Ⅳ-23 乳腺炎の対応アルゴリズム

日本助産師会母乳育児支援ガイドライン検討委員会：母乳育児支援業務基準 乳腺炎．日本助産師会，2013より抜粋・転載
http://www.midwife.or.jp/pdf/flow_chart/nyusen_flow.pdf(2017/10/24閲覧)

● 乳腺膿瘍（図Ⅳ-24）
　乳腺炎が早期に治療されないと膿瘍になることがある[32]。乳房の膿瘍の部分は限局性で，熱感と疼痛があり，液（膿）が貯留している。波動を触れたり，皮膚の変色や浮腫，壊死を伴ったりする。発熱はない場合もある。膿瘍になると切開・排膿する必要がある。診断は穿刺による。また，乳汁滞留嚢腫，線維腺腫，乳がんとの鑑別も重要となる[3)4)]。

3）母乳不足の見分け方のポイント[2]

■ 母親が母乳不足と感じる主な理由
　「児がよく泣く」「眠らない」「ずっとおっぱいを吸っている」「おっぱいが張らなくなった」「試しに人工乳を与えたら飲んだ」など。
　母乳が足りているのに，足りないのではないかという不安が母乳不足感となる。本当の「母乳不足」なのか，「母乳不足感」だけなのかの判断が重要である。本当の母乳不足の場合は，母乳産生量を増やし，赤ちゃんが効果的に飲み摂れるような支援が必要となるが，母乳不足感は育児不安であり，母親の話を傾聴・共感するなどのエモーショナルサポートが重要となる。

■ 母乳が十分に摂取できているという信頼できるサイン[18]
・尿や便が排泄されていれば，母乳を飲めているといえる。
・生後2日が過ぎたら24時間で6回以上，色の薄い尿を排泄しおむつを濡らす。
・24時間で3〜8回の便をする。しかし，1か月を経過すると排便回数が少なくなるであろう。
・筋緊張がよく，皮膚の色・状態が健康そうである。
・着実に一定のペース（平均18〜30 g/日）体重増加がみられ，着ている服が小さくなっていく場合は，母乳が十分摂取できているといえる。

　上記のサインが確認できれば，実際には母乳が足りている（母乳不足感）と判断できる。母親側の訴えとして，乳房が張らなくなった，授乳後も母乳が残っている，などがあるが産後数週間経つと緊満を感じなくなり，授乳後も2割ほど乳腺房内に残るのも通常のことである。乳汁生成量を増やしたい場合には，この「授乳後も残った乳汁」を授乳中のセルフマッサージや授

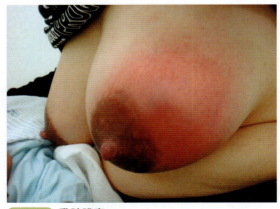

図Ⅳ-24　乳腺膿瘍
（写真提供　武市洋美氏）

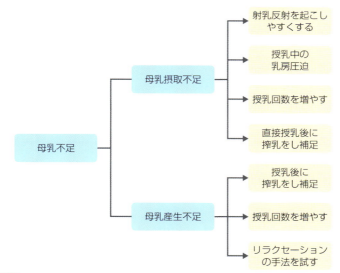

図Ⅳ-25 母乳摂取不足と産生不足の対応（人工乳の補足の前に提案してみる）

乳後の搾乳などで，乳房の外に出すことを提案する（図Ⅳ-25）。

　乳房には正常でも左右差があり個人差も大きい。女性の乳房を正常・異常と判断することにはあまり意味がないのかもしれない。たとえば，扁平乳頭であっても母乳だけで育てる母親は珍しくない。母と児が問題なく授乳できていれば，それがその母子にとっての「正常」といってもよいだろう。また，授乳中の母親がさまざまな情報に惑わされることがないよう，科学的根拠に基づいた情報を母親のニーズに合わせて提供することも母乳育児支援の一環として心に留めておきたい。

　母乳育児がうまくいかない場合には，母親の乳房の外観を観察するだけではなく，授乳の様子と，可能なかぎり児の状態（舌小帯短縮など）も含めて注意深く観察することが必要である。その結果，判断に迷う場合は医師の診察を仰ぐなど，チームで支援していくことが重要である。

●参考文献
1) Lawrence RA, et al: Breastfeeding; A Guide for The Medical Profession 6th ed. pp39-63, Elsevier Mosby, 2005
2) 水野克己，水野紀子，瀬尾智子（編著）：よくわかる母乳育児　第2版．へるす出版，2012
3) 竹下茂樹：乳房の観察と必要な知識；ケアにいかす産褥期乳房トラブルの知識．ペリネイタルケア 24(8)：778-783，2005
4) 内田賢，秋山太（編著）：ナースのための最新乳癌テキスト．真興交易（株）医書出版部，2003
5) Donna T. Geddes（著），水野克己（監訳）：ヒト授乳期乳房の解剖学的構造．ペリネイタルケア 26(5)：446-455，2007
6) Keith L. Moore ほか（著），坂井建雄（訳）：ムーア臨床解剖学　第2版．pp50-99，メディカル・サイエンス・インターナショナル，2004
7) 涌谷桐子（著），日本ラクテーション・コンサルタント協会（編）：母乳育児支援に必要な解剖・生理の基礎知識；母親編（母乳分泌の解剖・生理）．第17回母乳育児学習会資料，日本ラクテーション・コンサルタント協会，2004
8) La Leche League International: The Breastfeeding Answer Book 3rd ed. La Leche League International, 2003
9) Ramsay DT, et al: Ultrasound imaging of milk ejection in the breast of lactating women. Pediatrics 113(2): 361-367, 2004
10) Walker M, et al: Core Curriculum for Lactation Consultant Practice 2nd ed. Jones and Bartlett Publishers, 2007
11) Riordan J: Breastfeeding and Human Lactation 3rd ed. Jones and Bartlett Publishers, 2005
12) 藤村正哲（監訳），平林円（訳）：母乳育児のすべて；お母さんになるあなたへ．pp32-51，メディカ出版，2005
13) 大山牧子（著），日本ラクテーション・コンサルタント協会（編）：母乳育児支援に必要な生化学と免疫．第22回母乳育児学習会資料，日本ラクテーション・コンサルタント協会，2006

14) Elizabeth Jones ほか(編), 板橋家頭夫(監訳):エビデンスに基づく早産児の栄養管理. メジカルビュー社, 2007
15) Biancuzzo, M: Breastfeeding the Newborn. pp226-283, Mosby, 1999
16) 水野克己, 西田嘉子, 櫻井基一郎ほか:母乳熱量簡易測定の信頼性と早産児栄養管理における有効性. 日児誌 110(9):1242-1246, 2006
17) American Academy of Pediatrics: Breastfeeding, Handbook for Physicians. p147, AAP/ACOG, 2006
18) BFHI2009 翻訳編集委員会(訳):UNICEF/WHO　赤ちゃんとお母さんにやさしい母乳育児支援ガイド　ベーシック・コース. 医学書院, 2009
19) Lang, S: Breastfeeding Special Care babies 2nd ed. Bailliere Tindal, 2002
20) 瀬尾智子ほか(訳):援助方針 22, 国際ラクテーション・コンサルタント協会(訳):生後 14 日間の母乳育児援助:エビデンスに基づくガイドライン. p18, 日本ラクテーション・コンサルタント協会, 2003
21) Wilson-Clay, B, et al: Sore Nipples, The breastfeeding atlas 2nd ed. pp40-91, Lact News Press, 2002
22) Woolridge M: Aetiology of sore nipples. Midwifery 2(4): 173-176, 1986
23) Black F, et al: Common Problems in Breastfeeding, The process of breastfeeding. pp89-196, Jones and Bartleft Publishers, 1998 (Lactation Specialist Self-Study Series, MODULE 2)
24) 武市洋美(著):乳頭乳房の痛みと乳腺炎のケア, 日本ラクテーション・コンサルタント協会(編):第 17 回母乳育児学習会別冊. 日本ラクテーション・コンサルタント協会, 2004
25) Righard L: Are breastfeeding problems related to incorrect breastfeeding technique and the use of pacifier and bottles? Birth 25(1): 40-44, 1998
26) Mohrbacher N, et al: Nipple Problem, The breastfeeding answer book. pp455-470, La Leche Legue international, 2003
27) Newton N: Nipple pain and nipple damage. J Pediatr 41: 411-423, 1952
28) 涌谷桐子(著):乳腺炎の病態と治療, 日本ラクテーション・コンサルタント協会(編):第 23 回母乳育児学習会資料, 日本ラクテーション・コンサルタント協会, 2007
29) Walker M: Core Curriculum for Lactation Consultant Practice, p642, Jones and Bartlett Publishers, 2007
30) Fetherston C: Mastitis in lactating women; physiology or pathology? Breastfeeding Rev 9: 5-12, 2001
31) Riordan JM, Nichols FH: A descriptive study of lactation mastitis in long-term breastfeeding women. J Hum Lact 6: 53-58, 1990
32) Brodribb W: Breastfeeding Management in Australia 3rd ed. Australian Breastfeeding Association, 2004

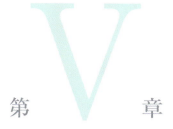

第V章

助産師が知っておきたい異常

1 呼吸器・循環器系

1 呼吸器系のフィジカルアセスメント

　呼吸運動とは，肺を拡張・収縮させて肺内の空気を入れ替える運動である。これは肺が自力で行う運動ではなく，肺を包んでいる胸郭と横隔膜の収縮と弛緩によって，他動的に行われている。

　妊娠は，①子宮の増大による横隔膜の挙上，②増加するプロゲステロン，③酸素需要の増加などの変化をもたらすことにより呼吸器系に影響を及ぼす。

1）妊娠中の横隔膜の変化

　妊娠中，増大する子宮の圧迫によって横隔膜はしだいに上昇し，非妊時と比べると約4cm挙上する。胸部横径は約2cm拡張し，胸囲は約6cm増加する。肋骨の下部は平坦化し，肋骨角度は増加する。これらの変化は子宮による圧迫が起こる前から始まっているといわれている。

　妊娠中にはプロゲステロンが増加する。妊娠が進行するにつれ，プロゲステロンの影響により呼吸中枢が刺激され，1回換気量が約40％増加する。これは，酸素需要の増加に応えるためである。非妊時では動脈血中の二酸化炭素分圧（$PaCO_2$）が1mmHg増加すると，1回換気量は約1.5/L/分増加するが，妊娠中はこの反応が強く現れ，4倍の約6L/分増加する。このため分時呼吸量は増加，$PaCO_2$は軽度低下，軽度呼吸性アルカローシスとなる。したがって動脈血pHは7.40〜7.45に保たれ，動脈血酸素分圧（PaO_2）は軽度上昇傾向を示す。母体側での$PaCO_2$の軽度低下により，胎児側から母体へのCO_2運搬は促進されることになる。また余剰のCO_2は重炭酸に変化し，腎臓におけるコントロールを受けている。

　このように，妊娠中の母体は軽度の過換気になっており，胎児側から母体へのCO_2の運搬は自動的に促進されている。

　なお，妊娠中の呼吸数にはあまり変化はみられない。

第Ⅴ章　助産師が知っておきたい異常

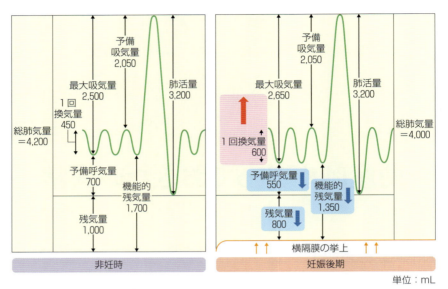

図Ⅴ-1 妊娠中の呼吸機能の変化
Williams Obstetrics 24th edition, 2014 より一部改変

2）妊娠中の呼吸機能の変化

図Ⅴ-1 に示すように，妊娠中1回換気量は増加し（450 mL → 600 mL），予備呼気量は減少する（700 mL → 550 mL）。予備呼気量とは，通常の呼気の後にさらに頑張って吐ける量のことである。横隔膜の挙上により残気量は減少する（1,000 mL → 800 mL）。残気量とは，努力して呼気を行った後に，気管内や肺の末梢など胸腔内に残っている空気の量である。また残気量と予備呼気量の和である機能的残気量も減少する（1,700 mL → 1,350 mL）。

肺は予備能力が高い臓器で，上記の妊娠中の変化を許容し，妊娠・分娩に適応している。分娩後，子宮復古，胎児の酸素必要量が消失すると妊娠前の状態に戻る。

2 循環器系のフィジカルアセスメント

1）妊娠中の血行動態の変化

ヒトの循環血液量は体重の約8％である。体重60 kgの人は60 kg×0.08＝4.8 kg，つまり4,800 mL である。安静の状態であれば，心臓は1回の拍動でおよそ70 mL の血液を動脈に押し出す。1分間の拍動はおよそ60回程度であり，1分間の拍出量は，計算すると合計 70×60＝4,200 mL になる。もう少し多めに見積もって70回だと 70×70＝4,900 mL となり，ほぼ5L となる。つまり，1分間でほぼ全身の血液量が心臓を流れることになる。

循環血液量は，主に血漿成分の増加により，妊娠初期から徐々に増加する。妊娠30週頃に非妊時と比較して40～50％近く増加して最大となり，以後，分娩時まで維持される。非妊時約5L の循環血液量が，妊娠30週以降には約7L に増加する。

また妊娠20週以降，赤血球の産生量が増えてくる。この時期は胎児・胎盤系の酸素需要量が増加するため，循環ヘモグロビン量を増加させ適応が行われている。妊娠30週頃に多くの

1 呼吸器・循環器系

妊婦が貧血を認めるのは，血漿成分が約50％増となるのに対し，赤血球量の増加が約30％にとどまるためである．妊娠中は全期間を通じて妊婦は貧血傾向が続く．

妊娠中の母体心拍出量は，妊娠30～32週までに約40～50％増加して，分娩時まで維持される．非妊時の4.5～5L/分から最大7.0L/分まで増加する（図Ⅴ-2a）．

心拍数は非妊時と比較して10～20bpm程度上昇する（図Ⅴ-2b）．妊娠週数に比例して増大し，産後の循環血液量の減少に伴い心拍数も減少する．

1回拍出量は16週頃まで増加し，その後はほぼ一定である．1回拍出量の増加は末梢血管抵抗の低下，母体体重増加，時間当たり母体代謝量の増大，循環血液量の増大などによる．

前述のとおり，妊娠30週までに循環血液量が非妊時の約140～150％になるが，正常妊娠では，このような変化と同時に末梢血管抵抗は妊娠初期から低下し（図Ⅴ-3a），子宮循環血液量は非妊時の約10倍，腎血流量は約30％増加する．この循環血漿量の増大は妊娠後期まで維持され，分娩とともに減少する．

妊娠初期から妊娠20週頃まで，末梢血管抵抗を反映して全身の血圧が少し下がる．20週以降，レニン・アンギオテンシン・交感神経系の刺激により血圧は徐々に上昇する（図Ⅴ-3b）．

妊娠中に増加した心拍出量は，分娩中にはさらに増加する（図Ⅴ-4）．これらの変化は分娩に伴う興奮や不安，痛みによる交感神経の刺激によると考えられている．

■ 易血栓性

妊娠中から産褥期にかけては以下の理由により，血栓ができやすい状態にある．

①子宮の増大のために下肢の静脈血流がうっ滞しやすい．

②凝固因子が増加し，過凝固の状態にある．妊娠後期になると，胎盤娩出期に向けてプロゲステロンなどの作用で凝固因子が活性化され（血漿フィブリノゲン，フォン・ヴィレブ

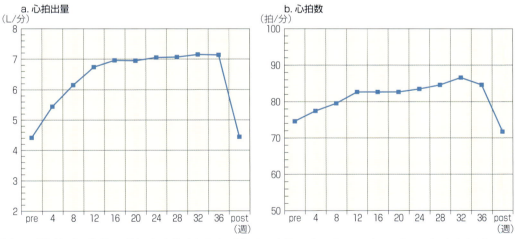

Robson SC, Hunter S, Boys RJ, et al: Serial study of factors influencing changes in cardiac output during human pregnancy. Am J Physiol 256: H1060-H1065, 1989 より作図

図Ⅴ-2　妊娠中の心拍出量および心拍数の変化
日本循環器学会，日本産科婦人科学会，日本小児循環器学会，日本心臓血管外科学会，日本心臓病学会：心疾患患者の妊娠・出産の適応，管理に関するガイドライン　2010年改訂版，p4, 2010
http://www.j-circ.or.jp/guideline/pdf/JCS2010niwa.h.pdf (2018/1/25閲覧)

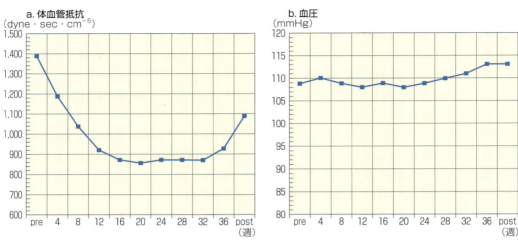

図Ⅴ-3 妊娠中の体血管抵抗および血圧の変化
日本循環器学会，日本産科婦人科学会，日本小児循環器学会，日本心臓血管外科学会，日本心臓病学会：心疾患患者の妊娠・出産の適応，管理に関するガイドライン　2010年改訂版．p4, 2010
http://www.j-circ.or.jp/guideline/pdf/JCS2010niwa.h.pdf（2018/1/25閲覧）

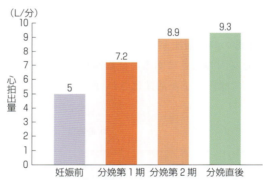

図Ⅴ-4 分娩時心拍出量の変化
Ueland K, Metcalfe J: Circulatory changes in pregnancy. Clin Obstet Gynecol 18: 41, 1975 より改変

ランド因子，第Ⅴ，Ⅶ，Ⅷ，Ⅸ，Ⅹ，Ⅻ因子），生理的に血栓塞栓症のリスクが高まる。
③分娩は血管壁の損傷を必ず伴う（特に帝王切開）。
④帝王切開後は臥床時間が長い。

■ **大動脈壁変化（弾性線維断裂）**

　妊娠中のエストロゲンの増加は大動脈中膜の弾性線維をもろくするため，大動脈拡張，大動脈解離のリスクが高まる。妊娠中の大動脈中膜には囊胞性中膜壊死様の変化がみられ，大動脈径が軽度増加する。また，循環血液量や心拍出量が増大することも，リスクを助長する。

■ **健康女性におこる心不全**

　妊娠中は子宮，腎臓などに流れる血流が増加し，それを受け入れやすくするため末梢血管抵抗が低下する。妊娠初期には主に1回拍出量の増加により，妊娠後期では1回拍出量，心拍数

表Ⅴ-1 異常の早期発見に向けた助産師の対応と準備

助産師の初期対応	準備物品
・呼吸数を測る ・脈拍を測る ・起座位をとらせる ・チアノーゼ，頸静脈怒張の有無を判断	・起座位のとれるベッド ・聴診器 ・経皮的動脈血酸素飽和度モニター（パルスオキシメーター） ・酸素マスク ・モニター心電図（3誘導心電図） ・点滴ルート準備

とも増加することにより心拍出量が増加する。このような循環器系の変化は，健康な女性であっても心負荷となり，正常妊婦でも疲れやすいなどの症状を発することが多い。

異常の早期発見のためには，正常妊婦と比べて強い自覚症状（喘鳴，呼吸困難，咳，泡沫状のピンク色の痰，発作性夜間呼吸困難，起坐呼吸）がないか確認することが，最初のポイントである[1]。次に，他覚症状（努力性呼吸，頻呼吸，頻脈，頸静脈の怒張，チアノーゼ，皮膚蒼白・冷湿，水泡音・捻髪音）の有無を確認する[1]。

妊婦健診の中で頻脈や体重増加が異常な妊婦，褥婦を見た場合，「以前より疲れやすいですか？」「階段の上り下り，家事で息が切れますか？」など，質問する内容を産科スタッフ間で日頃から統一して決めておくことが肝要である。それに当てはまる場合，呼吸数を測る，聴診する，経皮的動脈血酸素飽和度（SpO_2）モニター（パルスオキシメーター）を着けるといった対応をすることで，後述の周産期心筋症や肺水腫といった重大な異常の早期発見につながる（表Ⅴ-1）。

妊娠後期の心不全の代表疾患として，周産期心筋症がある。労作時の息切れ，体重増加，むくみなどがある場合は，周産期心筋症の初期症状であることがある。そうした可能性を踏まえて，心エコー検査を施行するのか，経過観察するのか等，どのような診療方針をとるのかは非常に重要である。NYHA分類でⅡ度以上の症状を有する場合は原則入院し，心電図装着のうえ，管理入院することが望ましい。

2）分娩中の血行動態の変化

■体位

仰臥位では仰臥位低血圧症候群をきたすことがある。低血圧，徐脈を認め，自覚症状としては気分不快や悪心，めまいなどがみられる。左側臥位で避けられる。

■分娩様式

陣痛に伴う子宮収縮により静脈還流量が増加し，循環血液量が300～500 mL増大する。心拍出量は増加し，血圧の上昇，心拍数の増加など多彩な変化がみられ，酸素消費量は増加する。陣痛の痛み刺激で交感神経が亢進し，心筋収縮力，全身血管抵抗，静脈還流量が増大する。分娩進行時の怒責は，血行動態的に急激な変化の誘引となり，初産など時間を要する場合には体力の消耗，労作・運動量の多大な負荷がかかることになる。母体出血量は経腟分娩で400～500 mL程度であり，妊娠中にもたらされた循環血液量の増加で補うことが可能な範囲となっている。帝王切開では約2倍の800～900 mLである。

■麻酔

　硬膜外麻酔などの麻酔分娩（無痛），帝王切開術時の麻酔（全身麻酔・腰椎麻酔），分娩後の疼痛管理などは心血行動態に大きく影響する。

3）分娩後の血行動態の変化

　分娩直後は増大した子宮による下大動脈の圧迫が解除され，静脈還流量の急激な増加がみられる。これは中心静脈圧の上昇の理由でもある。心拍出量は分娩直後に 60〜80％増加し，娩出後 10〜20％低下安定する。妊娠中に増加していた循環血液量が元に戻るのに時間を要するため，一過性の容量負荷の状態が続いていることになり，数日〜数週間は心拍出量が妊娠前よりも多い状態が持続するという報告がある。心拍数，血圧は 1 時間後には妊娠前のレベルに戻る。血行動態を含めすべてが完全に正常化するまでには約 4〜6 週間かかるといわれている。

引用文献
1) 厚生労働省：重篤副作用疾患別対応マニュアル　肺水腫．2009　https://www.pmda.go.jp/files/000143789.pdf（2018/1/25 閲覧）

2　脳神経系

　脳神経系には，循環器系や血液凝固系にみられるような，妊娠に伴う大きな生理的変化は少ないと考えられている。一方，妊娠期に特有の脳神経系異常として筆頭に挙げられるのは，子癇である。さらに，頻度はまれであるが，脳出血は妊産婦死亡の主要な原因として重要である。妊娠中の脳神経系の異常は母体生命を脅かすだけでなく，重篤な後遺症をもたらすことがあるため，適切な観察によって迅速な診断と治療に結びつける必要がある。本稿では，助産師が知っておきたい脳神経系の異常として，子癇と脳出血とを概説する。

1　子癇

　子癇とは妊娠高血圧症候群の患者に生じる痙攣および昏睡であり，他の脳神経系疾患と関連のないものをいう。子癇は古代エジプト，中国の文献にもその記載がみられるほど，妊娠中の危険な病態として古くから恐れられ，発症頻度は少なくなかったと推測される。近年では妊娠高血圧症候群の治療・管理が進んでいることから，子癇の頻度は 2,000〜3,000 分娩に 1 例程度となっている。しかし，重症妊娠高血圧症候群の患者でマグネシウム製剤による子癇予防がなされていない場合，2〜3％に子癇が発症する[1]。

　子癇は，ほとんどの場合，妊娠 28 週以降で生じるが，まれにそれ以前でも発症することがある。また，子癇は妊娠中，分娩中，分娩後のいずれの時期にも発症するが，おおむね 50％は妊娠中の発症であり，分娩中の発症が 20％ほど，分娩後の発症が 30％ほどである。なお，分娩後の発症の多くは 48 時間以内である[2]。

1）症状と観察の要点

　妊娠高血圧症候群の妊婦は，軽症，重症にかかわらず子癇を発症する危険性があることを，

まず念頭に置いて周産期管理にあたる必要がある。

　子癇には，痙攣と昏睡以外にいくつかの付随する症状があることも知られている。後頭部あるいは前頭部中心の痛み（頭痛），霧視（ぼやけたような視野障害），羞明（光を受けて生じるまぶしさ，眼の不快），心窩部から右上腹部にかけての痛みなどである。子癇を生じる症例の60～75％で，これらのいずれか1つの症状を子癇の前あるいは後に認めている。

　子癇は痙攣とそれに引き続く昏睡とからなるが，典型的な発作は図V-5に示したような経過をたどる。

　痙攣発作を生じている間は，呼吸ができていないことが多く，また患者は通常，痙攣を覚えていない。

2）治療と管理

　子癇は見た目にも衝撃が大きいため，痙攣をただちに終息させたいと考えるのは当然であるが，静脈ラインが確保されていない症例や医療資源が十分でない状況下での鎮静剤（ジアゼパム）投与は，二次性の呼吸停止の危険性もあるため推奨されない。子癇が生じたときにまず行う対応は，表V-2に示すように母体の外傷を予防することと，心肺機能を補助することである。

　初期対応に続き，子癇の再発を予防することが重要となってくる。一般的には，硫酸マグネシウム水和物4gを20分以上かけて静脈内投与したのち，1～2g/時の持続静注による治療が選択される。妊娠高血圧症候群の患者では，腎機能が低下していることもある。その場合はマグネシウムの血中濃度が上昇しやすいので，適宜採血してマグネシウム濃度が治療域にあることを確認する。

　また，硫酸マグネシウム水和物の投与を行っても高血圧が持続する場合には，ニカルジピン

目を見開きつつ，顔面の表情が歪む

↓

顔面痙攣から全身の強直性痙攣を生じる：15～20秒程度

↓

全身の筋肉が短い周期で収縮と弛緩を繰り返す（間代性痙攣）：60秒程度

↓

痙攣がおさまると，速く深い呼吸を伴う昏睡を生じる

図V-5　子癇の経過

表V-2　子癇の初期対応

・母体の安全を確保する（ベッド柵を立てるなどして転倒・転落を予防する）
・誤嚥性肺炎や嘔吐物による気道閉塞が生じないように患者を側臥位にする
・バイタルサインを記録できるよう，モニターを装着する
・酸素投与（10Lリザーバー付きマスク）および静脈ラインを確保する
・胎児心拍数モニターを装着する

塩酸塩（持続静注）やニフェジピン徐放剤（内服）によって収縮期血圧が160 mmHg未満になるように血圧コントロールを行う必要がある。

さらに，患者の状態が落ち着いたならば，脳出血，脳梗塞，海綿状血管腫，てんかんによる痙攣などの可能性を除外するため，CT検査を行う。経過・病状から子癇が最も疑われたとしても，脳出血を否定することは絶対に必要である。可能であればMRI検査を施行することも有用である。

MRI検査では，子癇の場合にT_2強調画像で後頭葉優位の皮質下白質で高信号と浮腫を呈する所見が得られることが多い。これは可逆性後頭葉白質脳症（posterior reversible encephalopathy syndrome；PRES）と呼ばれる。PRESでは視野欠損や視力低下の症状を認めることもある。

子癇は反復すると，重症の脳浮腫をきたして母体の生命を脅かす重篤な疾患である。しかし，子癇のみによって急速遂娩（帝王切開術を含む）の適応にはならないことを覚えていてほしい。子癇によって母体が低酸素となるため，痙攣に引き続いて胎児心拍数モニター上，胎児徐脈，基線細変動の低下を認めることがある。しかし痙攣がおさまると胎児心拍の悪化は改善し，通常，児の予後は良好である。胎児心拍数の悪化が持続するときは，常位胎盤早期剥離など別の原因を考慮する必要がある。母体の安全確保および子癇再発予防の薬剤投与が行われたのちに，各症例に応じた周産期管理，分娩方針が選択されるべきである。

2 脳出血

平成16～21年の妊産婦死亡登録事例のうち，脳出血による死亡は8.1％（死亡原因の第4位）を占め[3]，また平成22～24年の同統計によれば，脳出血による妊産婦死亡は9％（同第5位）であった[4]。このように妊娠に関連する脳出血は，妊産婦死亡に直結しうる重要な疾患であり，産科医療にかかわるすべてのスタッフがその対応に習熟しておく必要がある。

妊娠に関連する脳出血は，脳動脈瘤の破裂に伴うクモ膜下出血と，妊娠高血圧症候群や脳動静脈奇形に起因する脳内出血に分けられる（図V-6）。妊娠中から産後5週間における脳出血の危険性は，非妊娠時の5.6倍に達するという報告があり[5]，妊娠そのものが脳出血の危険因子であると認識しておくほうがよい。

1）症状と観察の要点
■クモ膜下出血

妊娠中のクモ膜下出血の頻度は0.01～0.03％と見積もられており，その9割は妊娠中に発症し，残りの1割は分娩中あるいは産褥期に発症する[6]。妊娠中に脳動脈瘤の破裂の危険性が高まるか否かについてはいまだ明らかでないものの，おおむね危険性は増加しないと考えられている[7]。しかし，その一方で妊娠中に発症したクモ膜下出血の症例は，妊娠週数が進むにつれて増加する傾向があり，妊娠に伴う血行動態の変化が動脈瘤の成長や破裂に関連している可能性も示唆されている。

クモ膜下出血の症状は，突然生じる強い頭痛（雷に撃たれたようなと表現される），嘔吐，昏睡，意識レベルの低下であり，これらは子癇の症状と類似する。麻痺や失語などの神経症状は

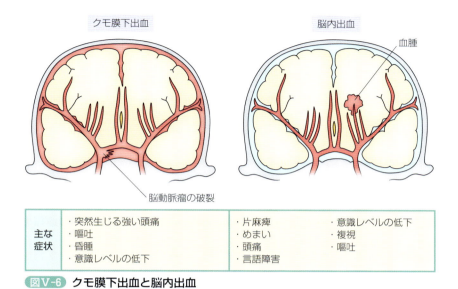

図Ⅴ-6 クモ膜下出血と脳内出血

伴わないことが多い。頭痛はクモ膜下出血の発症に先行して持続的に生じることもあるので，注意して観察すべき症状である。

■脳内出血

妊娠に伴う脳内出血の原因には，妊娠高血圧症候群(子癇)，脳動静脈奇形の破裂，もやもや病などがある。わが国では，脳出血によって死亡した妊産婦の約70％に妊娠高血圧症候群を合併していたとの報告がある[8]。さらにHELLP症候群を発症している症例では血小板減少によって脳出血がより重篤，致死的になる。

脳動静脈奇形の頻度は10万人に対して18例程度とまれであり，妊娠に伴う脳出血の危険性の増加はないと考えられている[6]。

また，もやもや病はまれな疾患ではあるが，世界的にみても日本人の患者数は比較的多く，若年女性に好発することからも，日常の診療で遭遇する可能性がある。妊娠中に脳内出血をきたしたもやもや病の症例では，妊娠高血圧症候群の合併が多く，両疾患が併存するときには脳内出血の危険性が高まると考えられる。

脳動静脈奇形やもやもや病の症例では，分娩時の努責や急激な血圧変動によって脳内出血をきたす可能性がある。事前にこれらが診断されている場合，脳内出血を回避するために硬膜外麻酔を使用した経腟分娩が行われることも多い。

脳内出血の症状は，片側の手足の麻痺，めまい，頭痛，言語障害(ろれつがまわらない)，意識レベルの低下，複視(ものが二重にみえる)，嘔吐などであり，クモ膜下出血と違って神経症状(出血部位によって異なる)を呈することが多いのが特徴である。しかし，これらの症状はいずれも脳梗塞でも生じることに注意し，画像検査によって鑑別していく必要がある。

2) 治療と管理

妊婦が強い頭痛，片側の麻痺などを訴えた場合，意識障害を認めた場合は，脳出血を疑って

ただちに頭部CT検査を依頼する。CT検査によって脳出血を診断することは比較的容易である。また，MRI検査は脳梗塞および非急性期脳出血の診断に優れており，詳細な鑑別診断のためには，患者の状態が落ち着いていれば考慮すべき検査である。

クモ膜下出血の治療の主な目標は，再出血の防止であり，脳動脈クリッピングや血管内治療（コイル塞栓術）が行われる。また，脳内出血の治療は，全身状態（意識レベル，呼吸），神経学的症状の強さなどを勘案したうえでの外科的な血腫除去術が考慮される。また，もやもや病などが原因で脳室内出血をきたした場合には，脳室ドレナージが施行されることもある。これらの治療はいずれも妊娠の有無によって異なるものではない。

妊娠中の脳神経系の異常として，子癇と脳出血とを取り上げた。いずれも重篤で，母体生命を脅かす疾患である。妊娠・分娩中のみならず，産後の観察，ケアにおいても頭痛や神経症状の出現には常に留意する。疑わしい所見があるときには，迅速な頭部CT検査の施行，あるいは高次医療機関への妊産婦搬送が，妊産婦死亡を防ぐために必須であることを常に念頭に置く。

参考文献
1) Sibai BM: Magnesium sulfate prophylaxis in preeclampsia: Lessons learned from recent trials. Am J Obstet Gynecol 190(6): 1520-1526, 2004
2) Gabbe SG: Obstetrics: Normal and Problem Pregnancies, 7th Edition. p690, Elsevier, 2016
3) 関沢明彦：妊産婦死亡登録事例の原因分析からみた予防対策―新しい妊産婦死亡登制度の概要について．日本産科婦人科学会雑誌 63(12)：270-276，2011
4) 妊産婦死亡検討評価委員会，日本産婦人科医会医療安全部会：平成22-24年妊産婦死亡，症例検討実施83事例のまとめ―母体安全への提言―．公益社団法人日本産婦人科医会第67回記者懇談会，2013
5) Kittner SJ, Stern BJ, Feeser BR, et al: Pregnancy and the risk of stroke. N Engl J Med 335(11): 768-774, 1996
6) Fairhall JM, Stoodley MA: Intracranial haemorrhage in pregnancy. Obstet Med 2(4): 142-148, 2009
7) Tiel Groenestege AT, Rinkel GJ, van der Bom JG, et al: The risk of aneurysmal subarachnoid hemorrhage during pregnancy, delivery, and the puerperium in the Utrecht population: case-crossover study and standardized incidence ratio estimation. Stroke 40(4): 1148-1151, 2009
8) 吉松淳：日本産婦人科医会の登録症例からみた妊産婦の脳出血．産科と婦人科 81(5)：559-562，2014

3 代謝系

生体内の主な代謝系には，アミノ酸代謝，脂質代謝，糖代謝などがあり，いずれも妊娠中には特徴的な変化をきたしている。アミノ酸は，胎児のたんぱく質合成のために胎盤を通じて活発に輸送される。また，妊娠中は分娩に至るまで，血漿中の中性脂肪，総コレステロール，LDLコレステロールが上昇を続け，高脂血症状態となることが知られている。さらに妊娠中は胎児へグルコースを供給する必要から，母体の糖代謝は非妊時とは異なる特徴が認められ，ときとして妊娠糖尿病の発症をきたすことがある。

本稿では助産師が知っておきたい代謝系の異常として，妊娠糖尿病，および糖尿病合併妊娠について概説する。

1 妊娠中の糖代謝

妊娠中の母体における糖代謝の特徴は，「空腹時低血糖」「食後高血糖」「高インスリン血症」の3つに集約される[1]。すなわち，胎児はエネルギー源として主にグルコースを必要としてお

り，母体は効率的にグルコースを胎児へ供給せねばならない．そのため，空腹時には母体血中の血糖値は，非妊時よりも低下するのが一般的である．さらに，胎盤から産生されるヒト胎盤性ラクトゲン（hPL），エストロゲン，プロゲステロンなどの影響によって，インスリン抵抗性が獲得され，食後は高血糖状態が維持されやすくなる．結果的に妊娠 20 週頃から妊娠後期にかけて，母体のインスリン分泌が盛んとなり，高インスリン血症をきたす．

このような妊娠に伴う生理的な糖代謝の変化は，ほとんどの妊婦では病的な耐糖能異常を引き起こすほどではないが，一部の妊婦においては妊娠糖尿病と呼ばれる耐糖能異常として顕在化することになる．

2 妊娠中の糖代謝異常

最新の「妊娠中の糖代謝異常と診断基準」（2015 年 8 月改訂，日本糖尿病・妊娠学会と日本糖尿病学会との合同委員会）によれば，妊娠中の糖代謝異常には次の 3 つがあり，それぞれに区別されるべき病態であって，詳しく理解しておく必要がある．

- 妊娠糖尿病（gestational diabetes mellitus；GDM）
- 妊娠中の明らかな糖尿病
- 糖尿病合併妊娠

妊娠糖尿病とは，「妊娠中に初めて発見または発症した糖尿病に至っていない糖代謝異常」を指す．これに対し，妊娠中の明らかな糖尿病とは，妊娠前にすでに発症していたにもかかわらず，診断されていなかった糖尿病，妊娠中の糖代謝の変化によって発症した糖尿病，妊娠中に発症した 1 型糖尿病などが含まれ，分娩後に診断の再確認が必要となる．また，糖尿病合併妊娠とは，妊娠前にすでに糖尿病と診断されている女性が妊娠したときのことをいう．

通常，妊婦健診においては，妊娠初期に随時血糖検査，また中期（妊娠 24〜28 週頃）に随時血糖検査あるいは 50 g glucose challenge test（GCT）[注10] を行うことでスクリーニングとしている．これらのスクリーニングで陽性となった場合には，75 g OGTT（oral glucose tolerance test）を施行して妊娠糖尿病であるか否かの診断を行う．妊娠中の糖代謝異常の診断基準は表 V-3 の通りである．

表 V-3　糖代謝異常の診断基準

妊娠糖尿病（GDM）	75 g OGTT において次の基準の 1 点以上を満たした場合 　空腹時血糖値 ≧ 92 mg/dL 　1 時間値 ≧ 180 mg/dL 　2 時間値 ≧ 153 mg/dL
妊娠中の明らかな糖尿病	以下のいずれかを満たした場合 　空腹時血糖値 ≧ 126 mg/dL 　HbA1c ≧ 6.5%
糖尿病合併妊娠	妊娠前にすでに診断されている糖尿病 確実な糖尿病網膜症があるもの

日本糖尿病・妊娠学会と日本糖尿病学会との合同委員会，2015

注10　食事摂取の有無にかかわらず，ブドウ糖 50 g 液を飲用し，その 1 時間後の血糖値が 140 mg/dL 以上であれば陽性とする．

3 治療と管理

1）妊娠中の血糖管理

　糖代謝異常妊娠においては，母児の合併症リスク（妊娠高血圧症候群，早産，糖尿病合併症の増悪，胎児死亡，巨大児，肩甲難産，新生児低血糖）が高くなる。一方，GDMに対する積極的な医療介入によって児の合併症（周産期死亡，肩甲難産，巨大児など）や，母体の合併症（妊娠高血圧症候群）が減少することが示されている[2)3)]。また，妊娠を希望する糖尿病の女性は，妊娠初期の高血糖によって引き起こされる胎児奇形，流産などを予防するためにも，妊娠前からの良好な血糖コントロールが必要である。

　GDM妊婦も含め，妊娠中は特に厳格な血糖コントロールが必要とされる。日本産科婦人科学会では，目標血糖値を早朝空腹時≦95 mg/dL，食前≦100 mg/dL，食後2時間≦120 mg/dL（HbA1c≦6.2％）としている。巨大児や子宮内胎児死亡を回避するためには，妊娠32週までの血糖管理が重要と考えられており，食事療法，運動療法，薬物療法（インスリン療法）が選択される。

■食事療法

　妊娠中の摂取エネルギーについて，日本産科婦人科学会では，標準体重×30 kcalを基本とし，妊娠期間中一律200 kcalを付加することとしている。一方で厚生労働省の「日本人の食事摂取基準（2015年版）」においては，標準体重×30 kcalに，妊娠初期50 kcal，中期250 kcal，後期450 kcalをそれぞれ付加することとなっており，基準が統一されていない。いずれにしても本邦におけるGDM妊婦の多くは食事療法を基本としており，栄養士とともに摂取カロリーと分食の指導を行う必要がある。

■運動療法

　妊娠中の運動療法が，非妊時と同様に血糖コントロール改善に有効である，という明確なエビデンスについては今後の研究結果が待たれるところである。しかし，運動療法は過度な体重の増加を抑制したり，適度な気分転換となったりする可能性がある。産科的な問題（切迫流・早産，心疾患合併妊娠など）がないことを十分に考慮したうえで，適切な心拍数の範囲を守って行われる有酸素運動を指導してもよいと考えられる。

■薬物療法

　食事療法や運動療法によって血糖コントロールが得られない場合には，すみやかに薬物療法（インスリン療法）を導入する。インスリンは頻回自己注射療法あるいは持続皮下注射療法が選択されるが，妊娠後期にかけてインスリンの必要量は妊娠前のおおむね2倍に達することから，糖尿病専門医と密接に連携しつつインスリン量を調整する必要がある。

2）分娩中の血糖管理

　糖代謝異常妊娠の分娩中の具体的な血糖管理指針はいまだ定まっていない。日本産科婦人科学会では分娩時の血糖コントロール目標を70～120 mg/dLとし，糖尿病診療ガイドライン2016（日本糖尿病学会）では，1時間ごとの血糖測定を行いつつ血糖値≦100 mg/dLを維持すること，としている。

　これらの目標を達成することは必ずしも容易ではないが，分娩時の母体高血糖と新生児のア

シドーシスの関連を示唆する報告があり[4]，分娩中の母体血糖値は，児の良好な予後を得るためにも厳重にコントロールされるべきである．なお，分娩後はインスリンの必要量が急速に減少するため，インスリンの減量あるいは中止を行って低血糖にならないように注意する必要がある．

4 特に注意すべき病態

妊娠糖尿病や妊娠中の明らかな糖尿病と診断される妊婦のほとんどは，自覚症状に乏しく，妊娠初期あるいは中期の血糖スクリーニングで陽性となって診断に至ると考えられる．しかし次の2つは多彩な症状を呈し，母児の生命予後にもかかわる重篤な病態であり，電話相談などの窓口となり，妊婦と直接対話する助産師がぜひ知っておかねばならない．

1）糖尿病ケトアシドーシス

糖尿病ケトアシドーシスはおもに1型糖尿病で生じる急性の代謝性合併症であり，インスリンの極端な欠乏などが原因で，高血糖，高ケトン血症，および代謝性アシドーシスを呈する．

症状としては，高血糖による口渇，多飲，多尿，倦怠感に加え，脱水，頻脈，悪心，腹痛，過呼吸（深く速い呼吸のクスマウル呼吸）を認める．特に悪心や腹痛は急性腹症と誤って診断されることもある．進行すると意識障害から昏睡，死亡に至る．

糖尿病ケトアシドーシスは，糖尿病合併妊娠の0.5～3%に生じるとされ[5]，インスリン抵抗性とも相まって，妊娠中では血糖値が200 mg/dL程度でもケトアシドーシスを発症することがある．したがって耐糖能異常をもつ妊婦は，ケトアシドーシスをきたす可能性があることを常に念頭に置き，前述した症状を訴えるときには必ず救急受診させ，血糖値，血液ガス分析などの精査を進める必要がある．

2）劇症1型糖尿病

劇症1型糖尿病とは，インスリンを分泌する膵臓ランゲルハンス島のβ細胞が急速に破壊されていくことで，1週間程度の経過で，急激な高血糖，意識障害，ケトアシドーシスを発症し，必要な治療が遅れると死亡することもある重篤な疾患である．

急激な発症のため，HbA1cは正常あるいは軽度上昇にとどまるという特徴がある．劇症1型糖尿病の発症メカニズムには不明なところが多いが，妊娠に関連して発症することが知られており[6]，その場合の多くは妊娠後期から分娩後2週間以内に発症する．さらに，妊娠に関連して発症する劇症1型糖尿病では，児の予後が極めて不良であることも特徴である．Shimizuらは18例の検討において，子宮内胎児死亡が12例（67%）であり，胎児死亡例においては母体のアシドーシスが胎児生存例に比べて有意に高度であったと報告している[7]．

劇症1型糖尿病は，感冒様症状や腹部症状（腹痛，悪心）を前駆症状としていることが多い．したがってこれらの症状に引き続いて高血糖を認める妊婦あるいは褥婦については，劇症1型糖尿病の可能性があることを踏まえて，ただちに高次医療機関へ搬送して集中的な精査と治療を開始しなければならない．

妊娠中の代謝系の異常として，糖代謝異常妊娠を取り上げた．2010年の診断基準改訂以降，理論的には約10％の妊婦に糖代謝異常が存在することとなる．さらに本邦の糖尿病患者数は増加の一途をたどり，すでに300万人を超えている．今後，糖代謝異常妊娠はますます増加すると予想され，正確な病態の理解と，エビデンスに基づく治療および管理方法が求められている．

参考文献
1) Gabbe SG: Obstetrics: Normal and Problem Pregnancies. 7th Edition. p56, Elsevier, 2016
2) Crowther CA, Hiller JE, Moss JR et al: Effect of treatment of gestational diabetes mellitus on pregnancy outcomes. N Engl J Med 352(24): 2477-2486, 2005
3) Landon MB, Spong CY, Thom E, et al: A multicenter, randomized trial of treatment for mild gestational diabetes. N Engl J Med 361(14): 1339-1348, 2009
4) Mimouni F, Miodovnik M, Siddiqi TA, et al: Perinatal asphyxia in infants of insulin-dependent diabetic mothers. J Pediatr 113(2): 345-353, 1988
5) Sibai BM, Viteri OA: Diabetic ketoacidosis in pregnancy. Obstet Gynecol 123(1): 167-178, 2014
6) 清水一紀，牧野英一，今川彰久ほか：妊娠関連発症劇症1型糖尿病の臨床的特徴とHLA解析．糖尿病 49(9)：755-760, 2006
7) Shimizu I, Makino H, Imagawa A, et al: Clinical and immunogenetic characteristics of fulminant type 1 diabetes associated with pregnancy. J Clin Endocrinol Metab 91(2): 471-476, 2006

第 VI 章
新生児のフィジカルイグザミネーション

　陣痛発来から出生までの期間は，その後の児の長い人生を通じたなかでも最も生命の危険にさらされる時間帯であり，それに引き続く出生後24時間は，児が母体外の生活に適応していくための重要な時間である。この間，児はさまざまなプロセスを経て子宮内の環境から子宮外の環境へ，文字どおり「胎児」から「新生児」へ，母体から独立し，自律した人間へと大きな変化を経験するのである。しかし，この複雑かつ巧妙にプログラムされている胎児から新生児への「適応過程」の，どこか一部にわずかなトラブルが生じただけで，児には新生児仮死，低血糖，低体温などといった，さまざまな問題が生じることとなる。新生児は自らの状態を自分の言葉で表現することができず，それゆえに，児の出生に立ち会い，また，出生直後の新生児を受け持つ医療スタッフには，児の様子を慎重のうえにも慎重に観察することが求められているといえよう。

1 出生直後のフィジカルイグザミネーション

　出生直後の正期産新生児を診察・観察するフィジカルイグザミネーションについて解説する。正常経過と思われる新生児もすべて退院までに最低2回は新生児科（小児科）医師の診察を受けることが望ましい。1回目は出生直後から24時間以内，2回目は退院時の診察である。

1 出生前のリスク因子の把握

　出生時の児の状態や起こりうる問題を予測するためにも母体・胎児情報，ハイリスク因子の情報を確認しておく。これらの情報は，新生児にとっての家族歴，既往歴に相当するものである。

■ 母体・胎児の情報例
①母親の年齢，妊娠週数，飲酒・喫煙習慣の有無や常用薬剤の有無，その種類など
②既往疾患の有無と経過（糖尿病や高血圧，感染症など）
③既往妊娠・分娩歴
④同胞の健康状態

第Ⅵ章　新生児のフィジカルイグザミネーション

⑤今回の妊娠経過，合併症の有無，検査データ
⑥胎児の数，胎位，胎児超音波検査所見（推定体重，羊水量，形態異常の有無など）
⑦胎児心拍数のモニタリング所見
⑧分娩経過：分娩様式，異常分娩の場合の適応，分娩時出血量

　たとえば，母体の感染徴候の有無や破水から分娩までの時間の長さによっては，児の感染症リスクは上昇し，出生時に呼吸障害を起こす可能性が出てくる。胎児心拍数陣痛図の判読からは，児がどのような状態で出生してくるか予測ができる。リスク因子を把握することで準備ができ，スムーズな蘇生処置につなげられるのである。

2 分娩室における出生直後の新生児管理

　新生児は生理的早産という認識で，新生児医療の大原則の1つである「保温」に留意しながら処置，検査などを行うことが大事である。

①児の標識：すみやかに親子ネームバンドや足底へ名前を記載する。標識なしで母子を離したり，分娩室を退出することを禁止する。
②臍帯の処置：切断された断面を観察し動脈2本，静脈1本があることを確認する。出血の有無，太さ，性状を観察する。
③眼処置：分娩時の結膜炎感染予防のために抗菌薬を点眼する。
④清拭：出生直後に温かいタオルで全身清拭し，体温の喪失を防ぐ。出生直後に新生児を沐浴することは，児の状態によっては新生児循環へのスムーズな移行に影響することがあるため，ドライテクニックが推奨されている。
⑤早期母子接触：母子ともに状態が良好で母親が希望すれば児を抱いてもらう。児を裸のまま抱いてもらう場合は児の体温を保ち，状態を観察しながら行う。児の状態，抱っこの時間によってはパルスオキシメーターで動脈血酸素飽和度を測定しながら行い，児の急変に備える。早期母子接触実施中には児の急変に注意を怠らない。早期母子接触に際しては，日本周産期・新生児医学会を中心に作成された『「早期母子接触」実施の留意点』に基づいた配慮が必要である。

3 出生後のフィジカルイグザミネーション

　24時間以内の経時的な診察は，出生直後，出生後2時間，その後6〜8時間ごとと観察時間を決めて，子宮外環境への生理的な適応に問題がないかどうかを判断する。

　系統的に児を診察するために，呼吸数・心拍数・体温などのバイタルサインを測定し，次いで全身状態を観察する。全身観察のチェックリスト（表Ⅵ-1）を使用すると診察のもれを防ぐことができる。

　すべての分娩に新生児科医師が立ち会う必要はないが，分娩後24時間以内に1回は新生児科（小児科）医師が初回診察をすることが望ましい。出生時の診察と処置はp193の「新生児蘇生プログラム（NCPR）」を参照のこと。

①必要物品を用意し，十分に保温されたラジアントウォーマーの上，あるいはそれに準じる室温25℃以上に設定された場所で児を裸にして，視診，触診，聴診を行う（図Ⅵ-1）。

1 出生直後のフィジカルイグザミネーション

表VI-1 新生児観察のチェックリスト

チェック項目	チェック内容	チェック項目	チェック内容
外傷	無・有（場所と状態）	四肢	正常・異常 内・外反足 合指・多指・欠損
頭部	正常・産瘤・頭血腫		
大泉門	平坦・陥没・膨隆	外陰部	正常・異常
骨縫合	正常・離開・重積	肛門	正常・異常
顔貌	顔つき 左右対称 うっ血 顔面神経麻痺 顔裂哆開	神経所見	正常・異常
		活動性	良好・不良
		筋緊張	正常・亢進・低下
		呼吸	整・不整 多呼吸・陥没
耳	耳介の異常 耳介の位置	呼吸音	清明・粗・副雑音
口腔	口唇・口蓋裂 魔歯 真珠腫	心音	整・不整 雑音（　　　）
胸部	正常・異常	皮膚	淡紅色 チアノーゼ（　　） 四肢冷感
腹部	平坦・膨満		
背部	正常・異常	その他	
臍帯	正常・異常		
股関節	正常・異常 開排制限		

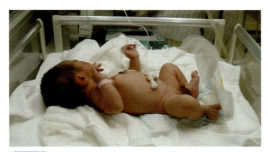

図VI-1 ラジアントウォーマー上での観察

　必要物品：新生児用聴診器，体温計（肛門計），ストップウォッチ，アルコール綿
②あらかじめ観察する順序を決めておくともれが生じない。
　例：頭部→目→鼻→口→耳→頸部→肩甲→上肢→手指→胸部→腹部→股関節→下肢→足趾→陰部→背部→腰部→脊柱→肛門
③児のモロー反射や啼泣を誘発しないよう，やさしく丁寧に触れ，できるだけ児の負担にならないよう手早く診察する。

■ 新生児の観察のポイント
1）姿勢
　児を仰臥位にして全身の姿勢をみる。四肢を屈曲した姿勢（上肢が「W」の形，下肢が「M」

の形)をとる。覚醒時には，手足はわずかに床から浮いているような状態になっていれば筋緊張が正常と判断できる（図Ⅵ-2）。四肢が緊張なくだらりとしていたり，逆に固定されているように硬く緊張していたり，四肢をつっぱるなどの場合には，ほかの神経学的診察が必要である。

2）頭部

　頭部全体を観察し身体に比するバランス，頭部と体幹のプロポーションをみる。正期産新生児はほぼ4頭身である。両手で児頭を被うように頭部全体を触診する（図Ⅵ-3）。次に片方の手で児の頭頸部を支え上体を起こし（図Ⅵ-4），大泉門・小泉門の大きさ，膨隆の有無，産瘤（図Ⅵ-5）・頭血腫の有無，骨縫合の離開，骨重（図Ⅵ-6）などを観察する。鉗子痕や帽状腱膜下出血などの分娩時損傷の有無についてのチェックも行う。

　産瘤の位置や頭頂骨の重合で娩出体位が推測できる。また頭血腫の位置や程度から分娩損傷や児へのストレスなどをアセスメントする。大泉門が大きく開き膨隆している場合は，頭蓋内圧が高い可能性がある。骨縫合の離開の程度も同時に観察し，水頭症や脳浮腫を疑う。

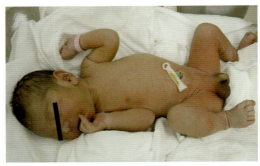

図Ⅵ-2　正期産新生児の姿勢（上下肢が"WM"の形）

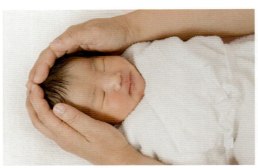

図Ⅵ-3　頭部の観察1
（撮影協力：日本赤十字社医療センター　中根直子）

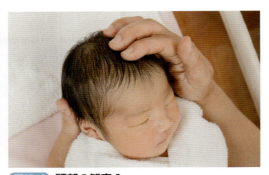

図Ⅵ-4　頭部の観察2
（撮影協力：日本赤十字社医療センター　中根直子）

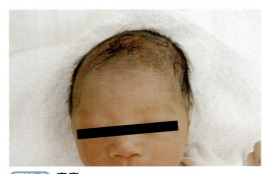

図Ⅵ-5　産瘤

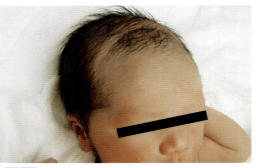

図Ⅵ-6　骨重

3）顔つき

　児が開眼しているときに左右の眼球全体の様子，鼻の形態，口腔内，両耳の形態を観察し，次いで耳の位置を観察する。小顎症の場合は，呼吸障害を伴うこともあるため顎の形や大きさも確認する。顔全体が左右対称であるかバランスをみて「なんとなくおかしい顔つき」(odd looking face)を見逃さないようにする。複数の目で確認することも大事である。形態異常は，奇形の1つであり，種々の染色体異常などの症候群に合併していることが多いため，顔全体だけで判断せず一つひとつを観察する。

眼：眼の位置，両眼の間隔，眼球の位置，黒目・白目のバランス，内斜視・外斜視の有無。眼球振盪や落陽現象の有無を確認し，もしあれば一時的なものか，高度で続いているのか観察する。

鼻：形態，位置，鞍鼻の有無。鞍鼻は鼻根部が鞍状に広い形態異常であり，種々の症候群の可能性もある。後鼻腔閉鎖があると啼泣時より安静時の皮膚色がチアノーゼを呈するので注意する。

口腔：児の口腔内がしっかり観察できるよう口を開けさせてみるか，啼泣時に観察する。口唇・口蓋裂の有無，舌小帯，魔歯の有無を観察する。

耳：耳介の形態，位置，副耳，耳介周囲瘻の有無。両眼を結んだ延長線上を基準に耳介の位置を確認し（図Ⅵ-7），この線よりも耳介が低い場合が「耳介低位」である。耳介低位は小奇形の1つで，種々の染色体異常などを合併している可能性がある。

4）頸部

　両手で児の頸部を触診し，皮膚のたるみや長さ・太さをみる。

筋性斜頸：左右の胸鎖乳突筋を触診し腫瘤の有無をチェックする。筋性斜頸がある場合は，しこりとして触れる。自然寛解することがほとんどであるが，出生時から硬い筋のように触れる場合は顔や頭部の傾きをよく観察し，経過をみて治療が必要か判断する。

鎖骨骨折：鎖骨に沿って指をはわせ，段差が生じてないか，軽く押したときに「ズブズブした感じ」(握雪感)がないかみる（図Ⅵ-8）。ほとんど症状がなく自然寛解する。比較的見落としがちな所見であるので，肩甲難産や巨大児の場合は特に注意して観察する。

翼状頸：首周りの皮膚が軟らかく過剰に伸展性があったり，たるんでいる場合はターナー症候群やダウン症候群を疑う。

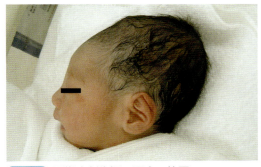

図Ⅵ-7 正期産新生児の耳介の位置

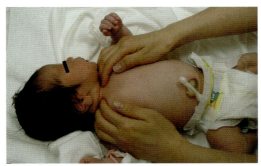

図Ⅵ-8 鎖骨の触診

5）胸・腹部

胸部：仰臥位にして呼吸運動とともに胸郭の動きや胸郭の高さ，形を観察する。新生児の胸郭は前後径が大きく軟らかい。胸郭が高く陥没呼吸が認められる場合は，呼吸障害である。

　乳房の肥大，魔乳の有無を観察する。母体から移行したエストロゲンの作用で男女問わずみられることがある。治療の必要はなく異常ではない。

腹部：仰臥位で腹部膨満の有無・程度を観察する。次に片方の手で児の両足を軽く持ち上げながら，もう片方の手で児の腹部全体をゆっくりと触診していく（図Ⅵ-9）。児が啼泣しているときは，腹筋の力が抜けている間をみて触診する。腹水や腫瘤の有無を診察する。肝臓は右の季肋下 2～3 cm に辺縁が鋭くコリッとした感じで触れる。臍上部から右上腹部に向かって軽く圧迫しながら触診していくとわかりやすい。腹部を必要以上に圧迫しないよう注意する。

- 出生時に既に腹部膨満が認められる場合は，胎内からの発症で異常とみなし，炎症の有無，腎臓や膀胱その他臓器に腫瘤がないか，超音波検査やX線検査が必要となる。
- 出生後，徐々に進行する腹部膨満は，程度や排便異常，嘔吐などの症状，腹壁の皮膚色，バイタルサイン，全身状態も観察し，消化管閉鎖やイレウスを疑い，対応を検討する。

6）臍帯

　臍帯が付着している腹壁の皮膚の状態，発赤や分泌物の有無を観察する。臍帯はガーゼなどで保護せず，自然乾燥するよう日々のアルコール消毒で観察する。

　臍輪部を腹壁からの皮膚が数 cm の高さに覆っている臍皮は，臍ヘルニアと区別して今後の治療の必要性を検討する。臍脱後に臍断端に肉芽やポリープが形成されることがあるので，炎症を起こさないよう臍周囲の清潔保持，消毒を徹底する（図Ⅵ-10）。

7）陰部・肛門

女児：会陰部全体を視診し，大陰唇を軽く広げて観察する。成熟児では，小陰唇は大陰唇に覆われている。母体からのエストロゲンの影響で，消退出血である新生児月経が認められることがある。また白色の分泌物，処女膜ポリープもホルモンの影響である。自然に消失するので経過観察する。

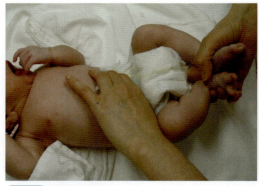

図Ⅵ-9　腹部の触診

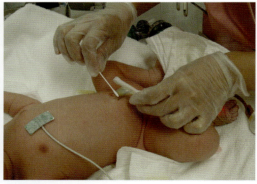

図Ⅵ-10　臍消毒

男児：性器の形，長さを観察する。新生児は包皮が亀頭を覆う包茎状態であるが，排尿時に尿が線状に排出されれば正常範囲である。陰嚢に左右の睾丸が降りているか陰嚢を軽く触診して確認する（図Ⅵ-11）。また，陰嚢水腫はライトによる透光試験で鼠径ヘルニアと鑑別する。大部分の陰嚢水腫は自然に治癒する。

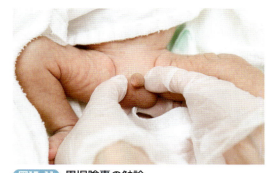

図Ⅵ-11　男児陰嚢の触診
（撮影協力：日本赤十字社医療センター　中根直子）

肛門：肛門を観察して位置にずれはないか，形状や鎖肛の有無を確認する。膜様閉鎖もあるため出生後，一度は肛門計で体温測定することが望ましい。

鼠径ヘルニア：鼠径部の膨隆の有無を観察する。外科的治療が必要な場合がある。

8）背・腰部・脊柱

児をうつ伏せにして背部から腰部の視診を行う（図Ⅵ-12）。脊柱に沿って触診し，側弯や二分脊椎など異常がないかみる。

髄膜瘤：仙骨に囊胞状に触れる。皮膚に覆われている場合は緊急の治療は必要ない。

毛巣洞：肛門上部の仙骨部に小瘻孔として見つける。瘻孔の深さの程度を観察する。多くの場合，新生児期には治療の必要はないが殿部なので清潔保持，感染防止に努める。

9）股関節

児の下肢を屈曲させ両膝を合わせたときに左右対称か，長さに差はないか観察する。観察者の左右のそれぞれの手で膝から下肢にかけて持ち，力を入れずに股関節を開排し可動制限がないか，両足の長さの左右差をチェックする（図Ⅵ-13）。股関節がぐらぐらしている，患側の下肢が短いなどの所見から股関節脱臼が発見できる。また，オルトラーニ法によるクリックテストのクリック音で診断する方法があるが，テクニックが必要なため上記の異常がある場合は医師の診察を受ける。

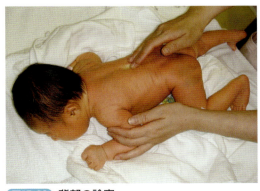

図Ⅵ-12　背部の診察

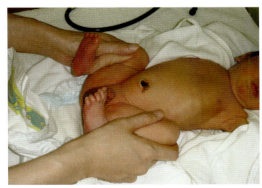

図Ⅵ-13　開排制限の診察

10）四肢

児の上肢，下肢それぞれを伸展させたり屈曲させたりして手足の動かし方，関節可動域が正常であるか，四肢の長さ・バランスを筋緊張とともに判断する。手指，足趾は多指(趾)，欠損，合指(趾)を見逃さないためにも1本1本開きながら数や形を観察する（図Ⅵ-14）。指の太さ，長さ，全体のバランス，変形の有無，爪の数・形状も確認する。種々の症候群の場合もあるので指の屈曲・拘縮の有無，萎縮の有無も触診して確認する。

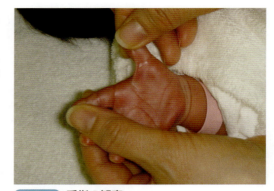

図Ⅵ-14　手指の観察

分娩麻痺：モロー反射で片側の手しか上がらないなど左右非対称性の動きや，易刺激性の過剰運動，振戦やけいれんはないかを観察する。

足の変形：用手的に容易に正常肢位に戻せる変形か，拘縮を伴う用手矯正不可能な先天性内反足かを視診・触診する。先天性内反足であれば，他の異常の有無をチェックし治療を開始する必要がある。

4 分娩侵襲のフィジカルイグザミネーション

　分娩経過は，時に児の身体に大きなストレスを与えることがあり，それが出生後の環境への適応に影響を与えることも少なくない。特に，娩出に際してクリステレル法による急速遂娩や，鉗子・吸引分娩による頭部への圧迫があったケースでは，出生後，児に分娩時損傷が認められる場合もある。頭部や顔の皮膚への圧迫痕の有無，眼・眼窩への圧迫，機能障害の有無などを出生直後，注意深く観察する。また，骨盤位の経腟分娩では，娩出に際し児の上腕に過伸展が生じ，上腕神経麻痺（エルブ麻痺）が生じることがある。

■分娩侵襲のチェックポイント

1）鉗子分娩

　鉗子を用いた分娩は，最近では限られた施設以外では行われなくなりつつある。鉗子分娩が行われた際には，児頭のどの部位に鉗子痕があるか，特に目の周囲に鉗子で圧迫された形跡がないか観察する。鉗子による圧迫や鉗子が滑脱した場合，頭蓋骨骨折やまれに帽状腱膜下出血を生じることがあるため，頭部全体の触診を慎重に行う。

2）吸引分娩

　児頭に吸引カップが接していた部分に皮下出血が生じることがある。出血が頭蓋骨を覆っている帽状腱膜の下に生じた帽状腱膜下出血では，出血に伴う貧血から失血性ショックが生じることもあるため，吸引が複数回行われた場合や吸引カップ痕に皮下出血が認められる場合は，慎重な経過観察が求められる。

3）骨盤位分娩

娩出に際し，児の上腕が過伸展され，上腕神経叢に引き抜き損傷が生じると，上腕神経麻痺が生じる。この場合，麻痺側の上腕はだらりと脱し，モロー反射が消失する。また，骨盤位分娩では鎖骨骨折が生じていることもあるため，鎖骨のチェックを忘れずに行う。

5 アプガースコアによる評価

新生児仮死の評価にはアプガースコア（表Ⅵ-2）が用いられる。アプガースコアは，皮膚色，心拍数，刺激に対する反応，筋緊張，呼吸の5項目について，それぞれ0〜2点で採点し，その合計点で児の状態を評価する方法で，合計点が7点未満は「新生児仮死」と診断される。

スコアリングは出生の1分後と5分後に行うのが標準的で，1分値は出生直後の呼吸状態を示し，5分値は児の神経学的な予後との相関が高いといわれている。児に仮死状態が認められた場合には，アプガースコア値が7点以上になるまで何分を要したかも神経学的予後を推測する際に参考となる。早産児の場合，もともと筋緊張や反射が弱く，アプガースコアを利用する際には注意が必要である。

アプガースコアは上述の5項目それぞれの得点を加算して算出するのが原則であり，現場でしばしば目にするように「色がちょっと悪いから1点引いて，泣きも弱いからもう1点引いて…8点！」などと減点して採点するものではないので，注意が必要である。

6 新生児蘇生プログラム（neonatal cardio-pulmonary resuscitation；NCPR）

新生児仮死に直面した際には，すみやかに適切な蘇生を行わなくてはならない。出生直後に何らかの蘇生を要する児は10％未満程度といわれ，決して少ない数ではない。このため，たとえハイリスク分娩を扱わない一次医療機関であっても，児の分娩を取り扱うかぎりは，すべての施設においてあらかじめ新生児の蘇生に備え必要な機材と人員を確保しておくことが望ましい。

蘇生のゴールは，
①熱の喪失を最小に抑える（乾燥と保温）
②正常な呼吸と肺の拡張の確立（吸引，体位による気道確保，必要なら陽圧換気）
③動脈の酸素分圧の上昇（ルチーンに酸素投与を行う必要はない）
④適切な心拍出量の維持
の4点で，なかでも，児の体温を維持する環境をあらかじめ整えておくことが重要なポイン

表Ⅵ-2　アプガースコア

点数	0	1	2
心拍数	ない	100/分未満	100/分以上
呼吸	ない	弱い泣き声／不規則な浅い呼吸	強く泣く／規則的な呼吸
筋緊張	だらんとしている	いくらか四肢を曲げる	四肢を活発に動かす
反射	刺激に対して反応しない	顔をしかめる	泣く／咳嗽・嘔吐反射
皮膚の色	全身蒼白または暗紫色	体幹ピンク，四肢のみチアノーゼ	全身ピンク

第Ⅵ章 新生児のフィジカルイグザミネーション

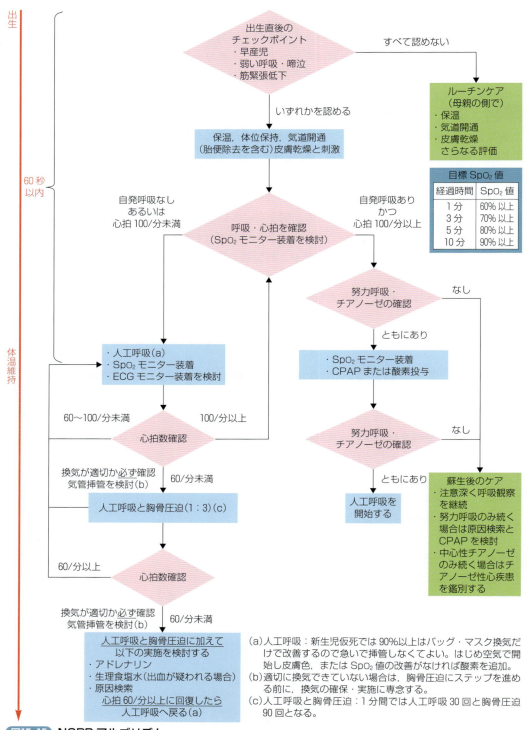

図Ⅵ-15　NCPRアルゴリズム
日本蘇生協議会（監）：JRC蘇生ガイドライン2015．p247，医学書院，2016

トである。

図Ⅵ-15に新生児蘇生のアルゴリズムを示す。

新生児の蘇生の基本は,「決定,行動,評価」の3つのステップを,決められた手順に従って繰り返し行うことで,呼吸,心拍数,皮膚色の3つのバイタルサインの観察が重要となる。蘇生に立ち会うすべての医療スタッフは,蘇生のアルゴリズムやバイタルサインの評価ポイントについて理解し,蘇生に立ち会う医療スタッフ全員が同じ判断に基づいて協調して蘇生を行うことが求められる。

7 成熟度のフィジカルイグザミネーション

妊娠初期から適切に妊婦健康診査を受けている場合は,児の在胎週数が不明ということはないであろう。しかし早産や未受診妊婦,ハイリスク事例などでは,出生時週数に疑問が生じる場合がある。在胎週数に疑問がある場合は,全身の状態をよく観察したうえで成熟度評価を行い,バラード(Ballard)法,デュボウィッツ(Dubowitz)法[注11](表Ⅵ-3,4)などにより細かい在胎週数の再評価を行うとよい。

最近では妊娠初期の超音波診断法により,ほぼ正確な在胎週数が決められていることがほとんどであるため,正期産新生児においては全例にDubowitz法などを使った成熟度評価を行う必要はないものの,胎児発育不全(fetal growth restriction;FGR)児では,児の成熟度評価は欠かせないため,これらの評価方法を知っておく必要がある。

新生児の成熟度評価を行う場合は,児の負担を考え,はじめに外表所見から推定する方法で評価しておき,状態の安定した生後24~48時間で再評価を行うことが望ましい。外表所見では皮膚,耳介,乳房,性器,足底の最低5項目を観察し評価する。

1) 皮膚

児を裸にして皮膚に直接触れて,色,性状,透明度,浮腫の有無を観察する。正期産新生児の皮膚は軟らかく,ピンク色に近い肌色である。未成熟な児ほど,皮膚が粘膜のように赤く光沢があり血管が透けて見える。

2) 耳介

耳の形を観察し,軟骨を触診して硬さを確認する。成熟児の耳は耳介が硬く辺縁まで軟骨があり,耳介を曲げてもすぐに元の形に戻る。未成熟な児の耳介は皮膚が薄く軟骨が軟らかく,そのため曲げても元の形に容易に戻らない。

3) 乳房

乳頭,乳輪部が形成されているか,乳腺組織が両乳房に0.5~1 cm以上触れるか観察する。乳頭と乳輪部を軽くつまむようにして,その大きさをみる(図Ⅵ-16)。

注11:Dubowitz法
表Ⅵ-3に示す外表所見による評価点と神経学的評価点の合計(x)から在胎週数(y)を計算する。
 $y=0.2642x+24.595$

表VI-3 Dubowitzの新生児成熟度判定法（外表所見による）

項目 \ 点数	0点	1点	2点	3点	4点
浮腫	手足に明らかな浮腫 脛骨部圧痕（＋）	手足に明らかな浮腫なし 脛骨部圧痕（＋）	なし		
皮膚の構造	ごく薄くゼラチン様	薄くて滑らか	滑らか，厚さは中等度，発疹または表皮剥脱	わずかに厚い。表在性の亀裂と剥脱（特に手足）	厚く羊皮紙様。表在性または深い亀裂
皮膚の色	暗赤色	一様にピンク	薄いピンク，部位により異なる	蒼白。耳，唇，手掌，足底のみピンク	
皮膚の透明度（体幹）	多数の静脈，細静脈がはっきりとみえる（特に体幹）	静脈とその支流がみえる	腹壁で，数本の大きい血管がはっきりとみえる	腹壁で，数本の大きな血管が不明瞭にみえる	血管がみえない
うぶ毛（背部）	なし	背中全体に多数密生	まばら（特に背面下部で）	少ない。うぶ毛のない部分あり	背中の少なくとも1/2はうぶ毛なし
足底のしわ	なし	足底の前半分にかすかな赤い線	前半分より広い領域にはっきりした赤い線，前1/3より狭い領域にはっきりした陥凹線	前1/3より広い領域に陥凹した線	前1/3より広い領域にはっきりと深く陥凹した線
乳頭の形成	ほとんどみえない。乳輪なし	はっきりみえる。乳輪：平坦で滑らか 直径＜0.5cm	乳輪（＋） 辺縁隆起（－） 直径＜0.75cm	乳輪：辺縁隆起（＋） 直径＞0.75cm	
乳房の大きさ	乳腺組織を触れない	一側または両側に乳腺組織を触れる。直径＜0.5cm	両側に触れる。一側または両側の直径0.5～1.0cm	両側に触れる。一側または両側の直径＞1.0cm	
耳の形	耳介平坦 辺縁の内屈わずか	耳介辺縁の一部が内屈	耳介は上部全体が不完全ながら内屈	耳介は上部全体が十分に内屈	
耳の硬さ	耳介は軟らかく容易に曲がり，はね返って元の形に戻ることがない	軟らかく容易に曲がり，ゆっくりはね返って元の形に戻る	耳介の辺縁まで軟骨（＋），しかし軟らかい，はね返って元の形に戻る	耳介は硬く辺縁まで軟骨（＋），瞬間的にはね返って元の形に戻る	
性器（男児）	両側とも睾丸下降（－）	少なくとも1個の睾丸下降（＋），ただし高位	少なくとも1個の睾丸が完全に下降		
性器（女児）	大陰唇が広く離解，小陰唇が突出	大陰唇は小陰唇をほとんど覆う	大陰唇は小陰唇を完全に覆う		

Dubowitz L, et al: Clinical assessment of gestational age in the newborn infant. J Pediatr 77: 1, 1970 より一部改変

4）性器

男児では陰嚢に睾丸があるか触診する。成熟児では陰嚢内に2つの睾丸を触れる。女児では大陰唇が小陰唇を覆っているか観察する。成熟児では，大陰唇にも十分に脂肪がつき小陰唇がみえない。

1 出生直後のフィジカルイグザミネーション

表VI-4 Dubowitzの新生児成熟度判定法（神経学的所見による）

項目 \ 点数	0点	1点	2点	3点	4点	5点
1. 肢位 仰臥位，安静	腕と脚を伸展	股関節，膝関節でわずかに屈曲，腕は伸展	脚がより強く屈曲，腕は伸展	腕はわずかに屈曲，脚は屈曲外転	腕と脚が完全に屈曲	
2. 手の前屈角 検者の母指と示指で，児の手を前腕の方向へ十分屈曲させるように圧力を加え，前腕と小指球の角度を確認する	90°	60°	45°	30°	0°	
3. 足指の背屈 検者の母指を児の足底に，他の指を児の脚の背面におき足を脚の前面に向けて屈曲させる	90°	75°	45°	20°	0°	
4. 腕の戻り反応 仰臥位にして児の腕を5秒間屈曲させた後，手を引っぱって十分に伸展させ，それから手を離す。このときの上肢の動き，肘関節の屈曲の程度をみる	180° 伸展，または無目的の運動	90〜180° 屈曲不完全または反跳ゆっくり	<90° 迅速，完全に屈曲			
5. 脚の戻り反応 仰臥位にして股関節と膝関節を完全に5秒間屈曲させ，次に引っぱって脚を伸展した後，手を離す。このときの下肢の動き，股関節と膝関節の屈曲の程度をみる	180° 屈曲（−），またはわずか	90〜180° 不完全な屈曲	<90° 股関節および膝関節で完全に屈曲			
6. 膝窩角 検者の左の母指と示指で，児の大腿を胸壁につけた後（膝胸位），右の示指で足関節の後部を圧迫して脚を伸展させる。このときの膝窩の角度を観察する	180°	160°	130°	110°	90°	<90°
7. かかと−耳試験 児の足をもって，頭部に近づけ，足と頭の距離，膝の伸展の度合いを観察する						
8. スカーフ徴候 仰臥位にして児の手をもって，頸部に巻きつけるようにして他側の肩へ，そして後方へ向けて，できるだけ引っぱる。このとき肘の位置を正中線を基準にして観察する	肘が他側の腋窩腺に達する	肘が正中線腋窩腺との間	肘が正中線の位置	肘が正中線に達しない		
9. 頭のすわり 仰臥位にして児の両手を握り，ゆっくりと座位に引き起こす。このときの頭部と体幹の位置関係を観察する	頭部が完全に後方に垂れる	頭部が不完全ながら体幹の動きについていく	頭部を体幹の線に保つことができる	頭部を体幹より前に出す		
10. 腹位水平宙づり 腹臥位にして検者の手を児の胸の下に当てて，児を持ち上げる。このときの背部の伸展度，腕と足の屈曲の程度，頭部と体幹の位置関係を観察する						

Dubowitz L, et al: Clinical assessment of gestational age in the newborn infant. J Pediatr 77: 1, 1970 より一部改変

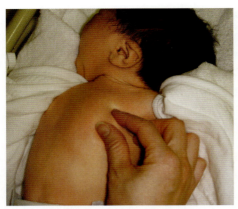

図VI-16　正期産新生児の乳頭，乳輪部

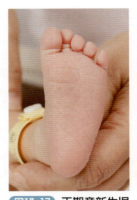

図VI-17　正期産新生児の足底
（撮影協力：日本赤十字社医療センター　中根直子）

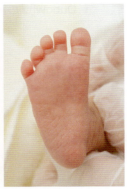

図VI-18　未成熟新生児の足底
（撮影協力：日本赤十字社医療センター　中根直子）

5）足底

しわの深さや範囲を観察する。かかと以外に，はっきりとした深いしわがあるか確認する。40週以降の新生児では，足底全体にはっきりとしたしわが認められる（図VI-17, 18）。

2　身体計測のフィジカルイグザミネーション

体重，身長，頭囲測定を行い，計測値を出生児体格基準曲線に記入し児の発育評価を行う（図VI-19）。評価に際しては，体重は出生直後に，身長と頭囲は出生当日に計測した値を用いる。在胎週数の評価やハイリスク児のスクリーニングを行うことができるほか，胎内環境についてもある程度推測することができる。これらは在胎週数が正確であることが前提なので，在胎週数があいまいな場合は成熟度評価も合わせて評価する。

1　体重測定

1）方法

体重計のトレイには，新生児ごとに個別にタオルなどを敷き，ゼロ表示を確認してから児を静かにのせる。体重測定は，児を裸にして行うことが原則であるが，裸にすると児が不安を感じて暴れる場合があるので，体重計にのせるまでは，布をかけておくと比較的安静が保たれる。その後，体重計にのせ，かけておいた布や，当てていたおむつをとるとよい。測定値が表示され，数値が固定されるまで児に手をかざし，急な体動に備え安全を確保する（図VI-20）。

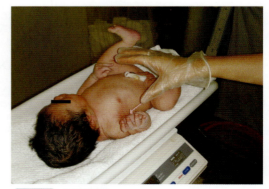

図VI-20　体重測定

2 身体計測のフィジカルイグザミネーション

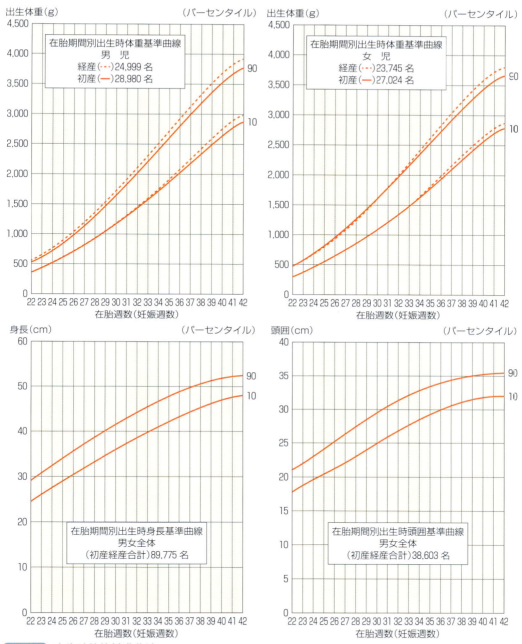

図VI-19 出生時体格基準曲線
板橋家頭夫ほか：新しい胎児期間別出生時体格標準値の導入について．日本小児科学会雑誌 114(8)：1273-1274，2010

2）観察

体重は，児が退院するまでの間毎日，できるだけ同じ条件の時間帯に測定し推移をみる．デジタル式体重計を用いることが一般的である．日々の増加量，体重減少率（後述）を評価する．

第Ⅵ章　新生児のフィジカルイグザミネーション

在胎週数と出生体重からみた新生児の分類

- LFD(light-for-dates)児：在胎週数に比べ出生体重が軽い児
- AFD(appropriate-for-dates)児：在胎週数相応児
- HFD(heavy-for-dates)児：在胎週数に比べ出生体重が重い児

3）出生体重と在胎週数

　出生体重が同じでも，在胎週数が早産と正期産ではリスク因子が異なる。LFD(light for dates)であっても家族因子，体質因子からその児にとっては正常発育と見なされる場合もある。全体的なプロポーションを観察し，未熟徴候などを確認する。胎内栄養不良の場合，発育の遅れは体重が大きく影響を受ける身長，頭囲なども併せて胎内環境の程度や児の異常を判断する。

4）生理的体重減少

　出生後の数日間，新生児の体重は減少し，これを生理的体重減少という。体重減少の程度，生下時に戻るまでの期間は児の成熟度や未熟性，FGRなどの要因，また栄養状態や授乳方法によりさまざまである。一般には水分量の多い低出生体重児ほど体重減少率は大きい。体重減少率は「(出生時体重－現在の体重)÷出生時体重×100」で求められる。成熟新生児の体重減少率は10％以下が望ましい。しかし，10％を超えても，ただちに異常とみなすのではなく，児の全身状態，黄疸の有無，排泄状態，栄養状態，母乳分泌量，また身長・頭囲など，それぞれの関係をみてアセスメントする必要がある。脱水によって，高ナトリウム血症，低血糖を引き起こさないよう注意が必要である。

　なお新生児期の平均的な体重増加量は，20～50 g/日であり，前日より体重が増加傾向にあるか推移をみて栄養状態を判断する。

2　身長測定

1）方法

　頭頂から足底までの長さを身長計，あるいはメジャーを用いて測定する。頭部を固定板に固定し股関節を伸ばし膝関節を軽く押さえて，両足の関節を直角に移動板に密着させて数値を読む。2人で手早く行い，児に負担をかけないようにする。両足を伸ばした際，左右差も確認するとよい(図Ⅵ-21)。

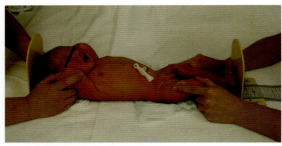

図Ⅵ-21　身長測定

2 身体計測のフィジカルイグザミネーション

2）観察

身長の計測は出生時と退院時（生後4～5日）に行うとよいが，出生時は必ずしも直後でなくてもよい。骨盤位分娩だった場合は両足が十分に伸ばせないことがある。身長計測は，全身の状態，四肢・体幹のバランスをみる機会でもある。

3 頭囲測定

1）方法

メジャーを使用し，児の眉間と後頭結節を結ぶ周囲径を計測する（図VI-22）。

頭囲は正期産新生児であれば出生時と退院時に測定する。出生時の頭囲が身体に比して異常に大きい，あるいは小さい場合は，毎日計測して経過観察する。その場合には，正確に比較するために，測定するポイントを目印として児の皮膚上に記しておくとよい。

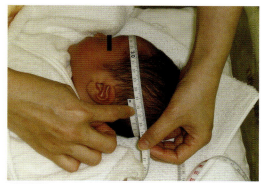

図VI-22 頭囲計測

2）観察

頭部は頭位経腟分娩で骨重積がある場合，2～3日で骨重が軽減して頭囲がわずかに増加したり，また産瘤や頭皮の浮腫が消退して頭囲が減少することもある。児の頭囲は出生直後の値を基準値とみなすのが原則であるが，出生時の頭囲が明らかに異常であれば，生後3日目頃の測定値を用いてもよい。

頭囲が身体に比べて異常に大きい場合は水頭症を疑い，頭囲を毎日測定し，増加の程度を観察すると同時に全身状態もチェックする。

頭囲が身体に比べて異常に小さい場合は小頭症が疑われ，染色体異常の有無など原因検索と経過を観察する。

4 胸囲測定

1）方法

両乳頭を結んだ線と肩甲骨下端の周囲径を計測する。児の吸気時ではなく，呼気時にメジャーを児の肌に沿わせるように当てて測る（図VI-23）。

2）観察

胸囲は正期産新生児であれば出生時と退院時に測定する。頭囲より小さいのが一般的である。体幹，両乳房の観察も同時に行

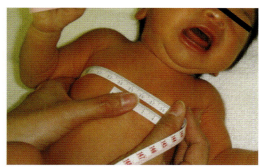

図VI-23 胸囲測定

第Ⅵ章　新生児のフィジカルイグザミネーション

う。新生児の胸郭は軟らかく円形に近い。漏斗胸の有無・程度も確認する。

　身体計測値は新生児の発育状態を判断し，リスク因子をアセスメントするためにも正確な計測方法でデータを得ることが大事である。計測中，児が動く場合やデジタル体重計の場合は，2回計測して正確性を確保する。

3　運動・神経機能のフィジカルイグザミネーション

　新生児の運動・神経機能の評価を行うためには，まず新生児の全身を十分に観察し，その動作や行動から，正常な所見と異常な所見を正しく見分けることが大切である。

　まず視診により，顔貌および全身状態を観察し，異常運動や体位異常，けいれんの有無を観察する。異常な運動や体位が認められる場合には，筋緊張の低下もしくは亢進があるかどうかをチェックする。

　大泉門の大きさや張り，膨隆の有無も併せてチェックする。重症新生児仮死で出生した児に認められる大泉門の膨隆は広汎な脳浮腫による頭蓋内圧亢進を意味しており，予後不良のサインである。大泉門が大きく触診されたり，出生早期から頭蓋骨の骨縫合が離解している場合には，必ず頭囲の異常な拡大がないかどうかを確認する。

　神経学的所見としては，いくつかの原始反射をチェックするとよい（表Ⅵ-5）。一般的には，誘発の簡単なモロー反射（図Ⅵ-24），吸啜反射，把握反射（図Ⅵ-25），非対称性緊張性頸反射，陽性支持反射および探索反射などを観察する。モロー反射では，反射に左右差がないかどうかも併せて観察するとよい。原始反射がみられない，弱い，左右差がある場合は，脳性麻痺，脳の損傷，分娩障害，筋疾患の可能性がある。原始反射は，中枢神経系の発達，成熟度評価，異常の診断の一助となる。

　新生児期に認められるけいれんは，何らかの基礎疾患がある場合がほとんどであり，あらか

表Ⅵ-5　原始反射の観察

	反射中枢が脊髄にある主な原始反射
把握反射	指を児の手掌に置くと，児は指を曲げて握るような動作をする。 足趾の場合は，児の母趾の付け根を圧迫・刺激すると，足趾全体を曲げて握るような動作をする。
陽性支持反射および自立歩行反射	児の両脇を支えて立位にし，足底を床につけさせると，つま先をつっぱるようにして身体を支える反射。陽性支持反射を起こした後，身体をやや前に傾けると，下肢を交互に曲げ伸ばして歩行しているかのような動作をする。
	反射中枢が脳幹にある主な原始反射
モロー反射	児の後頭部を手掌で支え上げ，急に落とすように高さを変える動作をすると，両上肢を開き側方から抱え込むような抱きつくような動きをする。大きな音で刺激しても同じような動作をすることもある。
吸啜反射	児の口の中に指を入れると強く吸着し，乳首を吸う反射である。
非対称性緊張性頸反射	児を仰臥位に寝かせて，児の顔をどちらか一方に向けると，向いている同じ側の手足が伸展し反対側の手足が屈曲する反射である。

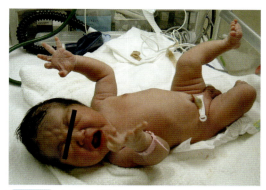
図Ⅵ-24 モロー反射

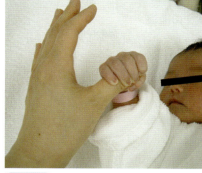
図Ⅵ-25 把握反射

じめ家族歴や妊娠分娩歴のチェック（特に新生児仮死など，低酸素状態に陥った可能性の有無）が重要である．

　この時期のけいれんの臨床発作型はかなり多彩で，診断が難しいことも少なくない．特に，振戦とけいれんの区別は注意深く行うことが必要である．「自転車のペダルを漕ぐような動作」「口をもぐもぐさせる」「舌をペロペロ出す」など，それだけではけいれんと判断できないような動作が，実はけいれん発作である場合もある（このような発作の形を「微細発作」という）．一方，振戦はけいれんのような動きであるが，正期産新生児でもよくみられる生理的な所見である．けいれんとの違いは，手を握るなど落ち着かせると動きが止まる点である．振戦の程度や異常な眼球運動，かん高い泣き声を伴う場合は中枢神経系の異常を疑う．

　少しの物音や刺激でモロー反射が著明にみられたり，手足をぶるぶる震わせたりするなど，易刺激性がみられる場合は注意を要する．手足がつっぱったり，身体の一部がピクピク動いたり，けいれんの前駆状態の場合もある．低血糖や低カルシウム血症，中枢神経系の異常も念頭に検査する．

4　バイタルサインのチェック

　言葉で訴えることのできない新生児の観察において，バイタルサインは重要な情報である．新生児では，重篤な状態に陥るまで臨床的に明らかな症状としてはほとんど何も認められないことも少なくない．「なんとなく元気がない」「なんとなく色が悪い」などといった，主観的なサインを軽視せず，状態の悪化を見逃さないためにも，慎重にバイタルサインをチェックする．

　子宮外生活への適応に問題がなければ，生後24時間以降のバイタルサインチェックは6～8時間ごと，その後1日1回と児の状態に合わせて行う．測定の順番は，児の安静時に呼吸の観察・聴診から行う．

第Ⅵ章　新生児のフィジカルイグザミネーション

1 呼吸

1）呼吸状態の観察

正期産新生児の呼吸回数は40〜50回/分で，60回/分を超える場合は多呼吸である。体温の上昇や啼泣に伴う呼吸数増加もあるので区別する。

児の胸腹部を露出し，胸腹部の挙上と下降を1回として1分間呼吸数を数え（図Ⅵ-26），聴診器を使用して呼吸音を聴取する。聴診は肺の一部に固定して聴くばかりでなく，肺へのエア入りや雑音の有無に注意しながら両肺全体を聴診する。呼吸音の左右差，胸郭の左右差，エアリークの有無

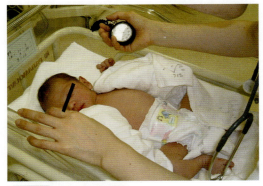

図Ⅵ-26　呼吸数の測定

を観察し，呼吸障害が疑われる場合はパルスオキシメーターを装着して，SpO_2を測定する。

2）呼吸障害の有無の観察

吸気時に小鼻を膨らませる鼻翼呼吸は，少しでも多くの酸素を取り込もうして出現する。陥没呼吸は胸腔内を陰圧にして，肺胞を大きく膨らませようとその陰圧で吸気時に肋骨下や胸郭がへこむ呼吸である。呻吟は，肺胞の虚脱を防ごうと，呼気時に声帯を狭めるため呻るような苦しそうな呼吸になる。これらは努力呼吸が認められる呼吸障害の状態である。喘鳴，多呼吸，シーソー呼吸，無呼吸などといった形でも観察される。これらの呼吸障害は一過性の場合もあるので，その程度や持続するかどうかなどを引き続き観察し，治療の必要性を判断する。

出生から数日後に発症する呼吸障害は，子宮外生活適応への移行の問題ばかりでなく，未熟性や感染症によるもの，先天性心疾患の可能性もある。ほとんどが精査，治療が必要となることから，生後24時間以降も観察を確実に行い早期発見できるかが，児の予後に影響する。

3）新生児の呼吸器系の特徴

新生児は強制的鼻呼吸である。肺胞容積に対して生理的死腔が大きく，1回換気量が少ないので呼吸数を多くして代償している。ガス交換面積が小さい，気道が細い，呼吸筋が弱い，肺動脈血管抵抗が高いなどの特徴がある。

児の啼泣時は心拍数や呼吸数のカウントには適さないが，啼泣時の深呼吸によって呼吸音の異常が強調されることもある。

4）呼吸障害をきたす疾患

TTN（transient tachypnea of the newborn，新生児一過性多呼吸），気胸，縦隔気腫，MAS（meconium aspiration syndrome，胎便吸引症候群），心疾患，RDS（respiratory distress syndrome，呼吸窮迫症候群）などを見逃さないよう，聴診所見とともに全身状態の観察，情報収集に努める。分娩前からの予測が早期対応につながる。

2 心拍

1）心拍数の観察

児が啼泣していない静かなときに，新生児用聴診器を使用して心拍数，リズム，心雑音を聴取する（図VI-27）。聴取部位は，心拍動の見える心尖部あるいは胸骨左縁2～4肋骨間がよく聞こえる。心音は分娩監視装置のドップラー音のように比較的歯切れのよい澄んだ音で，規則正しいリズムで聞こえる。

正期産新生児の心拍数は120～150回/分前後である。胎児循環から新生児循環に移行する過程で生後数日は肺の血管抵抗が高

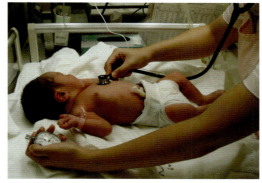

図VI-27 心拍数の測定

く，動脈管が閉鎖するまでは「ザーッザーッ」といった雑音が聞かれることがある。心雑音が聞こえることが，ただちに異常とはいえないが，他の臨床症状や児の全身状態を観察して判断する必要がある。そのほか，心音聴取部位のずれや馬が走る足音のようなリズム（ギャロップリズム），不整脈，80回/分以下の徐脈，遠くのほうで聞こえる弱々しい音などの異常所見が続いている場合は，心電図モニターをつけて早期対応する必要がある。

2）新生児の循環生理の特徴

出生と同時に，循環系には，①肺動脈が開く，②卵円孔が閉じる，③動脈管が閉じる，④臍帯動脈が閉じる，⑤胎盤循環がなくなる，といった変化が生じ，胎児循環から新生児循環への移行がなされる。新生児循環では，低酸素血症などで動脈管は容易に再開通する状態にある。新生児は肺血管抵抗が高く，肺高血圧症になりやすい。

3 体温

1）体温の観察

新生児の初回の体温測定は，鎖肛を発見する機会にもなるため，原則として直腸を測定する（図VI-28）。測定方法は児を仰臥位にして両足大腿部を腹部につけるように固定し，片方の手で直腸用の体温計を挿入する。体温計の先にはオリーブオイルや専用のビニールカバーなどをつけて，1～1.5 cm程度挿入する。測定中は児の足をしっかり固定し体温計から手を離さず，児が暴れて肛門を傷つけることのないよう注意する。

通常の検温は，頸部や腋窩など体温計と皮膚が密着できる部位で測定する（図VI-29）。測定が終了するまで体温計がはずれないよう同位置に保つ。腋窩温は直腸温に比べて1℃前後低めである。測定値が正常であっても，児の手足の冷感や爪床色，チアノーゼなど全身状態にも目を向けて観察する。体温が36.5～37.4℃内に保温できる環境にする。

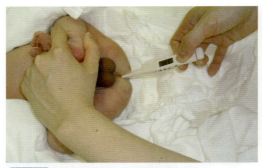
図VI-28 肛門体温計での体温測定

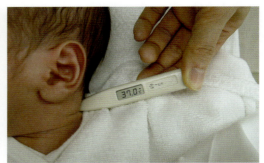
図VI-29 頸部での体温測定

2）新生児の体温生理の特徴

新生児は体温調節可能域が狭く，環境温度の変化の影響を受けやすい。低体温や高体温は新生児の呼吸や代謝に影響し一般状態の悪化を招くおそれがあるので，常に適切な温度環境に設定して児の体温保持を心がける。

新生児の熱産生の機序は，寒冷刺激でもシバリング（ふるえ）が起こらず，肩甲骨や脊柱，腎周囲に分布する褐色細胞組織で熱産生が行われる。新生児の体表面積は体積に比べて大きく，皮膚も薄く温度調整機能が未熟なため，特に体表からの熱喪失ルートに注意する必要がある。

3）体温異常

低体温，高体温では，深部温と皮膚温を測定し病的状態か否か判断する。

体温異常では児の全身状態，バイタルサインの変化も観察する。低体温の場合，活気が低下し哺乳力不良となり，代謝性アシドーシス，低血糖を引き起こすので注意する。高体温では，多呼吸，顔面紅潮，頻脈などみられるが活気が低下したり，哺乳力が低下することもあり，脱水に注意する。いずれも原因として内因性と外因性がある（表VI-6）。

表VI-6 体温に関する観察項目

	低体温	高体温
内因性 （児の異常による）	・直腸温≦皮膚温 ・敗血症，髄膜炎などの重症感染症 ・中枢神経の異常 ・極小未熟児 ・甲状腺機能低下症 ・新生児仮死	・直腸温＞皮膚温 ・感染症 ・頭蓋内出血・けいれんなどに伴う中枢性発熱 ・脱水，飢餓熱 ・甲状腺機能亢進症 ・薬，輸血などによる発熱物質
外因性 （環境温度の異常による）	・直腸温＞皮膚温 ・出生後の処置によるもの 　（出生直後の室温調節不足，児の保温不足など） ・患児の搬送によるもの 　（搬送用クベース内の温度が十分でない） ・新生児室内の気温低下 ・クベース内の温度低下	・直腸温≧皮膚温 ・高温度環境（夏季熱など） ・着せ過ぎ ・温室効果 ・クベース内温度の上昇

5 新生児に特徴的な所見

表Ⅵ-7 何となく元気がない(not doing well)児のサイン

活動性	いつもと比べて動きが少ない。眠りがち。筋緊張が弱い。泣き声が弱い。すぐ泣き止む。刺激に敏感に反応する。
皮膚の状態	皮膚の色がすぐれない。赤みが少ない。蒼白，チアノーゼ，浮腫
体温	体温が低い。不安定。四肢末端が冷たい。
授乳	哺乳力が弱い。乳首への吸いつきが弱い。
消化器症状	腹部膨満，嘔吐
呼吸	不整，無呼吸，多呼吸

4 異常の早期発見のポイント

バイタルサインの測定・観察は看護業務において基本であるため，つい測定値を記入するだけで済ませがちである。新生児では，体温・心拍数・呼吸数のデータだけで判断するのではなく，常にその変化や全身状態の観察を含めて児の状態を判断することが重要である。

表Ⅵ-7のように，いつもと比べて活気がない，表情が違うなど新生児からのサインを感じとる観察力を養うことが大事である。そのためにも，いつもの児の様子を把握しておくことと，正期産新生児であっても潜んでいる異常を見つけ出す思いで観察する習慣を身につけたいものである。

5 新生児に特徴的な所見

新生児に特徴的な比較的頻度の高い異常所見を見逃さないように，診察技術とともに臨床症状を理解しておく必要がある。

1 新生児出血症(新生児メレナ)

生後3〜4日目の新生児には，時に皮下出血，吐血，下血などの症状がみられることがあり，この状態を新生児出血症という。このうち吐血，下血など消化管出血をきたした場合を特に「新生児メレナ」ということがある。新生児出血症の原因はビタミンK欠乏症に伴うものであるが，母体血の嚥下による仮性メレナも観察される。

■観察のポイント
- 嘔吐物と便の色，性状，血液混入の量，色を観察する。
- 血性羊水や乳頭からの出血などの母体血の嚥下による吐血や血便とは区別する。
- 分娩状況や乳頭亀裂などがないか確認し，判断できない場合はAptテストによって血液が母体由来か新生児由来かを調べる。
- 児の全身状態，呼吸障害の有無，哺乳力低下の有無，バイタルサインの異常はないか，緊急に処置が必要か診断する。

2 黄疸

　黄疸は血清総ビリルビンが血液中に増加し，全身の皮膚や粘膜に過剰に沈着した状態である。生理的黄疸は，子宮外環境への適応過程で発生するが，基準値を超える場合は核黄疸を防ぐため光線療法などを行う。

■観察のポイント
- 皮膚の黄染状態を毎日観察する。
- ビリルビン増加による皮膚の黄染は，眼球結膜・額→体幹→四肢→手掌・足底の順に広がる。
- 皮膚の黄染だけでなく，全身状態，活気，哺乳力，排尿・排便状態も観察して判断する。
- 日常の診察では，経皮ビリルビン測定器（黄疸計）を使って毎日測定する。前額部と前胸部の2か所以上にプローブを垂直にあて計測する。基準値を超える場合は総ビリルビン血液検査を行い，治療開始を決める。
- 肉眼的に皮膚の黄染に気づくのは総ビリルビン 6〜7 mg/dL である。
- 生後 24 時間以内の早発黄疸では，急激な増悪，ビリルビン脳症の危険性が高いため，特に注意して観察する。総ビリルビン 10 mg/dL が光線療法の目安である。
- 黄疸が増強しやすいリスク因子〔早産児，低出生体重児，血液型不適合，NRFS(non-reassuring fetal status，胎児機能不全)，アシドーシス，呼吸障害，低体温，低血糖，感染症，吸引分娩，頭血腫など〕の有無を把握しておき，早期対応，治療を考慮する。

3 低血糖

　出生後の新生児の血糖値(blood sugar；BS)は，呼吸・循環への適応，寒冷刺激，ストレスなど多くのエネルギーを必要とするうえ，母体からの糖の供給もなくなるため，生理的に低下する。正期産新生児であれば生後約 3 時間程度で血糖は安定してくるが，飢餓や低体温でも容易に低血糖を引き起こすため，適切な栄養も含めて管理していく。特に低血糖のリスク因子をもつ新生児は注意して観察する。

■観察のポイント
- 低血糖のリスク因子を把握しておく。
　早産児，低出生体重児，LFD 児，HFD 児，母体糖尿病児，母体薬剤投与（リトドリン塩酸塩など），新生児仮死，呼吸障害，低体温，哺乳力不良，飢餓，感染症など

時期による病的黄疸の分類

・早発黄疸
生後 24 時間以内に発生する。ほとんどが溶血性黄疸である。
原因として，血液型不適合，赤血球酵素異常症，遺伝性球状赤血球症などがある。
・遷延性黄疸
生後 2 週間を超えて存在する黄疸をいう。母乳性黄疸（完全母乳育児）であることが多いが，胆道閉鎖症と鑑別するため全身状態や便色を観察する。必要時，直接ビリルビン検査を行う。

- 低血糖症状は特異的ではないため見逃さないようにし，疑わしい場合は血糖値を測定する。けいれん，振戦，易刺激性，異常な泣き声，眼球上転，傾眠傾向，筋緊張低下，低体温，活気不良など
- 早期の直接授乳開始，頻回授乳，保温に留意する。
- 一般的には血糖値 40 mg/dL 以下にならないように管理する。

4 皮膚の異常

新生児の皮膚は表皮・真皮ともに薄く，外的刺激に弱い。日齢とともに皮膚は変化していくが，異常を疑う所見があれば，生理的なものか先天性の皮膚疾患かを観察する。視診による全身観察とともに皮膚色，皮膚症状である湿疹，血管腫，皮膚の色素異常の有無をみる。

■観察のポイント

・皮膚色

全体にきれいなピンク色であれば正常である。皮膚色の異常は，児の全身状態の悪化を表すので対応をすぐに判断する。全身が紫色～黒い皮膚色の場合は中心性チアノーゼであり，末梢性チアノーゼは手掌・足底が体幹と比べて紫色～黒い状態である。全身的に白い，蒼白の場合は，皮膚末梢の血液循環が悪いことを意味する場合があり，特に注意する。皮膚色の程度とともに呼吸状態，筋緊張を観察し，酸素投与や人工換気の必要性を判断する（p193 の「新生児蘇生プログラム（NCPR）」を参照）。

また，貧血，多血による皮膚色の異常を判断する。母体胎児間輸血症候群，双胎間輸血症候群などリスク因子を把握しておく。

・中毒性紅斑

生後数日に現れる頻度の高い中毒疹である。紅斑の中央に黄色の丘疹があるものや紅斑だけのものなどあり，これらは正常所見とみなす。膿疱ではない。

・中心性紅斑

身体の中心部にみられる血管が拡張するための紅斑の一種で，うなじや眼瞼，鼻の下によくみられる。多くの新生児にみられ，1年程度で消失するため治療の必要はない。

・母斑・血管腫

母斑はあざで，蒙古斑や太田母斑などの青いあざ，カフェオレ斑の茶色いあざ，色素性母斑の黒いあざなど種類がある。サーモンパッチやイチゴ状血管腫，ポートワイン母斑は赤いあざである。レーザー治療適応のものや全身状態と関連するものもあるため，母斑・血管腫の部位，範囲，色などを観察する。写真に記録しておくことが望ましい。

自らの状態を表現する手段をもたない新生児に対して，児をケアする医療スタッフの慎重な観察が大変重要な意味を有している。児が母体外の環境にスムーズに適応できるかどうかを見きわめることは，出産に関与する医療スタッフの基本的な責務である。新生児に生じる，ほんのささいな徴候でも見逃すことなく観察し，慎重に判断，対処していくことが医療スタッフに求められている。

多くの新生児は子宮外生活へスムーズに適応していくが，たとえそれが「正常」で「あたり

前」の経過であろうとも,万一の「異常」「適応不全」に対して常に準備を怠らないことが,いざというときに慌てないためにも大切である。NICU に入院するような特別な新生児に対しては,誰もが無意識のうちに注意を払っているが,「正常」という認識が強い正期産成熟新生児では,時に観察がおろそかになり,急変や異常事態が生じた後で観察の甘さが指摘されることも少なくない。慎重な観察を習慣づけると同時に,児の様子を確実に記録することも不可欠である。

新生児のフィジカルイグザミネーションは特別な手技を要するものはなく,必要なのは正確な知識と,それに基づいた慎重な観察であることを改めて強調したい。

引用・参考文献
1) 仁志田博司:新生児学入門 第4版.医学書院,2012
2) 中田雅彦,与田仁志(編著):図解でよくわかるお母さんと赤ちゃんの生理とフィジカルアセスメント.ペリネイタルケア 2017 年新春増刊,2017
3) 日本未熟児新生児学会 医療提供体制検討委員会:正期産新生児の望ましい診療・ケア.日本未熟児新生児学会雑誌 24(3):419-441,2012

早産児における
フィジカルイグザミネーション　Another Step Advanced

　早産児の観察とバイタルサインの測定において，その方法は一般の新生児に準ずるが，いくつか注意するポイントがある。

　早産児では医療の介入の必要性を速やかに判断し，遅滞なく治療や処置を開始する必要がある。また未熟な児にとって，観察や診察の手技そのものが大きなストレスとなり，状態の悪化を招くことがある。よってすべての操作は児にとって侵襲であると考え，必要最小限の刺激にとどめるよう配慮が必要である。

　検者の手や使用する器具を温めるなどの準備を行い，診察や処置は愛護的に慎重に行う。またバイタルサインの測定回数を減らすために，モニターの使用も有効である。さらに感染防止のため，使用する聴診器などの測定器具は個別にし，エタノールなどで清拭する。

　以下に，出生後早期の早産児の全身状態を安定させるために必要な観察のポイントについて述べる。

●皮膚の状態

　在胎34週以前の早産児では皮膚の成熟が不完全であり，皮膚の色・湿潤・透明度などから成熟度が判断できる。

　早産児の皮膚は，①角質層が薄く外界からの圧迫や摩擦などの刺激に弱い，②透過性が高く水分の蒸散が多い，③バリア機能が未熟で感染防御能が弱い，などの特徴がある。特に，赤黒く浮腫が強くて粘膜のような皮膚の状態をした未熟な早産児の場合，皮膚の損傷を避け感染を防止することは，生命予後にも大きくかかわる。

●体温

　早産児の場合，体表面積が大きく皮下脂肪が少ないこと，皮膚が未熟であることにより，熱を喪失しやすい。また熱産生機能も未熟であり，体温調節において非常に不安定な状態といえる。そして体温の異常は酸素消費量の増加につながり，低体温は代謝性アシドーシスなどにより児の全身状態の悪化を引き起こす可能性があるため，早産児にとって体温を適正に維持することは重要である。

　直腸温測定は児にとって刺激やストレスであり，粘膜損傷，直腸穿孔の可能性もあるため慎重に行う。皮膚温の測定も皮下脂肪が少ないため閉鎖腔をしっかり維持して，正確な測定を行う必要がある。腋窩で測定しにくい場合は頸部での測定が推奨される。頸動脈を圧迫しないように注意し，皮膚が密着するように体温計を保持する。

　測定値のアセスメントでは体温の4つの喪失経路（蒸散，伝導，輻射，対流）を理解し，環境条件も児の状態とあわせて注意しなければならない。そのうえで分娩室など環境の温度調節やラジアントウォーマーの調節を行い，湿潤を避け，速やかに皮膚乾燥させる。必要時はラップフィルムなどで被覆するなどのケアを行う。なお加温のし過ぎによる高体温にも注意が必要であり，ヒーター下での処置の間は体温プローブ使用による持続モニタリングなども考慮する。

●呼吸・循環状態

　在胎週数，妊娠分娩経過から状態を予測して観察を行う（表Ⅵ-8）。早産児の異常呼吸には多

呼吸，陥没呼吸（図Ⅵ-30），鼻翼呼吸，呻吟などの努力性呼吸，無呼吸や周期性呼吸などの呼吸パターンの異常，副雑音，喘鳴などがある（表Ⅵ-9）。どの症状がどのように出現し，時間の経過によりどう変化しているかを観察する。スコア化することも状態の把握には有効である。

呼吸・循環状態の観察では，心拍呼吸モニターやパルスオキシメーターなどを使用することによりリアルタイムに状態を把握できるだけでなく，連続的に記録することで経時的な変化を知ることができる。またアラームの設定により，異常の早期発見が可能となる。モニターのセ

表Ⅵ-8 出生時の状況と起こりうる異常

出生時の状況	起こりうる異常
早産児	呼吸窮迫症候群 無呼吸発作
子宮内感染症・早産児	慢性肺疾患
帝切出生・早産児	新生児一過性多呼吸

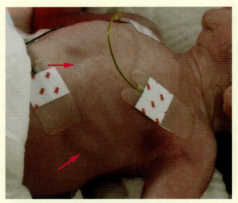

図Ⅵ-30 肋間，剣状突起部の陥没呼吸（→）

表Ⅵ-9 新生児・早産児によくみられる呼吸障害

呼吸障害	現象
多呼吸	60回/分以上の呼吸回数で，換気不全を代償しようとする
陥没呼吸	呼吸に伴い横隔膜，肋間，剣状突起部が陥没する 胸郭が柔らかいため，呼吸努力により生じた胸腔内の陰圧に引き込まれるため起こる
鼻翼呼吸	吸気時に鼻翼を広げ，気道抵抗を下げて吸気量を増やそうとする
呻吟	呼気時のうなり声 呼気時に声門を閉じることによって呼気に抵抗をつけ，肺胞の虚脱を防ぐ現象
シーソー呼吸	吸気時に胸部がへこみ，腹部が膨らむ 呼気時には胸部が膨らみ，腹部がへこむ

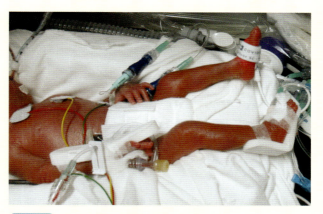

図Ⅵ-31　超早産児の皮膚とモニター装着

ンサーや電極を貼付するときには，貼付面積や粘着度，圧迫に細心の注意を払う（図Ⅵ-31）。

　新生児の心拍出量は心拍数依存性のため，徐脈では全身の循環不全につながりやすく，早急な対応が必要である。頻脈は，出血などによる循環血液量の不足を意味することもある。

　早産児の急性期や循環作動薬の使用中などには，循環状態を把握するため血圧測定が必要となり，持続モニタリングが必要な場合は動脈ラインが留置される。非観血的血圧測定では児に合ったサイズのマンシェット（幅は上腕部，大腿部など測定部位の2/3の長さ）を用い，ストレスを避けるため必要最小限の測定とする。

　肺高血圧症や先天性心疾患がある児では，上肢と下肢の間でSpO_2値や血圧に差がみられることがある。酸素投与を行ってもSpO_2値が上昇しない場合などは，上下肢でのモニタリングや血圧測定を行う。測定は，動脈管の影響を受けない右上肢と，左上肢，または下肢で行い，比較する。

　動脈管は出生後速やかに閉鎖に向かうのが正常な経過であるが，早産児や胎児発育不全（FGR）児では閉鎖が遅れることがある。動脈管を介した左右シャントが増加する場合，連続性の心雑音が聴取され，肺血流の増加による呼吸障害や体血圧の低下に伴う尿量低下，脈圧の増大などがみられる。

参考文献
1）仁志田博司：新生児学入門　第4版．医学書院，2012
2）細野茂春（監）：新生児蘇生法テキスト　第3版．メジカルビュー社，2016
3）岡園代（編著）：NICU看護技術必修テキスト．ネオネイタルケア 24（秋季増刊），2011

6 子ども虐待発見のフィジカルイグザミネーション

1 助産師と子ども虐待

　助産師は子ども虐待に関して，虐待を発見する機会より，育児困難や育児不安の強い養育者にかかわる支援など，虐待予防でのかかわりのほうが多い。また，直接訴えることができない乳児の声なき声を聞き取る機会も少なくない。

　助産師が虐待の疑いのある子どもを診察する機会は，乳児健診時や母子訪問（新生児訪問）時，妊産褥婦の健康診査時などがある。子ども虐待は，乳児のみならず，そのきょうだいにも考えられる。

　助産師は，被虐待の状況を早期に発見し，医療機関（小児科医）や児童相談所などの適切な機関や職種と協力や連携，紹介を行うことが最も重要な役割であることを忘れてはならない。助産師が虐待を疑い医療機関受診を勧めても，養育者は拒むような返答をすることがあるが，そのような場合でも「皮下出血があれば血液疾患かもしれないので，病院で詳しく調べる必要がある」など危機感をあおる言い方を使ってでも，病院を受診させるための説明をしなければならない。

　そのために，乳児のフィジカルイグザミネーションを行う能力は必要である。子どもや養育者の様子などの観察については，厚生労働省が発行している「子ども虐待対応の手引き（平成25年8月　改正版）」の子ども虐待評価チェックリスト（表Ⅵ-10）[1]を参考にされたい。

　ここでは，子ども虐待のフィジカルイグザミネーションのため，乳児の身体的虐待とネグレクトに限局して解説する。

2 身体的虐待

　乳児が身体的な虐待を受けていると疑われる場合，養育者との信頼関係を壊さないように十分配慮しながら，情報を慎重に収集する必要がある[2]。必要な情報は，どのような身体的外傷や損傷があるのか（What）を確認したうえで，その損傷がどのようにして発生したのか（How），それはいつごろ発生したのか（When），誰がしたのか（Who），なぜそのようなことをするに至ったのか（Why），目撃した人はいるのか，である。特に，なぜそのようなことをするに至ったのかの問いや語気を強めたりすることは，養育者自身が責められているような心理状態になりやすいため，状況，時期を考えなければならない。

　助産師には，その場での正確な診断や解決が求められているのではなく，身体所見などから虐待の可能性を疑うことができ，それを関係機関に正確に伝達できる能力が求められている。助産師が詳しい情報を得ることにこだわりすぎて，問診が詰問調になると，養育者は助産師に対して不信感や警戒心をつのらせ，今後の支援に支障をきたし，ひいては母子の支援に至らない可能性もあるため，診察にあたっては信頼されるよう十分な注意が必要である。

1）診察時の注意

　まずは子どもの全体の様子をよく観察する。表情，雰囲気，言動などをみて，違和感がない

6 子ども虐待発見のフィジカルイグザミネーション

表Ⅵ-10 子ども虐待評価チェックリスト（確認できる事実および疑われる事項）
評価　3：強くあてはまる　2：あてはまる　1：ややあてはまる　0：あてはまらない

子どもの様子（安全の確認）	評　価
不自然に子どもが保護者に密着している	
子どもが保護者を怖がっている	
子どもの緊張が高い	
体重・身長が著しく年齢相応でない	
年齢不相応な性的な興味関心・言動がある	
年齢不相応な行儀のよさなど過度のしつけの影響が見られる	
子どもに無表情・凍りついた凝視が見られる	
子どもと保護者の視線がほとんど合わない	
子どもの言動が乱暴	
総合的な医学的診断による所見	

保護者の様子	評　価
子どもが受けた外傷や状況と保護者の説明につじつまが合わない	
調査に対して著しく拒否的である	
保護者が「死にたい」「殺したい」「心中したい」などと言う	
保護者が子どもの養育に関して拒否的	
保護者が子どもの養育に関して無関心	
泣いてもあやさない	
絶え間なく子どもを叱る・罵る	
保護者が虐待を認めない	
保護者が環境を改善するつもりがない	
保護者がアルコール・薬物依存症である	
保護者が精神的な問題で診断・治療を受けている	
保護者が医療的な援助に拒否的	
保護者が医療的な援助に無関心	
保護者に働く意思がない	

生活環境	評　価
家庭内が著しく乱れている	
家庭内が著しく不衛生である	
不自然な転居歴がある	
家族・子どもの所在が分からなくなる	
過去に虐待歴がある	
家庭内の著しい不和・対立がある	
経済状態が著しく不安定	
子どもの状況をモニタリングする社会資源の可能性	

厚生労働省雇用均等・児童家庭局総務課：子ども虐待対応の手引き（平成25年8月　改正版），p51，2013

か，月齢や年齢にふさわしい発達をしているか，活動性や反応が乏しくないか，逆に過剰なものはないか，対人関係の距離感に違和感がないか，養育者とのかかわりに不自然な感じがしないかといった，子どもと向かい合ったときに受ける印象を軽視しないことが重要である。
　そのうえで身体所見の診察に移るが，その際には以下のことに気をつけたい。
①子どもに対して，何をするのかを説明しながら診察する。
②必ず，すべての服を脱がし，おむつを外して診察する。
③やさしく声かけをしながら，温かい手でていねいに子どもに触れる。
④養育者の気持ちにも寄り添い，気遣う声かけをする。
⑤虐待を疑っていることを養育者に知られないよう言動に注意する。

2）記録
　診察時の記録では，損傷の①大きさ，②部位，③性状，④色調，そして養育者・乳児の様子や発言も含め，詳細に記録として残すことが望ましい。ただし，診察所見の記録をすることに熱心になるあまり，養育者に不信感や警戒心を抱かせて，その後の介入を困難にしてしまうことは避けなければならない。虐待の疑いをもった段階で医療機関，行政機関へできるだけ早く繋げることが大切なのであり，そのことを念頭に必要な情報収集と記録を行い，いたずらに細部にこだわったり，質問を重ねたりすることのないよう注意したい。

3）身体発育
　身長，体重を計測し，それぞれを身体発育曲線に記入し，正常範囲内にあるか，発育の伸びは正常であるかどうかを判断する。特に体重は，虐待を発見するのには重要な指標である。体重の増加が鈍くなり，身体発育曲線に沿わなくなってきた場合には，虐待を疑うことが必要である。身体発育曲線は，母子健康手帳にあるものを使用すればよい。

4）挫傷
●部位
　挫傷や熱傷の跡は，腹部や背部，殿部，足の指など露出していないところに見られることがあるため，必ず服や靴下を脱がせて観察する。
　子どもが転んだりぶつかったりした事故によって挫傷が起こる場合は，前方に起こることが多く，皮下脂肪が少なく皮膚が骨に近い部位である額や顎，肘，膝などに好発する。一方，虐待の場合は通常，子どもの事故によって起こりにくい背部や殿部，大腿の外側，耳介と耳介周囲，体幹（胸・腹部）に挫傷があることが多い（図Ⅵ-32）。よって，それらの部位に挫傷のある場合には，養育者の説明と合うかどうかなどを考えながら聴取し，観察しなければならない。
●挫傷のパターン
　養育者は，虐待の際に手や道具を使用し，その跡は特徴的である。手の場合，叩いた跡が指の形で縞模様であったり，指輪の跡が残っていたりする。つねった場合は，三日月が互いに向き合った形をしたドーナツ型，指で突いた場合は，爪の跡がついている。道具を使用した場合は，その道具の形そのままが残る。使われる道具は手近にあるものが多く，ベルトや電気コー

6 子ども虐待発見のフィジカルイグザミネーション

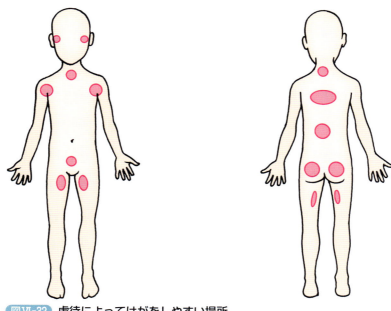

図Ⅵ-32 虐待によってけがをしやすい場所
坂井聖二ほか（編著）：子ども虐待の臨床　医学的診断と対応．p21，南山堂，2005

ド，電気掃除機のパイプ，スリッパが使われやすい。

挫傷の色調は暗赤紫色から，より青みがかった色調に変化し，最終的には消失するのが典型的な経過である。そのため，表Ⅵ-11のようにおおよその発生後の経過日数は出されているが，挫傷の色調の変化には，出血量，皮膚表面と出血部位との距離，受傷前の皮膚の色調の3つの要因の組み合わせが関係しているため，発症後日数を断定することは困難である。よって，助産師はそれを判断するのではなく，正確にかつ詳細に記録することに努める。色調の表現には，表Ⅵ-11のように「赤みがかった青」「青みがかった紫」「緑」「黄色がかった茶色」のような表現方法がある。

表Ⅵ-11　挫傷の色調変化

色調	おおよその発症後の経過日数（日）
赤みがかった青	1～2
青みがかった紫	3～5
緑	6～7
黄色がかった茶色	8～10
治癒	11～21

坂井聖二ほか（編）：子ども虐待の臨床　医学的診断と対応．p26，南山堂，2005

5）熱傷

熱傷の原因には，熱い湯に浸けることやタバコ，アイロン，鍋などの身近な道具を押し付けることがある。そのため，熱傷の跡が明瞭であり，熱傷源がわかりやすい跡がある。乳幼児の行動範囲が広がることによる不慮の事故の場合は，飛び散った跡，上から下へ流れた跡などが残る。助産師は健診などの際に，外見からわかりにくい足の指の間や殿部などにタバコを押し付けられた瘢痕や熱傷の跡がないかを確認しなければならない。

6）身体の各部位

■皮膚

皮膚の損傷は虐待の初期から始まるため，これを見つけることは重症化を防ぐためにも重要である。挫傷や熱傷，瘢痕などに注目し全身を診察する。特に，熱傷は乳幼児に多いと報告されているため，熱傷後の瘢痕には留意して観察する。

■頭部

腫脹や血腫がないかを触診する。髪の毛をつかんで虐待されたときには，頭髪がなくなっているところがあったり，帽状腱膜下血腫を起こしていたりすることがあるので，頭部を触診する。帽状腱膜下血腫を起こしている場合は，ぶよぶよした感触が認められる。また，shaken baby syndrome（揺さぶられっこ症候群）（図Ⅵ-33）の場合には，頭蓋内圧が亢進していることがあるので，大泉門の膨隆を確認する。

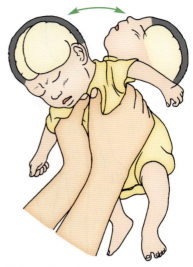

図Ⅵ-33 shaken baby syndrome
児は胸部をつかまれて，強く前後に揺すぶられる。頭部や上下肢が激しくしなることから，骨幹端損傷をはじめ，肋骨骨折，棘突起骨折，胸骨骨折などが生じる。さらに，硬膜下血腫や大脳の白質裂傷，びまん性脳損傷も起こる。皮下出血や腫脹など体表からの異常所見がないため，発見が難しい。

■耳，口

耳介や耳介の後ろ部分の損傷は，引っ張るなどの虐待を示すことがあるため，注意深い観察が必要である。叩くことによる鼓膜損傷が推測される場合は，耳鼻科診察を求める。

口腔内の上下口唇小帯や舌小帯の裂傷は身体的虐待の場合によく見られるが，転倒の場合にも同様の裂傷が起こる場合があるため，ほかの挫傷の有無と併せて判断する。

■胸部・腹部・背部

肋骨骨折や鎖骨骨折は触診の際に圧痛の反応をすることや，鎖骨骨折側の腕を挙上しないなど，左右非対称の様子も観察する。

胸や背部に指でつかんだような皮下出血があれば，shaken baby syndrome を疑い，傾眠傾向，ぐったりしている，泣かないなどの症状と併せて観察する。

■四肢

寝かせたときに四肢の非対称な屈曲がないか，四肢を持つと啼泣するかを確認する。さらには，運動時，骨折，脱臼，捻挫，骨膜損傷による圧痛を感じるような反応はないかチェックする。触診することで骨折を発見できる。

■性器

挫傷や裂傷がないかを確認する。乳児の性器を乱暴にさわる性的虐待が併発している場合，観察しようとするだけで，子どもが身を引き嫌がる，怖がるなどの反応をすることがある。

3 ネグレクト

ネグレクトとは，養育者の養育の放棄・怠慢・放置と表現されることもあるが，日本語では

的確に表現できる言葉がないので，このまま使用されている．
　乳児の場合具体的には，
①哺乳をさせない，病気なのに受診させない，家に残したまま外出する，車の中に放置するなど，健康や安全への配慮を怠っている場合
②食事，衣類，住居が極端に劣悪で，健康障害をきたすほどの無関心や怠慢がみられる場合
③遺棄する場合
がある．
　障害や病気があるなど手がかかる乳児，多胎の場合などの子どもの要因と，養育者側の要因として親の愛着障害，産後うつ，DV（ドメスティックバイオレンス），精神疾患などがある場合は，特に注意して観察する．

1）全身の観察

　まず，全身の状態を観察する．着ている服装はその季節に合っているか，きょうだいのなかで1人だけ粗末過ぎないかを観察する．食べ物が与えられていない場合は一見して不健康で疲れたようにみえる（老人様顔貌）．重篤な脱水症がある場合には，車内放置のネグレクトが背景にあることがある．
　子どもの表情や反応にも注意して観察する．うつろな表情，ぼんやりとして反応が乏しい場合などは養育者から適切なかかわりがなされていない可能性があり，注意が必要である．
　栄養不良や発育障害を起こしていることがあるため，必ず全身を裸にして皮膚の緊張，顔色，皮下脂肪の状態を確認する．皮膚が乾燥し瘙痒感があるために搔いた跡がみられたり，おむつを頻回に換えないため，おむつかぶれが悪化していたりすることがある．また，頭髪や皮膚が不潔で汗や尿の悪臭がすることもある．
　乳児期で歯が生えている場合には，虫歯の観察も行う．虫歯は養育者による歯の健康障害を子どもに与えていると解釈される．
　観察の際には，温かい手でやさしく声かけをしながら行う配慮が不可欠である．

2）発育発達の評価

　子どもの身長と体重を測定し，母子健康手帳の身体発育曲線に記入し，その曲線から判断する．身体発育曲線が－2.0SD以下や曲線が伸びないときは栄養障害を疑う（図Ⅵ-34）．
　授乳において，養育者が意図的に哺乳させないことはネグレクトであることはいうまでもな

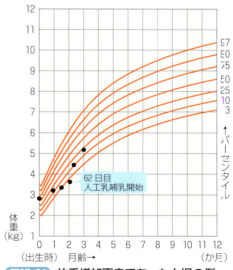

図Ⅵ-34 体重増加不良であった女児の例（身体発育曲線）

母乳栄養への母親のこだわりが強すぎて，人工乳の追加を拒否したことにより体重増加不良となった．62日目に助産師との信頼関係が構築できて人工乳の哺乳を承諾し，以降，順調な体重増加をみた．

第Ⅵ章　新生児のフィジカルイグザミネーション

いが，欲しがらないから，母乳だけで授乳したいからといった養育者の都合で十分に哺乳させないこともネグレクトである。誰かが食べていると食い入るように見たり，食べることに異常なまでの興味を示したりという態度にも注意を払う。

　虐待が発達の偏りや遅れの原因となることもあるので，月齢相当の発達段階にあるかも併せて観察しておきたい。

3）予防接種や乳幼児健康診査の受診状況

　母子健康手帳の予防接種欄を確認し，接種の有無とその時期を確認する。予防接種を適切に受けさせない，さらに乳幼児健康診査を受けさせないことは，子どもにとって適切な対応がなされないことであり，ネグレクトである。

4）病院の受診の時期

　受診が必要な症状やけががあるにもかかわらず，受診の時期が遅い，受診の予約を再三キャンセルし服薬させない，子どもがもっている慢性疾患に必要な受診を怠るといった状況に注意する。

　母親の子宮の中で育った胎児がこの世に生まれ出るとき，小さな命を喜んで迎え入れる助産師として，虐待のケースを聞くたびに「どんなお産をしたのだろうか」「それまでの間に何かできることはなかったのだろうか」と疑問に思い，直接かかわっていなくてもつらい気持ちになる。

　養育者の言葉を信用するのが基本の職業ではあるが，助産師が「虐待はないか」という眼を子どもの診察や観察時にもつことで，見過ごさずに発見できるケースもある。虐待について疑っていても，結果的に見過ごしてしまえば，その子どもにとってはその助産師は加害者と同じである。将来のある子どもとその家族の幸せのために，虐待を発見できるためのフィジカルイグザミネーション能力を鍛えたい。

引用文献

1) 厚生労働省雇用均等・児童家庭局総務課：子ども虐待対応の手引き（平成25年8月改正版）．2013
　http://www.mhlw.go.jp/seisakunitsuite/bunya/kodomo/kodomo_kosodate/dv/130823-01.html（2018/1/25閲覧）
2) 日本助産師会（編）：助産師のための子ども虐待防止実践マニュアル．日本助産師会，2004

参考文献

3) 小林美智子，松本伊智朗（編著）：子ども虐待　介入と支援のはざまで—「ケア」する社会の構築に向けて．明石書店，2007
4) 坂井聖二ほか（編著）：子ども虐待の臨床　医学的診断と対応．南山堂，2005
5) 中板育美：周産期からの子ども虐待予防・ケア．明石書店，2016
6) ジョン・E・B・マイヤーズほか（編），小木曽宏ほか（監訳）：マルトリートメント　子ども虐待対応ガイド．明石書店，2008

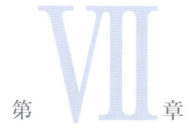

第VII章 周産期のウィメンズヘルス

1 子宮頸がん

1 HPV感染と子宮頸がん

　子宮頸がんは性交渉を通してHPV（human papiloma virus，ヒト乳頭腫ウイルス）の16型，18型などのハイリスク型に感染し，その感染が持続する場合に子宮頸部細胞の異形成が引き起こされ，10年あまりをかけてがん化する。がんが進行するまでは，無症状のことが多い。そのため早期発見，早期治療がきわめて重要であり，早期発見のための検査がパパニコロウのスメアといわれる細胞診である。

　子宮頸がんは，生殖年齢の女性（16～39歳）では乳がんに続く第2位の罹患率であり，性交渉開始年齢のためか，罹患率は20歳前半から急上昇する（国立がん研究センター，2012）。早期発見しなければ，子宮を摘出し妊孕性を喪失する女性にとって深刻な疾病であるにもかかわらず，検診率は28.7％ときわめて低い（厚生労働省，2015）。

2 子宮頸がんと助産師の役割

1）性教育と予防行動の推進

　子宮頸がんは性交渉によるHPV感染が原因で発生することから，性教育のなかでコンドームの使用や，多数のパートナーをもたないことを教育する必要がある。また，HPVワクチン接種，子宮頸がん検査の意味について教育し，予防行動をとらせることが重要である。

　すべての市町村ではないが，20～21歳の女性に子宮頸がん検診の無料クーポンを配布している自治体は多い。該当する場合は，利用するよう啓発する。

　HPVワクチンは，平成25年度から小学6年生から高校1年生までに相当する年齢の女子を対象に定期接種となり，自治体が契約する医療機関で無料または定額で接種できる（妊婦には禁忌，授乳婦には接種可能）。しかし副反応が報告されたため，厚生労働省では積極的接種勧奨を一時中止している。一方で，日本産科婦人科学会は平成27年8月，副反応とワクチン成分との因果関係を示す科学的根拠は得られていないとし，ワクチン接種の勧奨再開を求める声明を発表している。

2）子宮頸がん検査

2016年4月，子宮頸がん検査の細胞採取は看護師の診療補助行為として実施可能との法解釈が閣議決定で示された。この閣議決定を受けて現在の低い検査率に対し，女性が気軽に検査を受けることができるよう，女性である助産師が検査者となることや，助産外来での検査，助産院をはじめとする病院以外の場所でも検査を可能にすることで，検査率が上昇するよう検診システムを考える必要がある。

3）妊娠期

妊娠初期検査で子宮頸がん検査を実施することが推奨されている[1]。助産外来で医師の指示のもと，検査を行うことも検討の余地がある。また，検査でなんらかの子宮頸部細胞の異形成が発見された場合，そのフォローアップは産褥期まで続くため，助産師はその女性の異形成の段階の理解，今後のフォローアップや治療の時期・方法の理解，女性の心理的援助などを行う必要がある。また子宮頸部円錐切除既往の女性は，早産のリスクに注意しなければならない[2]。

4）分娩期

円錐切除既往の女性は，分娩進行が早い可能性がある。

5）産褥期

妊娠期に発見された異形成の再検査，精査や円錐切除などの治療は，1か月健診で行われることが多いため，助産師は状況を理解し，女性の疑問や心理に対応するケアをする必要がある。

3 子宮頸がん検査（パパニコロウのスメア）

子宮頸がんのスクリーニングのために子宮頸管内および子宮腟部の細胞を擦過して，パパニコロウ染色を行い，細胞に異常な変化がないかを検査することである。

■ 〈細胞診の検体採取方法〉**不適正標本をなくし，精度の高い検体を採取する**

精度の高い検体を採取することが，偽陰性をなくす意味で重要である。検査結果が不適正標本として戻ってきた場合は再検査しなければならない。不適正標本とは，検体中に扁平上皮細胞が基準値より不足している場合である。また，細胞異形成を見逃さないためには，後述するSCJの細胞が採取されている必要がある。精度の高い適正な標本をつくるため，以下の点に注意して検査を実施する。

1）女性の準備

検査の48時間以内に性交や腟錠の使用をしないように伝えておく。生理中の検査はしない。

2）物品の準備

細胞診検体採取に必要な物品と配置方法の1例を図Ⅶ-1に示す（膿盆には温湯を入れる）。クスコ診の準備はすでに述べた（p63参照）が，女性の体型にあった大きさのクスコ腟鏡を選

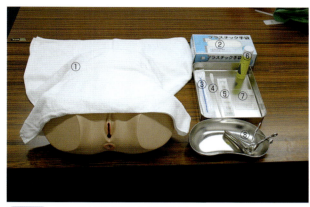

図Ⅶ-1 細胞診検体採取の必要物品

①バスタオル
②ディスポーザブル手袋
③サーベックスブラシ
④サイトピック
　（③，④はいずれか一方を用いる）
⑤綿棒（妊婦の場合のみ）
⑥細胞固定用スプレー
⑦スライドグラス
⑧腟鏡（湯で温めておく）

び，温めておく。潤滑剤は細胞診の結果に影響を及ぼすため使用しない。代わりに温湯で滑りをよくする。

3）クスコ腟鏡をかける

クスコ腟鏡の展開の仕方は，p63〜64 で述べたが，女性に不快感を感じさせないよう細心の注意を払う。子宮腟部を視野に入れたら，頸管粘液や血液を綿球またはスワブで十分に除去する。

4）細胞採取

子宮頸管内は円柱上皮が，子宮腟部外側は扁平上皮が組織を形成している（p61，図Ⅰ-57 参照）。この境界線（扁平円柱上皮結合部，squamo-columnar junction；SCJ）はホルモンの影響などによって変化する。すなわち，ホルモン分泌が豊富な妊娠期や，ピルの摂取などによって円柱上皮が頸管内から外へせり出してくると外子宮口はより赤くみえる。更年期にはこれと反対のことが起きる。つまり，円柱上皮は後退し，円柱上皮と扁平上皮の境界線は頸管内に後退する。

子宮頸がんはこの SCJ の扁平上皮の異形成から，がんが進行すると考えられている。そのため，パパニコロウのスメアの検体を採取する際は年齢に応じて，SCJ の結合部の細胞を必ず採取するために，頸管内と頸管外側の子宮口周囲（子宮腟部）の細胞を採取することが重要である。そのため擦過する器具は，サイトピック（図Ⅶ-2，3 上）のように片側に頸管内に挿入できる細い部分があり，反対側に子宮口周囲を擦過できるブラシ様の部分をもつ器具が開発されている。サーベックスブラシ（図Ⅶ-3 下）は，片側の部分だけで頸管内と子宮口周囲が一度で擦過できるという利点がある。

- まず，腟鏡をかけ，上葉と下葉の間に頸管をとらえたら，頸管内にサイトピックの場合は上端を 1.5 cm ほど挿入し，360 度回転させて細胞を擦過する。
- 次にサイトピックの下端など子宮腟部（外子宮口）周囲を 1 回転できるようにつくられたブラシなどを，子宮口を中心点にコンパスで円を描くように 360 度回転させるか，子宮口周囲を左右になぞって細胞を擦過する。

- サーベックスブラシは一度に頸管内と子宮腟部（外子宮口）周囲の細胞を擦過するため，中心部の長い部分を頸管内に挿入したとき，短いブラシの先端が外子宮口に十分接するまで挿入し，ブラシ全体を時計回りに5回転させる（図Ⅶ-4）。サーベックスブラシコンビの場合は2回転させる。

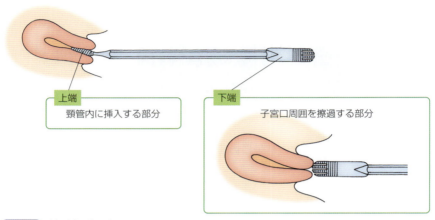

上端　頸管内に挿入する部分

下端　子宮口周囲を擦過する部分

図Ⅶ-2　サイトピック

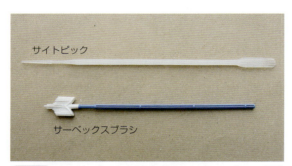

サイトピック

サーベックスブラシ

図Ⅶ-3　サイトピック（上）とサーベックスブラシ（下）

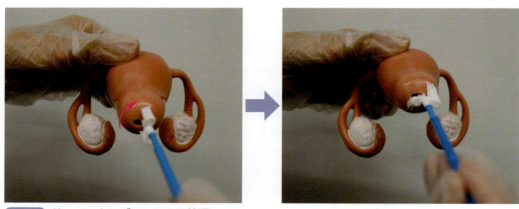

図Ⅶ-4　サーベックスブラシによる擦過

妊娠期の子宮腟部(頸管)は易出血性なので，妊娠10週以降は硬いサイトピックやブラシを使わず，綿棒で子宮口や子宮口周囲を擦過するだけの方法も容認されている[3]。

5）細胞の固定
①従来法

おのおののブラシで擦過した細胞は，すぐにスライドグラスに塗抹する。サイトピック上端はスライドの端から端へ面を回転しながら塗抹する。サイトピックの下端やサーベックスブラシは，スライドの端から端へとブラシの片面をなすりつけたら，面をかえて，もう片方の面に採取された細胞をスライド面を往復するように塗抹する（図Ⅶ-5）。塗抹したスライドは，すぐに固定液に入れたり，スプレーをかけたりして細胞を保存する（図Ⅶ-6）。

②液状細胞診(liquid based cytology；LBC)

最近では固定液の中でブラシを振り，細胞を固定液の中に振り落す方法が英国や米国で推奨されている。この方法では，従来法より，不適正標本が減少するという長所があるといわれている。

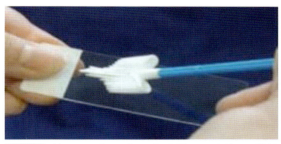

図Ⅶ-5　サーベックスブラシによるスライドへの塗抹

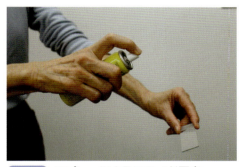

図Ⅶ-6　スプレーによるスライド固定

4 検査結果の読み方とフォローアップ

細胞診の結果は，ベセスダシステムにより判定する。従来のクラス分類より細かく細胞の異形成についての程度を表現している。

子宮頸部の細胞異常は，扁平上皮系と腺系に分けて判定される。結果の略語の読み方を表Ⅶ-1の下に示した。

結果による運用は，たとえば，扁平上皮系の細胞診の結果が「陰性」であれば，"異常なし"で定期検査を受ければよいが，「HSILを除外できない異形扁平上皮細胞」「軽度扁平上皮内病変」「高度扁平上皮内病変」「扁平上皮癌」では，精密検査が必要になる。推定される病理診断のCIN1，2，3[注12]はおのおのの軽度，中等度，高度異形成と呼ばれ，上皮下層の1/3，2/3，ほ

注12　CINはcervical intraepithelial neoplasiaの略で，子宮頸部上皮内腫瘍を指す。これは，異形成と上皮内がんを総称しているが，本文中のように，異形成の度合いによりCIN分類という3段階に分けられている。

ぼ全層に異形成が認められることをいう（表Ⅶ-1）。表の下にあるように，妊娠中はできるだけ経過観察にとどめ，産後に精査や治療を行うこともある。妊娠中の NILM 以外の場合の取り扱いについては，『産婦人科診療ガイドライン婦人科外来編 2017』に示されている。腺系の細胞診の結果と取り扱いについては，表Ⅶ-2 に示す。

表Ⅶ-1 ベセスダシステム 2001 細胞診結果とその取扱い：扁平上皮系

結果	略語	推定される病理診断	従来のクラス分類	英語表記	運用
1) 陰性	NILM	非腫瘍性所見，炎症	Ⅰ，Ⅱ	Negative for intraepithelial lesion of malignancy	併用検診を実施していた場合のみ以下を参照 ①ハイリスク HPV 陽性でなおかつハイリスク HPV 検査の既往があり，今回の結果と併せて持続陽性者と判断された時コルポ・生検する。 ② HPV16 型または 18 型が陽性の時コルポ・生検する。
2) 意義不明な異形扁平上皮細胞	ASC-US	軽度扁平上皮内病変疑い	Ⅱ-Ⅲa	Atypical squamous cells of undetermined significance (ASC-US)	要精密検査（以下の選択肢が可能） ①ただちにハイリスク HPV 検査施行し 　陰性：1 年後に細胞診検査 　陽性：コルポ・生検 ② HPV 検査施行せず，6 か月目と 12 か月目に細胞診再検。どちらか一方でも ASC-US 以上の時コルポ・生検する。 ③ HPV 検査施行せず，ただちにコルポ・生検することも容認される。
3) HSIL を除外できない異形扁平上皮細胞	ASC-H	高度扁平上皮内病変疑い	Ⅲa，Ⅲb	Atypical squamous cells cannot exclude HSIL (ASC-H)	要精密検査：ただちにコルポ・生検
4) 軽度扁平上皮内病変	LSIL	HPV 感染 CIN1	Ⅲa	Low grade squamous intraepithelial lesion	要精密検査：ただちにコルポ・生検
5) 高度扁平上皮内病変	HSIL	CIN2 CIN3 CIN3	Ⅲa Ⅲb Ⅳ	High grade squamous intraepithelial lesion	
6) 扁平上皮癌	SCC	扁平上皮癌	Ⅴ	Squamous cell carcinoma	

上記の例外として，20 歳以下の思春期にみられた ASC-US と LSIL は，12 か月目の細胞診再検査とし，ただちに HPV 検査やコルポ診を推奨しない。ASCCP ガイドラインでも，HSIL 以上が潜在する可能性は極めて低いことから同様の推奨となっている。
妊婦の LSIL でも，通常はコルポ診が推奨される。しかし，ASCCP ガイドラインと同様に本書では，コルポ診の出産後までの延期を許容する。
（日本産婦人科医会：ベセスダシステム 2001 準拠子宮頸部細胞診報告様式の理解のために．p5，2008 より一部改変）
日本産科婦人科学会／日本産婦人科医会（編・監）：産婦人科診療ガイドライン婦人科外来編 2017．p43，日本産科婦人科学会，2017
※略語の読み方：NILM（ニルム），ASC-US（アスカス），ASC-H（アスクエイチ），LSIL（ローシル），HSIL（ハイシル）

2 性感染症(STI)

表Ⅶ-2 ベセスダシステム 2001 細胞診結果とその取扱い:腺系

結果	略語	推定される病理診断	従来のクラス分類	英語表記	運用
7)異形腺細胞	AGC	腺異型または腺癌疑い	Ⅲ	Atypical glandular cells	要精密検査:コルポ・生検,頸管および内膜細胞診または組織診
8)上皮内腺癌	AIS	上皮内腺癌	Ⅳ	Adenocarcinoma in situ	
9)腺癌	Adenocarcinoma	腺癌	Ⅴ	Adenocarcinoma	
10)その他の悪性腫瘍	Other malig.	その他の悪性腫瘍	Ⅴ	Other malignant neoplasm	要精密検査:病変検索

(日本産婦人科医会:ベセスダシステム 2001 準拠子宮頸部細胞診報告様式の理解のために.p5,2008 より一部改変)
日本産科婦人科学会/日本産婦人科医会(編・監):産婦人科診療ガイドライン婦人科外来編 2017.p43,日本産科婦人科学会,2017

引用文献
1) 日本産科婦人科学会/日本産婦人科医会(編・監):産婦人科診療ガイドライン産科編 2017.p5,日本産科婦人科学会,2017
2) 日本産科婦人科学会/日本産婦人科医会(編・監):産婦人科診療ガイドライン産科編 2017.p324,日本産科婦人科学会,2017
3) 日本産科婦人科学会/日本産婦人科医会(編・監):産婦人科診療ガイドライン婦人科外来編 2017.p39,日本産科婦人科学会,2017

2 性感染症(STI)

1 STIの定義

性行為によって感染する病気を性感染症(sexually transmitted infection:STI)という。オーラルセックスでも感染する。自覚症状がない場合も多く,気づかずに経過し受診が遅れることもあり,早期発見・早期治療が大切である。

本節では,周産期に関連の深い,性器クラミジア感染症,淋菌感染症,性器ヘルペスウイルス感染症,HPV感染症(尖圭コンジローマを含む),腟トリコモナス症,性器カンジダ症,梅毒について述べる。

2 周産期とSTI

女性の場合,上行感染が起こりやすく子宮や卵管などへ感染が広がる可能性もあるため,次のような影響を受けやすい。
・絨毛膜羊膜炎を引き起こし,破水,早産の原因となる。
・垂直感染して,胎児・新生児に感染し重篤な症状を起こす。
・不妊や異所性妊娠の原因となる。クラミジア感染症は無症状であることも多く,治療が遅れると骨盤内炎症性疾患(PID)を起こし,結果的に卵管癒着などから不妊や異所性妊娠の原因となる。

3 性感染による咽頭感染，咽頭炎

感染症法によって5類感染症に定められている梅毒，AIDS，淋菌感染症，性器クラミジア感染症，性ヘルペスウイルス感染症，尖圭コンジローマの6疾患は，すべてオーラルセックスにより性感染し，口腔咽頭に病変を起こす可能性がある。

4 診察の方法

表Ⅶ-3に症状，診断方法（検査）をまとめた。

1）クラミジア，淋菌の診断（検査）

クラミジアや淋菌は頸管内に存在しているので，腟鏡をかけ専用キットで頸管粘液を採取する（「第Ⅰ章　5．生殖器のフィジカルイグザミネーション」p65参照）。なお，クラミジアは腟分泌物，尿からも検出可能である。

クラミジア感染症も淋菌感染症も無症状なことが多いが，淋菌の場合は頸管炎を起こすと悪臭を伴う膿性帯下や瘙痒感を自覚することも多い。

■咽頭感染

淋菌・クラミジアの咽頭感染では，無症候性感染や非特異的な咽頭炎，扁桃炎，上咽頭炎であることが多く，特徴的な所見に欠けるため見逃されやすい。

生殖器のクラミジアを検査するのと同じ子宮頸管検査キットのスワブで，咽頭から検体採取する。1検体から淋菌とクラミジアの同時検査も，1種のみの検査も可能である。咽頭うがい液を採取して，尿検査キットに収容する方法もある。

2）梅毒

梅毒トレポネーマが血行性に全身に散布されて，さまざまな症状を引き起こす全身性の慢性感染症である。経胎盤感染すると新生児に先天梅毒を生じる。母体が未治療であれば流早産を起こしやすい。

①第1期梅毒

感染後約3週間すると，初期硬結を生じる。周囲の浸潤が強くなって硬く盛り上がり，中心に潰瘍を形成したものを軟性下疳とよぶ。一般に自覚症状はない。これらの1期疹は放置していても2〜3週間で消褪し，約3か月後に2期疹が現れるまでは無症状となる。

②第2期梅毒

全身の皮膚・粘膜の発疹や臓器梅毒の症状がみられる。これらは，丘疹性梅毒疹，梅毒性乾癬，扁平コンジローマなどである。

③第3期，第4期梅毒は，現在ではほとんどみられない。

3）性器ヘルペスウイルス感染症

HSV（herpes simplex virus）1型または2型ともに性器ヘルペスの原因である。オーラルセックスによって，口唇ヘルペスから性器ヘルペスを発症する場合もある。

2 性感染症（STI）

表Ⅶ-3 性感染症

疾患名	原因	症状	診断（特徴的所見，顕微鏡診，腟鏡診）		垂直感染
クラミジア感染症	クラミジア・トラコマティス（細菌）	無症状が多いが，水様透明の漿液性帯下 尿路に感染すると排尿時痛や頻尿	**クラミジア頸管炎** 子宮腟部が炎症を起こして粘液様帯下が増加しているのがわかる。自覚症状は乏しい	腟鏡診を行い，専用キットで頸管分泌物を採取し，クラミジアを検出するか，またはDNAを検出	クラミジア性肺炎 新生児結膜炎
性器カンジダ症	カンジダ・アルビカンス（真菌）	カッテージチーズ様 ヨーグルト様帯下 瘙痒感	**腟カンジダ症腟内** 頸管や陰部に幅広い炎症があり，白い帯下を伴う	腟分泌物にKOHを加えて顕微鏡診をし，菌糸を確認 **カンジダの菌糸**	新生児鵞口瘡 早産未熟児では重篤な全身感染症となることもある
梅毒	梅毒トレポネーマ（TP）（細菌）	全身性の慢性感染症（本文参照）	**梅毒の初期硬結（第1期）** 感染後2～3週間で発生する無痛性硬結。この硬結は2～4日後，膿疱状となり，その表皮が破壊され潰瘍面が露出した硬性下疳となる	顕微鏡診による梅毒トレポネーマの検出 梅毒血清反応 RPRカードテスト TPHA法 FTA-ABS法	先天梅毒 流早産のリスクあり
性器ヘルペスウイルス感染症	単純ヘルペスウイルスHSV-1またはHSV-2型（ウイルス）	初感染では強い疼痛を伴う水疱 38℃以上の発熱をみることもある	**外陰部ヘルペス感染症の水疱** 水疱と小さく浅い潰瘍。水疱が破れると浅い潰瘍を形成する。全体は赤く炎症がある		新生児ヘルペス 初感染の場合，約半数が産道感染する。分娩前1か月以内の初感染は帝王切開

（次ページへつづく）

(つづき)

疾患名	原因	症状	診断(特徴的所見，顕微鏡診，腟鏡診)	垂直感染
尖圭コンジローマ	HPV6または11型(ウイルス)	カリフラワー状ゆうぜいを発症するが，自覚症状はない	肛門周囲のヒト乳頭腫ウイルスの尖圭コンジローマ カリフラワー状ゆうぜいがいくつかみられる	まれだが，若年性再発性呼吸器乳頭腫症を小児の呼吸器に発症
腟トリコモナス症	トリコモナス・バギナリス(原虫)	黄色〜淡い灰色で泡沫状帯下増加 外陰部瘙痒感	腟鏡診で，いちご状頸管炎(赤く炎症を起こした子宮腟部が点状に出血するので，いちごのように見える)を認める	腟分泌液に生理食塩水を加え，顕微鏡診でトリコモナス原虫を同定 トリコモナス原虫

写真は松田静治先生より提供．財団法人性の健康医学財団　北村唯一先生の許可を得て，『性感染症　第3版』[財団法人性の健康医学財団(監)，松田静治・島本郁子・岡慎一(著)，少年写真新聞社，2009]より転載

■ 初感染初発と非初感染初発

　局所に感染し(初感染)，症状が出る場合を「初感染初発」とよぶが，無症状のことも多い(不顕性感染)。そのため無症状のパートナーから感染することがある。その後，HSVは知覚神経を上行性に進み神経節に潜伏し続ける(潜伏感染)。なんらかの理由で免疫機能が低下すると，知覚神経を下降して局所で再発する。無症候の初感染後，このように症状が初めて出現した場合を「非初感染初発」とよぶ。

　いずれの初発後も潜伏感染しているので，症状出現が繰り返されることが多く，これを「回帰発症」または「再発」とよぶ。初感染初発の症状は重く，外陰部や鼠径リンパ節の強い痛みのため，歩行困難や排尿困難になることもある。非初感染初発や回帰発症の場合は，水疱や潰瘍はできても症状は軽く，外陰部の不快感として表現される。

　表Ⅶ-3に示したように，分娩前1か月以内の初感染は，産道感染を避けるため帝王切開の適応である。

参考文献
1) 日本性感染症学会：性感染症　診断・治療ガイドライン2016．日本性感染症学会誌 27(1)：supplement，2016
http://jssti.umin.jp/pdf/guideline-2016_v2.pdf(2018/1/25閲覧)
2) 可世木久幸，佐藤隆宣(監)：STEP産婦人科1　婦人科　第2版．海馬書房，2012

3 乳腺疾患，乳がん

　医療関係者のなかでも，特に助産師は授乳期女性の乳房のしこりや炎症などの異常所見に初期の段階で遭遇する機会が多い。その多くは，乳瘤や乳腺炎など良性の病態である。しかしながら，まれにそれらが乳がんであったり，乳がんを併発している場合があり，注意が必要である。本項では乳がんの存在に留意した授乳期における乳房のフィジカルイグザミネーションについて述べる。

1 視診

　視診は主に座位で行い，乳房の対称性，皮膚のひきつれ，くぼみ，発赤の有無，乳頭変化などを観察する。

■ 乳頭の陥凹

　乳頭の陥凹には，若年時から存在する先天性のものや慢性炎症などにより生じる陥没乳頭がある。また，乳頭直下の乳がんにより乳頭が皮膚面より陥凹することもあり，乳頭陥凹とよび注意が必要な所見である。

■ 乳頭分泌

　乳がんや乳管内乳頭腫などの腫瘍性病変の存在により，主に単孔性に血性乳頭分泌を認めることがある（図Ⅶ-7）。しかしながら，当然ではあるが授乳期は乳頭から多孔性の乳汁分泌を認めるため，乳頭異常分泌については慎重に観察することが求められる。

■ 乳頭・乳輪びらん

　授乳期乳頭は，児による吸引により損傷創を受けることがある。しかしまれではあるが，乳がんの存在による乳頭変化をきたすことがある。パジェット病は乳がん細胞の乳頭部表皮への波及によって乳頭に湿疹様変化やびらんを形成する。通常，腫瘤は触知しないので注意が必要である（図Ⅶ-8）。

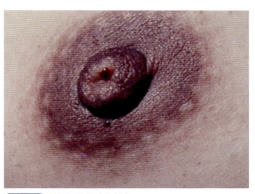

図Ⅶ-7 乳頭分泌（血性）
池田正：系統看護学講座　専門分野Ⅱ［成人看護学［9］女性生殖器　第14版（末岡浩ほか），p150，医学書院，2015

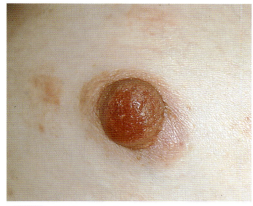

図Ⅶ-8 パジェット病
霞富士雄：乳がん視・触診アトラス，p263，医学書院，2009

■ delle, dimpling sign

乳房皮膚に静態状態でくぼみを認めることがありデレ(delle)という．また，乳房皮膚を触診することによって生じる皮膚のくぼみをディンプリングサイン(dimpling sign)という．囊胞などでも観察されることがあるが，いずれも乳がんの存在によって生じうる皮膚所見の1つである．

■ 乳房皮膚の発赤，浮腫状炎症性変化

急性乳腺炎は授乳期に多く，乳房皮膚の発赤，熱感，疼痛，腫脹が局所所見の特徴である．全身所見として，発熱や倦怠感が認められることがある．一方，乳房皮膚の炎症性変化をみた場合，特殊な乳がんとして炎症性乳がんの可能性に留意する必要がある．浮腫により毛根が拡張した豚皮状，また発赤を伴うオレンジ皮状などの所見が炎症性乳がんの皮膚所見の特徴である．

2 触診

触診は主に仰臥位で行う．上肢を挙上し乳房の触診を，上肢を下垂させ腋窩の触診を行う．乳房を片側ずつ頭尾側，内外側方向，あるいは渦巻き状に指をそろえて皮膚表面を滑らせるように触診する．このスクリーニング的な触診でしこりを感じた場合は，同部位をさらに細かく触診し，下に記すようにある程度良性か悪性かの判断をする．触診では，主に触知する乳房腫瘤が乳がんの可能性があるかどうかの判断を行うことを目的とする．

■ 良性腫瘤（授乳期乳房に特徴的なもの）

授乳期女性の乳房腫瘤で特徴的なものとしては，乳瘤や乳腺炎に伴う乳腺膿瘍などが挙げられる．乳瘤は，疼痛はあっても軽度で表面平滑，比較的軟らかい小腫瘤として触知される．乳腺膿瘍は乳腺炎を伴うことが多く，皮膚発赤，腫脹，疼痛など乳腺炎の所見に伴う腫瘤として触知される．表面平滑で大きいものの場合，波動を有することがある．発赤した皮膚は菲薄化する．

■ 乳がん

乳がんの触診所見としての特徴は硬さである．弾性硬とよばれる石のような硬さの腫瘤を触知すると乳がんの可能性がある．ただし，乳腺が発達している場合や腫瘤が小さいときは，その判断は困難な場合が多い．乳頭直下の腫瘤は触知が困難であり，慎重に行わなければならない．また，腋窩リンパ節の腫大は乳がん転移によるものか，あるいは炎症性のものかの判断は触診では困難であり，専門医による精査が必要となる．

3 授乳期女性の乳がん検診

授乳期女性であっても乳がん検診を受けることは推奨される．ただし，授乳期女性は乳腺濃度が高く，マンモグラフィー検査での診断は困難な場合がある．そのため超音波検査を検診として行っていない場合，マンモグラフィー単独での検診は推奨されない．しかし，マンモグラフィーにより乳腺石灰化（乳がん早期診断にあたり，良性か，あるいは乳がんの可能性があるのかの判断に重要）を確認することが可能であり，授乳期女性に対してマンモグラフィーが不要というわけでは必ずしもない．マンモグラフィー，超音波検査併用での乳がん検診を受ける

ことが望ましい。

■ 自己検診の指導

　乳がん診断の契機として，乳がん検診の占める割合は年々増加している。しかしながら，自己発見での乳がん診断の割合はいまだ約50％を占めている。このことは自己検診の意義とある程度の精度を高めておくことの重要性を示唆している。

　閉経前の女性であれば月経終了後1週間前後に，閉経後の女性であれば月に1回程度自己検診を行うよう指導する。自己検診には主に触診と視診がある。いずれも入浴時が適していると思われる。

　触診については，手掌に石けんの泡をつけて，片側ずつ乳房頭尾側，内外側，あるいは渦巻き状に指をそろえて丁寧に皮膚表面を滑らせるように触診する（図Ⅶ-9）。小さいしこりでも指に引っかかる感触で腫瘤とわかる場合がある。腋窩のリンパ節が腫大していないかも確認する。

　視診については，やはり入浴時に鏡の前で両側乳房を観察する。ポイントは，両方の乳房に変形や乳頭位置の左右差がないかどうかをまず見る。ついで乳房皮膚のくぼみ，乳頭の変形・陥没・ただれ・乳頭分泌の有無など細部の観察を行う。

　以上，良性，悪性ともに授乳期乳房に対するフィジカルイグザミネーションにおける特性を記したが，臨床上は，それだけで乳がんかどうかの判断が困難な場合があり，超音波検査など精査を進めることが望ましい。

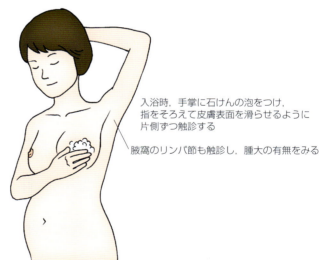

入浴時，手掌に石けんの泡をつけ，指をそろえて皮膚表面を滑らせるように片側ずつ触診する

腋窩のリンパ節も触診し，腫大の有無をみる

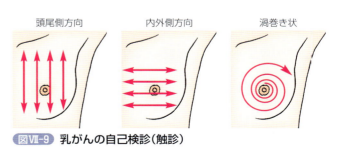

頭尾側方向　　内外側方向　　渦巻き状

図Ⅶ-9 乳がんの自己検診（触診）

第Ⅶ章　周産期のウィメンズヘルス

4　妊娠期における配偶者からの暴力（DV）

1　妊娠期のDVの頻度

　最近の一般女性全体のDV被害において，WHOの研究チームが2000～18年に161か国・地域に実施した調査では，生涯で夫や男性のパートナーから暴力（身体的・性的暴力のいずれか，もしくは両方）を受けた15～49歳の女性は27％（4人に1人以上）に上ると推計されている（毎日新聞，2022.2.21）。わが国においても31.3％（3人に1人）にDVの被害経験があったと報告され（内閣府，2017年12月実施），年々増加傾向を示している。

　一方，妊婦のDVに限局すると，米国では1970年代後半から，夫や恋人からの暴力に対する女性への健康の影響に関しての調査が始まり，妊娠中の女性の約2割が夫や恋人から暴力を受けていると報告されている[1]。わが国でも，妊婦の20人に1人がDV（domestic violence，ドメスティックバイオレンス）被害者の可能性があると指摘されている[2]。加えて，妊娠中にパートナーから言葉の暴力などの心理的DVを受けると，出産後に産後うつ病になる可能性が約5倍に，身体的DVの場合は約7倍まで高まると報告されている[3]。

2　DV被害者の特徴

　DV被害者の特徴は，表Ⅶ-4に示すとおりである。社会背景としては，離婚や未婚など複雑な家庭環境がある[4]。DV発見の契機としては，本人の訴えや外傷性のあざや傷，タバコの火を押しつけられたような痕などの症状を観察することもあり，妊婦健診時には本人の表情や皮膚の状態，特に手足や服で隠れた部分の症状に注意を払う必要がある。妊娠経過としては，殴る・蹴る（腹部など），性行為の強制などによる度重なる流早産や中絶などの特徴がみられる。また，妊娠中のDVは胎盤剥離や分娩前出血などとしても現れる。胎児・新生児には，発育不全や低出生体重児などが特徴的である。さらに，夫（パートナー）が胎児に関心を示さな

表Ⅶ-4　妊娠期のDV被害者の特徴

項目	内容
社会背景	離婚，未婚，未成年，妊娠前からのDV被害
DV発見の契機	本人の訴え 症状：あざ，傷，やけどなどの外傷 　　　病歴と一致しない外傷 　　　ストレス性の身体・精神症状（過呼吸，不眠症，拒食・過食症，うつ症状，不安障害，集中力低下など） パートナーの前で話すことを嫌がる 夫の態度：きつい・心ない言葉，乱暴な振る舞い，女性の側を離れようとしない
妊娠経過	母体：切迫流早産，流産・早産，中絶，胎盤剥離，分娩前出血，子宮破裂 児：胎児発育不全，低出生体重児
経済状態	妊婦健診費や分娩費の未払い ※なお，妊婦健診費については，2009年1月から妊婦健診14回分（基本受診券と，それと組み合わせて使用する追加受診券）の費用の助成が開始されている

4 妊娠期における配偶者からの暴力(DV)

いこと[5]もあり，親となるための心理的準備が不足している状況も推測される。

3 医療機関における取り組み

1）DV被害者の発見

パートナーの暴力を発見することは，介入の第一段階である。多くの女性は，自分がDVを受けているとは考えていないので，医療関係者は直接的で具体的な質問をしなければならない。パートナーから離れた場所で問診を行い，問診票に「パートナーとの関係で悩んでいることはありませんか（きつい言葉や暴力など）」「パートナーはあなたを殴ったり蹴ったりしたことがありますか」というような項目を入れて，全妊婦を調べる必要がある。

近年，DV被害者の発見および支援の一手段として，女性用トイレにDV被害にあった場合やDV被害相談の連絡先などを記載したパンフレットやシールなどを貼って注意喚起を行っている医療施設が相当数見受けられる。女性用トイレが活用されるのは，女性がパートナーと離れて1人になれる場所のためである。

もし，DVを受けている妊婦を発見した場合には，DVの実態をより詳細に把握する。把握する内容としては，暴力による影響，子どもへの影響（子どもがいる場合），女性はどのように暴力に対処しているのか，どのように自分自身や子どもの安全を守っているのか，自分の置かれている状況をどのように考えているのか，パートナーによる暴力のない生活に向けて動き出しているとすればどのような段階か，相談する人や支援してくれる人はいるか，などである。

2）介入の方法

介入の方法としては，まず女性の状況や気持ちを受け止めることが重要である。ほとんどの暴力は長期間にわたって続くので，時を経るにつれて被害を受けている女性は孤立し，恐怖心が増し，より自由が制限され，生命への危険も増すことを正しく伝える。また，母親への暴力を目撃することは，子どもの発達に深刻な影響をもたらすことも説明する必要がある。

次に，パートナーの暴力に対処するための情報を提供する。安全対策は女性のおかれた状況，女性が決める優先順位と選択肢によって異なる。外傷の程度や生命に差し迫った危険性が認められるときには，警察の介入も躊躇すべきではない。また，行政機関では「医療関係者のための配偶者暴力被害者対応マニュアル」を作成しているケースもみられるので，活用することも有益である。女性が住む地域での取り組みを把握して，DVに対する医療機関の取り組みを話し合い，マニュアルを作成するなど，携わる医療従事者全員が対策を共通理解しておくことが重要である。

3）医療記録

暴力の再発防止のためには，正確な医療記録が必要不可欠である。医療記録は裁判の際に必要で，虐待や暴力の重要な証拠となる。医療記録に必要な事項は表Ⅶ-5のとおりである。

第Ⅶ章　周産期のウィメンズヘルス

表Ⅶ-5　DVに関する医療記録

項目	細目	内容
既往歴	主訴および現在の疾病の既往歴	・暴力についての詳細，現在みられる症状と暴力との関係を聞き出し，記録する。
	過去の疾病	・過去の外傷と併発している疾病の症状と暴力の関係 ・パートナーの暴力に関連する過去の医療記録，外傷の記録，産婦人科および精神科の記録 ・薬物乱用の記録
	性に関する既往歴	・性的暴力，性感染症（STI） ・計画外の妊娠，中絶，流産，避妊することができるかどうか
	与薬の記録	・向精神薬，鎮痛薬，その他の薬の服薬と暴力の関係
	家族関係や生活環境	・暴力をふるうパートナーとの関係，居住形態など
写真		・撮影の前に被害者から書面で許可を得る。 ・可能であれば，治療開始前に写真を撮る。 ・けがの大きさの目安となるもの（物差しなど）と一緒にカラーで撮影する。 ・被害者が帰宅する前に撮影状態を確認できるインスタント写真（編集できない画像）が望ましい。 ・写真には，被害者氏名，日付，カルテ番号，けがの部位，撮影者の名前，撮影時の同席者を写真に1枚ずつ書き写す。 ・違う角度から何枚か撮り，必要に応じて全身も撮影する。少なくとも1枚は被害者の顔を含めて撮影する。 ・主要な外傷部位は，少なくともそれぞれ2枚以上撮影する。
身体図		・写真ではあまり明確にならない頭の血腫や斑状出血していないあざなどの記録には，身体図を用いる。 ・身体図に印をつけるときには，すべての部位について被害者の訴えを記録する。例えば「昨晩夫が私の頭を柱にぶつけたので，頭に触れられると痛い」などと被害者の言葉で記載する。
検査・X線・CTスキャンなど		・過去のけがの存在を示すX線（例：骨折の跡）の記録は，虐待を示す証拠となる。

4）育児への影響

　DVを受けた女性はさまざまな心理的後遺症を受ける。このことは出産後における女性の育児姿勢や態度にも反映され，その子どもにも身体的または心理的な悪影響が及ぶことがある。そのため，DV被害妊婦については，妊娠期から育児期を通しての切れ目のない多職種連携支援が重要である。

参考文献
1) Stark E, Flitcraft A: Killing the beast within; Woman battering and female suicidality. Int J Health Serv 25(1): 43-64, 1995
2) 片岡弥恵子，八重ゆかり，江藤宏美，堀内成子：妊娠期におけるドメスティック・バイオレンス．日本公衆衛生雑誌 52(9)：785-795, 2005
3) 心理的なDV，産後うつ5倍　妊娠中被害　東京医歯大調査：2017年4月24日毎日新聞
4) 川原みちよ，中塚幹也：産科スタッフにおける「妊娠中のDV」に対する認識．母性衛生 51(3)：140, 2010
5) 中澤直子，片瀬高，吉田敬子，山下洋：妊産婦に対するドメスティック・バイオレンス（DV）の実態調査―乳幼児虐待防止への手がかりとして．子どもの虐待とネグレクト 7(1)：75-82, 2005

索引

欧文・数字

10 カウント法　82
50 g glucose challenge test　181
75 g OGTT　181
AFD 児　200
AFI　106
ALSO　132
Apt テスト　159, 207
B 群溶血性連鎖球菌　71
BPD　93
BPS　57, 104
BS，新生児の　208
BTB 試験紙　73
CIN　225
clue cell　66
CMT　69
CPD　119
CRL　88
CST　51
　——による診断　54
　——の判定　54
CTG　122
CVA の圧痛　38
delle　232
dimpling sign　232
Dubowitz の新生児成熟度
　判定法　196, 197
DV　234
　——に関する医療記録　236
DVT　34, 35, 148
FGR　16, 80, 94
FGR 児の分類　80
floating head　25

GBS　71
GCT　181
GDM　181
Goligher の内痔核の程度　72
GS の確認　86
HELLP 症候群　117, 179
HFD 児　200
HPV　67, 221
HPV 感染　221
HPV 検査　226
HPV ワクチン　221
IGFBP-1　73
KOH 液　66
LBC　225
LDL コレステロール　180
LFD 児　200
M モード法　89
MAS　204
MVP　106
NCPR　193
NCPR アルゴリズム　194
NICE の産前産後のメンタルヘル
　スガイドライン　150
not doing well　207
NRFS　208
NST　51
　——による診断　53
　——の実施頻度　56
　——の判定　51
NT 値の計測　91
OCT　51
odd looking face　189
PI　102

PID　69
PRES　178
PTE　148
PUPPP　33
RDS　204
REEDA スコア　143
RI　102
SBAR　117
SCJ　223
shaken baby syndrome　218
SI　135, 138
STI　227
TSH　31
TTN　204
VAST　54
　——の判定　55

あ行

握雪感　189
足の変形　192
アプガースコア　104, 193
アミン臭　66
安藤の方法　21
鞍鼻　189
胃，胎児の　100
易血栓性　173
移行乳　158
異常出血　135
異所性妊娠　69, 70, 89
イチゴ状血管腫　209
一絨毛膜二羊膜双胎　90
移動痛　69
糸巻状細胞　66

索引

胃泡　97
今井の方法　23
インスリン様成長因子結合蛋白1型　73
インスリン療法　182
陰嚢水腫　191
陰嚢の触診　191
う歯　29
う蝕　29
ウロペーパー　16
運動・神経機能の評価，新生児の　202
運動療法，血糖コントロールのための　182
会陰の裂傷　142
液状細胞診，子宮頸がん検査の　225
エジンバラ産後うつ病質問票　151
エムニオテスト®　73
エムニケーター®　73
エラスターゼ　70
エルブ麻痺　192
炎症性乳がん　232
円柱上皮　61, 223
横隔膜の変化，妊娠中の　171
黄疸　208
太田母斑　209
オキシトシン・チャレンジ・テスト　51
オルトラーニ法　191
悪露　143

か行

外陰・腟カンジダ症　72
外陰部外診法　66
外陰部からの流血状態　141
外陰部ヘルペス　72
回帰発症　230
外頸静脈　31
外結合線　25
外痔核　72
外子宮口の変化　142
外斜径　25
外診　125, 126
回旋　126
開排制限の診察　191
ガウス頤部触診法　126
可逆性後頭葉白質脳症　178
拡張期雑音　31
鵞口瘡　164
下肢の痛み　35
下肢の周囲測定　35
仮性陥没乳頭　154
褐色細胞　206
活動期　121
カフェオレ斑　209
かゆみ　33
顆粒球エラスターゼ　70
ガルドネレラ　66
カレン徴候　42
眼球突出　29
間欠的心音聴取　131
カンジダ　163, 229
カンジダ症　72, 229
鉗子分娩　192
眼処置，新生児の　186
感染性乳腺炎　166
癌胎児性フィブロネクチン　70
嵌入　74
　　──の診断　126
起座呼吸　31
虐待　214
　　──によってけがをしやすい場所　217
客観的データ　1
吸引分娩　192
丘疹性梅毒疹　228
急速遂娩　192
胸囲測定，新生児の　201
仰臥位低血圧症候群　175
胸式呼吸　21

棘間径　25
巨大乳頭　155
筋性斜頸　189
緊張型頭痛　28
グースマン法　25
クーパー靱帯　152
空腹時低血糖　180
クスコ腟鏡　59, 63
クスマウル呼吸　183
屈位　125
くも状血管腫　28
クモ膜下出血　178
クラミジア　228
クラミジア検査　65
クリステレル法　192
クリックテスト　191
クリマトクリット　158
クルーセル　66
クレチン症　31
クローヌス検査　37
経会陰超音波検査　109
頸管無力症　69
頸管裂傷　135
継続モニタリング　131
経腟走査法　84
経腹走査法　84
痙攣　177
劇症1型糖尿病　183
血圧，褥婦の　145
血圧，妊婦の　19
血圧測定　20
血圧の分類　20
血管腫　209
血行動態の変化，妊娠中の　172
血行動態の変化，分娩後の　176
血行動態の変化，分娩中の　175
楔状開大　70
血糖コントロール　182
血糖，新生児の　208
血乳　159
血流再配分　95, 102

ケトアシドーシス　183
原始反射　202
懸垂腹　40
減速期　121, 123
高インスリン血症　180
甲状腺機能亢進症　31
甲状腺機能低下症　31
甲状腺刺激ホルモン　31
甲状腺の触診の仕方　30
後陣痛　142
硬性下疳　67
後乳　159
項部エコー透過像　91
呼吸音の聴取部位　32
呼吸機能の変化, 妊娠中の　172
呼吸窮迫症候群　204
呼吸循環動態のアセスメント　117
呼吸数, 新生児の　204
呼吸数, 妊婦の　21
骨産道の評価　119
骨重　188
骨盤X線計測　25
骨盤位分娩　95, 193
骨盤外計測　24
骨盤計　24
骨盤計測　24
骨盤諸径線の計測部位　26
骨盤出口の計測　27
骨盤内炎症性疾患　69
骨盤負荷テスト　78
骨盤腹膜炎　69
骨盤への児頭固定　126
骨盤輪不安定症　77
固定　74, 126
子ども虐待　214
子ども虐待評価チェックリスト　215
昏睡　177
コントラクションストレステスト　51

さ行

サーベックスブラシ　224
サーベックスブラシによる擦過　224
サーモンパッチ　209
臍窩　41
細菌性腟症　60
　──の顕微鏡診　66
細菌尿　18
臍消毒　190
最大傾斜期　121, 123
臍帯巻絡　109
臍帯雑音　50
臍帯動脈血流波形　103
臍帯の処置　186
ザイツ法　45, 46, 119, 126
サイトピック　224
臍皮　190
鎖肛　191
鎖骨骨折　189
鎖骨の触診, 新生児の　189
左心低形成症候群　99
さびた水道管現象　158
挫(滅)創の診断, 子宮頸管の　142
産科DIC　135
産科DICスコア　138
産科危機的出血　138
産科出血　135
三血管断面　100
産後うつ病の予防とスクリーニング　149
産後の触診　140
産褥期うつ病の鑑別　150
産褥子宮底の高さと長さ　141
産褥診察の順序　139
産褥熱　146, 147
産道感染の予防　70
産道の評価　119
産道裂傷　110
産婦健康診査事業　150

産瘤　188
耳介, 新生児の　189
耳介低位　189
痔核　72
子癇　176
　──の初期対応　177
弛緩出血　135
色素性母斑　209
色素沈着　28, 41
子宮筋腫　69, 79, 92
子宮頸管　119
　──の触診と観察　69
　──の復古　142
子宮頸がん　221
子宮頸がん検査　222
子宮頸管長計測　95
子宮頸管ポリープ　66
子宮頸部とその細胞構造　61
子宮頸部の移動痛　69
子宮口　62
子宮雑音　50
子宮収縮　121, 122
子宮腟部の観察項目　65
子宮底長の計測法　22
子宮底長の測定　22
子宮底の高さ, 産褥期　141
子宮底の高さ, 妊娠期　23
子宮底の高さの計測法　23
子宮底の長さ, 産褥期　141
子宮底の長さ, 妊娠期　22
子宮内圧　122
子宮内反　110
子宮の位置　61, 69
子宮の大きさ, 妊娠初期の　60
子宮の硬さ　69
子宮の形と大きさ　69
子宮の収縮状態　140
子宮付属器炎　69
子宮付属器の診察　69
子宮復古　111, 140
　──, 帝王切開後の　147

索引

子宮復古不全　110, 147
自己評価表　10
四心室腔断面　100
姿勢，新生児の　188
姿勢の変化　76
シダ状結晶　73
膝蓋腱反射　36
児頭骨盤不均衡　119
　――の判断　45
児頭固定　126
児頭大横径　93
児頭の嵌入の診察法　47
児頭の骨盤内位置　75
児頭浮動　25
歯肉炎　29
歯肉腫　29
斜頸　189
収縮期雑音　31
羞恥心　2
従来法，子宮頸がん検査の　225
主観的データ　1
手根管症候群　33
手指の観察，新生児の　192
手掌紅斑　32
腫脹，下肢の　35
術後イレウス　148
出生時体格基準曲線　198, 199
出生体重と在胎週数　200
循環血液量　172
常位胎盤早期剝離　105
小泉門　188
衝突様運動　41
静脈瘤　34, 42
小葉　153
上腕神経麻痺　192, 193
初感染初発　230
初期硬結　228
初期胎児心拍　89
食後高血糖　180
食事療法，血糖コントロールのための　182

助産師による超音波検査　112
処女膜ポリープ　190
ショックインデックス　135, 138
ショック指数　138
初乳　158
腎盂腎炎　38, 146
心音，胎児の　46
心音の聴取部位　31
診察法　2
真正陥没乳頭　154
新生児一過性多呼吸　204
新生児仮死　193
新生児観察のチェックリスト　187
新生児月経　190
新生児出血症　207
新生児循環　205
新生児成熟度判定法（Dubowitz）　196, 197
新生児蘇生プログラム　193
新生児の観察のポイント　187
新生児の血糖（BS）　208
新生児の乳頭，乳輪部　198
新生児メレナ　207
身体計測，妊婦の　15
身体的虐待　214
身長測定，新生児の　200
身長測定，妊婦の　16
陣痛　121
振動音刺激試験　54
心拍数，新生児の　205
深部静脈血栓　34
深部静脈血栓症　148
随時血糖検査　181
垂直感染　59
推定体重　99
推定体重式　97
水泡音　32, 175
髄膜瘤　191
睡眠-覚醒サイクル，胎児の　55
スキーン腺　62, 67

頭痛　28, 148
性感染症　227, 229
性器クラミジア感染症　60
性器ヘルペス　72
性器ヘルペスウイルス感染症　228
清拭，新生児の　186
成熟度評価，新生児の　195
生殖器感染症　60
生殖器の解剖　60
成乳　158
生理的体重減少　200
舌小帯短縮症　163
切迫早産の徴候　70
切迫早産の定義　75
遷延性黄疸　208
前期破水　124
尖圭コンジローマ　67
前置胎盤　94, 105
先天性内反足　192
前乳　159
尖腹　40
潜伏感染　230
潜伏期　120, 123
腺房　153
早期破水　124
早期母子接触　186
双合診　59, 68
総コレステロール　180
早産　74
早産児　211
双胎間輸血症候群　209
総肺静脈還流異常　99
早発黄疸　208
側結合線　25
足底，新生児の　198
鼠径ヘルニア　191

た行

第1分類　125
第2分類　125

胎位　95, 125
対応を急ぐ必要のあるバイタル
　　サイン　117
体温，褥婦の　144
体温，新生児の　205
体温，妊婦の　21
対角結合線　27
帯下の所見　74
胎向　95
　　── の診断　47
胎児 well-being の評価　106
胎児胃の超音波像　101
胎児下降度　126
　　── の目安と表記　127
胎児機能不全　208
胎児計測　96
胎児形態異常　99
胎児血流　101
胎児循環　205
胎児状態の評価　101
胎児徐脈出現時の評価　109
胎児心音　46
胎児腎機能障害　94
胎児診察法　80
胎児振動音刺激試験　54
胎児心拍数陣痛図　122, 128
胎児心拍数波形分類　130
胎児心拍数波形分類 3 段階
　　システム　132
胎児心拍数モニタリング　51
胎児心拍の確認　89
胎児染色体異常　91
胎児胆嚢の超音波像　101
胎児の回旋　125
胎児の下降度　125
胎児の生死の確認　46
胎児発育不全　16, 80, 94, 95
体重，褥婦の　145
体重増加，妊婦の　16
体重測定，新生児の　198
体重測定，妊婦の　16

胎児由来音と母体由来音の種類
　　50
胎勢　44, 125, 126
大泉門　188
大転子間径　25
胎動　41, 56, 103
胎動カウント　82
耐糖能異常　181
胎動波形　55
大動脈壁変化　174
大脳鎌のライン　97
胎嚢の確認　86
胎盤の評価　105
胎盤剝離　110
胎盤肥厚　106
胎便吸引症候群　204
多胎妊娠　81, 90
胆汁うっ滞　33
胆嚢，胎児の　100
チアノーゼ　209
チェック PROM®　73
恥骨結合離開　77
遅滞破水　124
腟会陰裂傷　135
腟カンジダ症　71
　　── の顕微鏡診　66
腟鏡診　59, 63
腟鏡の使い方　63
腟腔の観察項目　65
腟の方向と腟鏡の位置　62
腟壁の観察項目　65
チャドウィック徴候　65
中心性紅斑　209
中心性チアノーゼ　209
虫垂炎　79
中性脂肪　180
中毒性紅斑　209
超音波検査のコツ　98
超音波使用の安全性　58
超音波診断装置　83
超音波ドプラー法　49

直接授乳観察用紙　160
デ・リーのステーション方式
　　127
帝王切開分娩　146
定期健康診査　4
低血糖　208
ティネルサイン　33
ディンプリングサイン　232
適時破水　124
デュボウィッツの新生児成熟度
　　判定法　196, 197
デュボウィッツ法　195
デレ　232
頭囲測定，新生児の　201
導管　153
動静脈奇形　112
東大式胎児下降度表現法　127
糖代謝異常　181
頭殿長　88
糖尿病合併妊娠　181
糖尿病ケトアシドーシス　183
頭部　188
　　── の観察，新生児の　188
　　── の計測，胎児の　98
動脈管閉鎖　213
努責　121
ドメスティックバイオレンス
　　234
ドライテクニック　186
トラウベ聴診器　49

な行

内痔核　72
内診　120, 125, 126
内反足　192
ナボット嚢胞　66
軟産道の評価　119
軟産道裂傷　135
軟性下痢　228
何となく元気がない児のサイン
　　207

索引

二絨毛膜二羊膜双胎 90
ニトラジンイエロー 73
二分脊椎 93
乳がん 152, 231, 232
乳がん検診 232
乳管口 153
乳管内乳頭腫 158, 231
乳がんの自己検診 233
乳管閉塞 165
乳汁生成の3段階 157
乳汁滞留囊腫 166
乳腺炎 166
　── の対応アルゴリズム 167
乳腺石灰化 232
乳腺組織 157
乳腺膿瘍 168
乳腺葉 153
乳頭陥凹 231
乳頭刺激試験 51
乳頭痛 162
　── のフローチャート 161
乳頭分泌 231
乳房緊満 165
乳房全体の痛み 165
乳房トラブル 159
乳房の神経支配 155
乳房のリンパ灌流 156
乳瘤 166
尿ケトン体 17
尿検査 16
　── における留意すべき疾患 19
尿潜血 17
尿たんぱく 17
尿糖 17
尿道口 67
尿分析器 18
妊娠高血圧症候群 33, 37, 38, 176
妊娠後半期の自己評価表 13
妊娠週数の確認 87
妊娠初期の子宮の大きさ 69

妊娠初期の自己評価表 11
妊娠性エプーリス 29
妊娠性肝内胆汁うっ滞症 33
妊娠性肝斑 28
妊娠性色素沈着 41
妊娠性歯肉炎 29
妊娠性痒疹 42
妊娠線 41
妊娠中の明らかな糖尿病 181
妊娠糖尿病 181
妊娠反応検査 18
妊娠リスクスコア 14
妊婦診察 2
ネグレクト 218
捻髪音 32, 175
脳出血 178
脳動静脈奇形 179
脳内出血 179
脳胞 88
ノンストレステスト 51

は行

把握反射 203
バイオフィジカルプロフィール
　スコア 57, 104
肺血栓塞栓症 148
バイタルサイン 19
　──，新生児の 203
梅毒 228
梅毒性乾癬 228
ハイパートーヌス 122
背部の診察 191
白斑 165
パジェット病 165, 231
橋本病 31
破水 123
　── の診断 73, 124
バセドウ病 31
鼻づまり感 29
バナナサイン 93
パパニコロウのスメア 222

バラード法 195
パルサティリティ・インデックス 102
パルスドプラ・モード 101
バルトリン腺 62
　── の腫脹 68
バルトリン囊胞 68
バロットマン 45
反屈位 125
非感染性乳腺炎 166
鼻出血 29
非初感染初発 230
ビショップスコア 120
ピスカチェック徴候 69
ビタミンK欠乏症 207
ヒト乳頭腫ウイルス 67, 221
皮膚の異常 209
標識，新生児の 186
貧血 173
ピンチテスト 154
ファーレンテスト 34
ファネリング 70
浮球感 45, 81
腹圧 121
腹囲 21
　── の測定 22
腹直筋離開 40
腹部触診 42
腹部診察 39
　── の順序 39
腹部の計測，胎児の 99
腹部の形態異常 40
腹部の視診，妊婦の 39
腹部の触診，新生児の 190
腹部の輪郭の変化 40
不顕性感染 230
浮腫 33
　──，下肢の 36
　──，眼瞼の 28
　──，腹部の 41
　── の圧診 36

索引

──の重症度の判断　36
ブライスキー骨盤計　24
フリードマン子宮頸管開大度曲線　120
分娩監視装置　131
分娩時期と陣痛　123
分娩時期によって出現する症状　122
分娩進行不良時の評価　108
分娩入院時の内診手順　118
分娩麻痺　192
平均体重増加，妊婦の　16
ベセスダシステム　225
ベセスダシステム 2001 細胞診結果とその取扱い：腺系　227
ベセスダシステム 2001 細胞診結果とその取扱い：扁平上皮系　226
ヘリンの式　90
片頭痛　28
変動一過性徐脈　109
扁平円柱上皮結合部　61, 223
扁平コンジローマ　67, 228
扁平上皮　61, 223
扁平乳頭　154
膀胱，胎児の　100
膀胱炎　146
膀胱縦断像，胎児の　101
膀胱充満法　87
胞状奇胎　92
帽状腱膜下出血　188, 192
ポートワイン母斑　209
ホーマンズサイン　35, 148
母体感染症のスクリーニング　59
母体胎児間輸血症候群　209
ホッジ骨盤平行平面区分法　126
発疹　42
母乳産生不足　169
母乳摂取不足　169
母乳不足の見分け方　168
母乳分泌　157
母斑　209
ホルモンと分娩進行　123

ま行

魔歯　189
マタニティブルー　149
マックバーネー点　79
末梢性チアノーゼ　209
魔乳　190
マニングのスコア　57
マルチウス法　25
マルチン骨盤計　24
右外頸静脈の視診　31
ミッドラインエコー　97
脈拍，褥婦の　144
脈拍，妊婦の　20
ミルキング，スキーン腺の　67
ミルキング，尿道口の　67
ミルクライン　152
無脳児　91
メレナ　207
蒙古斑　209
毛巣洞　191
もやもや病　179
モロー反射　192, 203
問診項目，妊娠期の　8
問診時のポイント　7
問診の目的　6
モントゴメリー腺　153

や行

薬物療法，血糖コントロールのための　182
揺さぶられっこ症候群　218
癒着胎盤　110
羊水過少　106
羊水過多　106
羊水腔の縮小・消失　94
羊水循環　106
羊水深度　106
羊水量　44
──の評価　106, 124
腰痛　76
よき助産師になるための条件　6
翼状頸　189

ら行

落陽現象　189
ラピッドチップ® fFN　70
卵巣腫瘍　92
リビド着色　65
稜間径　25
良性腫瘍，乳房の　232
淋菌　228
淋菌検査　65
臨床的骨盤計測法　27
輪状マッサージ　141
レイノー現象，乳頭の　164
レオポルド触診法　42, 43, 125
レジスタンス・インデックス　102
裂肛　72
レモンサイン　93
ローゼンシュタイン徴候　79
肋骨脊柱角　38